编委会

主　编：郭扬帆
副主编：潘晓雷　欧镔进
秘　书：郭　悦

编　委：

郭扬帆　南方医科大学顺德医院

潘晓雷　广东省医院协会

吴庆斌　暨南大学附属顺德医院

马丽明　佛山市妇幼保健院

欧镔进　桂林医学院附属医院

黄　昊　陆军特色医学中心

彭建明　新疆维吾尔自治区人民医院

刘　阳　海口市人民医院

李　楠　联勤保障部队第九四〇医院

路　健　云南省肿瘤医院

张晓祥　华中科技大学同济医学院附属同济医院

左秀然　武汉市中心医院

赵　敏　厦门大学附属第一医院

陈朝晖　浙江省人民医院

曹　磊　南昌大学第一附属医院

徐吟佳　泰安市中医医院

任晓强　山西省人民医院

蔡天果　四川省射洪市人民医院

衡反修　北京大学肿瘤医院

吴秀春　天津市宝坻区人民医院

马利亚　宁夏医科大学总医院

刘永伟　锦州医科大学附属第一医院

李晓莉　郑州市中心医院

尹小青　空军军医大学第二附属医院

洪石陈　南通市第六人民医院

柳　明　南京医科大学第二附属医院

师广跃　广东巨龙信息技术有限公司

李　铁　广东阳普智慧医疗信息科技有限公司

李媛婷　广东医通软件有限公司

李　明　国际商业机器公司（IBM）

李包罗　北京协和医院

HIS人生

主　编◎郭扬帆

副主编◎潘晓雷　欧镔进

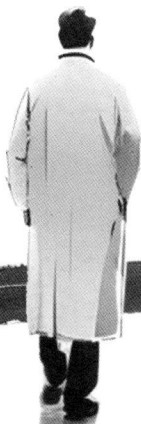

暨南大学出版社

JINAN UNIVERSITY PRESS

中国·广州

图书在版编目（CIP）数据

HIS 人生 / 郭扬帆主编 ；潘晓雷，欧镔进副主编.

广州 ： 暨南大学出版社，2025. 3.

ISBN 978-7-5668-4131-5

Ⅰ. R197.324

中国国家版本馆 CIP 数据核字第 20250BC045 号

HIS 人生
HIS RENSHENG

主 编：**郭扬帆** 副主编：**潘晓雷 欧镔进**

···

出 版 人：阳 翼
策划编辑：曾鑫华
责任编辑：杨柳牧菁
责任校对：孙劭贤 许碧雅 黄子聪 等
责任印制：周一丹 郑玉婷

出版发行：暨南大学出版社（511434）
电 话：总编室（8620）31105261
　　　　　营销部（8620）37331682 37331689
传 真：（8620）31105289（办公室） 37331684（营销部）
网 址：http：//www. jnupress. com
排 版：广州尚文数码科技有限公司
印 刷：广东信源文化科技有限公司
开 本：787mm×1092mm 1/16
印 张：16. 25
字 数：367 千
版 次：2025 年 3 月第 1 版
印 次：2025 年 3 月第 1 次
定 价：78. 00 元

序

　　《HIS 人生》是根据中国医院协会信息专业委员会（简称 CHIMA）郭扬帆委员的建议，在 CHIMA 微信公众号上设置的一个专栏，其目的是为医院信息化从业人员提供一个讲故事的平台，让他们分享从业经历和对时代的感受。出乎意料的是，虽然这个专栏发文频率不高，但是阅读量很高，有时候阅读量甚至过万。

　　也许大家要问，为什么大家关注这些故事呢？众所周知，医院信息化从业者是小众群体。根据 CHIMA 发布的《中国医院信息化发展研究报告》，目前我国医院信息技术人员仅占医院职工人数的 1%。在医院中，我们信息化从业者作为小众群体，往往会有孤独感，经常被外界误解。我们天天加班工作，别人却误认为能力不强：手机上换一个 App 只是几分钟的事情，为什么你们换一个系统要几个月的时间？我们冥思苦想地处理完一个系统故障，但是胜利的喜悦却难以与他人分享，临床医护人员时常认为这些故障本来就不应该发生。大家在应用软件开发和部署时，烦恼的事情会更多。厂商开发团队拿出的产品，总是不合我们的心意，厂商好不容易开发出我们期望的软件功能，可是拿到医生面前，他们却并不买账。在需求分析阶段，明明双方都"咬牙印"了，已经确认了界面，医生却告诉你，你没能理解他的本意。其实，这是因为我们双方的"语言"不同。

　　作为孤独的医院信息化从业者，我们需要同伴，希望听一听同伴的经验和体会，因为我们有共同的立场和观点，会面临同样的挑战，要探索解决问题的办法，要提升自己的能力。此外，我们需要共同的情景感受。大家会因同样的成功而雀跃，也希望在分享失误与挫折时，能有人理解和给予安慰。人同此心，心同此理，就是这个道理吧。为了满足医院信息化同人相互沟通交流的需求，CHIMA 搭建了线上与线下相结合的信息交流平台。每年一届的 CHIMA 大会成为我国医院信息化从业者不见不散的盛会，在这里你可以找到伙伴，在这里你不会感到陌生，因为这里的人会有更多共同的语言和感受。与此同时，CHIMA 也加强了线上学术交流平台建设，以满足医院信息化同人相互之间学习和交流的需求。

　　CHIMA 微信公众号上的《HIS 人生》专栏将会继续编写下去，让大家以讲故事的方式传播感受、交流经验，使我们的 HIS 人生更适应时代发展与变化的要求。

　　在网络化时代，我们也看到，虽然网站具有访问查找文章方便和存储文章数量多的优势，但是纸质图书仍然具有存在的必要。纸质图书的内容更为集成、翻阅更为方便，而且具有便于标记等方面的特点。近期，郭扬帆委员建议将《HIS 人生》专栏上的文章整理为纸质图书，以便于传承。

设想一下，当我们捧起《HIS 人生》这本书时，一定会感受到，在我国医院信息化建设初期，有这样一群人作出的贡献和付出。书中三十多位作者的经历，不正是医院信息化从业人员人生的缩影吗？

《HIS 人生》更是关于人生体验与实践的一本书。就人生而言，其如同滚滚长江东逝水，随波逐流的人生固然更容易，但它会让你的生命能量在不知不觉中流失；深思熟虑的人生或许更费心神，但它能让你找到志同道合的同行人，共同为社会作出贡献，同时实现自己的人生价值。

感谢郭扬帆委员在组织编写本书时所做出的努力，感谢编委会成员的共同付出，感谢大家在推进我国医院信息化发展中作出的贡献。

CHIMA 主任委员

2024 年 10 月于北京

前　言

1997 年 7 月，我从湖北襄樊（现名襄阳）坐绿皮火车历时三天两夜到广州火车站（时称"下海""南下打工"），几经辗转，得以在广东巨龙信息技术有限公司谋得一份工作，从此进入了 HIT 行业。

2016 年 3 月，中国医院协会信息管理专业委员会、《中国数字医学》杂志社共同编著了《中国医院信息化 30 年》。这本书记述了从 20 世纪 80 年代起，HIS、电子病历、PACS 和远程医学的发展情况，并收录一些有一定影响力的学术团体、医院、厂商和个人的回忆录。

刚看到《中国医院信息化 30 年》这本书时，我有一些激动，也有一些失落。激动的是书中出现了我的名字，在书的最后一章"二十三、MiForum 论坛的十年纪事"，第 291 页，"●最佳广告帖　扬帆：一个医院网管招聘广告，引起的效应是包括郭主任本人在内都始料未及的，就医院信息中心人员待遇、事业发展问题的讨论已经超出广告的本身。真是应了那句话：广告同样精彩"，"●最呕心沥血帖　扬帆：耐心细致的医院信息系统评分规则。钦佩之余，也让我们感到了郭主任的无私奉献精神"。书中"扬帆"是我的网名，"郭主任"是我转入东莞市塘厦医院，因就职计算机中心主任而得名。那时流行在 BBS 论坛上"灌水"，我的两个帖子被朱若华、李明列入 2004 年度十大精华帖。失落的是扬帆和郭主任这两个名称没有合体，郭扬帆这个全名，天下人还不知。那时我比较轻狂，出过书，也参编过多部著作，准备写一本自传体图书《HIS 人生》，让后 30 年也有人记得我的名字。从坐绿皮火车到广州火车站开始，我算是比较完整地经历了从 FOX 单机版收费到现在微服务架构，作为甲乙方几进几出，干过工程、改过代码、做过销售，从底层"小白"成长到工程总监，由医院工程师到信息科主任，经历过珠三角最混乱也最辉煌的时代，分别在广州、深圳、东莞、佛山工作过，拥有原始股权证，原来的公司几经辉煌现在都已没落。其中真的有很多很多故事，但写了个开头，就写不下去了，主要还是文学素养太差，驾驭文字的功力不足。

这一搁笔就是 6 年，在写作《实用 HIS 上线指引》过程中，又勾起了我写《HIS 人生》的想法，但这次不是我一个人来写，因为自认为水平、能力不足，所以我与 CHIMA 的杨永燕商议，希望能召集全国各医院的信息科主任共同写一本《HIS 人生》，记录每个人的从业经历和 HIS 故事，此举既有意义，成书也比较容易。我的朋友比较多，与几业内专家如潘晓雷、吴庆斌、欧镇进、黄昊、彭建明等沟通了一下，他们都愿意来写。说干就干，我们一下子成立了二十多人的编委会。原计划收录 27 个人的 HIS 人生故事，最后一篇收录已故业界泰斗李包罗教授的部分回忆录，组成 28 星宿，我们的经历就是中国医院信息化发展的历程。另外我还想再组织医院信息技术骨干 20 人，每章只写医院 HIS 某个功能点的实现方式，形成一部《HIS 技术篇》，加上《实用 HIS 上线指引》的 33 章内容。原计划汇集这三本作品，形成一套丛书，共八十一章，寓意为"九九八十一难"。但终因统筹困难，先出版 2 本，且行且看。

CHIMA 微信公众号也设置了《HIS 人生》专栏，2022 年 7 月 28 日，我发表了第一篇文章《郭扬帆：HIS 人生》。这一天是我与杨永燕商议的一个特别的日子，正是 25 年前的这一天，我抵达广州火车站。所有的源起，都应该从这一天算起。

后面参与编写的三十余位业内精英，都陆续通过《HIS 人生》专栏，发表过自己从业经历的文章。因为有很强的故事性，而且编委们在国内有一定的影响力，每一篇文章发表出来，都会有很多点赞和留言，有多个编委的文章阅读人次超过 1 万，因为他们的故事能够引起很多老 HIS 人的共鸣，也让后辈知道前辈开创 HIS 的不易。下面仅拿几个事例来说：

最具激情和思考的是泰安市中医医院徐吟佳主任，她从与 HIS 结缘写到 HIS 对医院发展的影响，从 HIS 重生重构写到新一代 HIS "芯"的实现路径，写得激情满满又引人反思。

感情最深厚的是桂林医学院附属医院欧镇进主任，他的每一步都是 HIS 发展的足迹，有成功、有失落、有放弃、有坚持。他的文章有时会让你有想哭的感觉，从他的文章中我能感受到一个老 IT 人对 HIS 深沉的爱。

最佳人生导师是广东省医院协会潘晓雷，他是广东省 HIT 界最有才华的大哥。五易其稿，从"人、事、悟"娓娓道来，从他的每一个小故事中，我们都可以学到很多知识。

最励志和让人感动的是华中科技大学同济医学院附属同济医院张晓祥主任。武汉抗击新冠疫情的艰难时刻，他带领团队冲在第一线；同济云医建设，他克服重重困难，开创了基于云原生架构打造多租户模式产品的先河。

最能"折腾"的是北京大学肿瘤医院衡反修主任。他工作第一天就被拉到了医院，然后跟项目、写代码，合伙创业，转入甲方，又出去创业，又回归医院，现在心终于定了。

还有如曹磊因为打字快，得以进入医院；吴秀春因为经常与医院的人踢球又能应急改程序，被领导相中进入医院；尹小青因为爱人是外科医生，从公司毛遂自荐进入医院；刘阳是"闯海"到了医院；吴庆斌、路健虽然一毕业就进入医院，但他们是技术型人才，很快就走到管理岗位；任晓强、蔡天果算是科班生，大学毕业就进入医院，一步步扎实成长；陈朝晖是隔壁专业误入 HIT，一"误"就是半生；信息主任赵敏，本是一个妇产科医生，向往 IT 行业的"高大上"，扎进 HIT 终不悔；另一位信息主任左秀然，从初识、重识到深识 HIS，快人快语、聪慧阳光。

HIT 还有几位鼎鼎有名、能说会写的专家：马丽明、黄昊、彭建明、李楠、柳明，他们的精彩人生留给读者到书中细细品味。

我在 CHIMA 第一届 CIO 培训班的同学：吴秀春、马利亚、刘永伟、李晓莉、尹小青、洪石陈，都是各医院的信息主任，为各自医院的信息化建设作出重大贡献，他们的故事同样精彩。

本书还收录了我的老东家——广东巨龙信息技术有限公司现任总经理师广跃的故事，他是在我离开巨龙之后入职的，入职后很快挑起大梁，负重前行，让公司一直坚守至今；阳普公司的李铁是我多年的老朋友，由医院信息科工程师奋斗成了上市公司 CEO，故事和文笔都很精彩；李媛婷，在广东 HIT 界算得上是传奇女强人，她创办的医通公司专注于急救 HIS 信息化；李明是 MiForum 论坛创办人之一，网名为小城医生，他从 ICU 主治医师转入 HIT，亲历了国外软件在国内发展的全过程；最后李包罗老师的回忆录《"中国医院信息系统"诞生侧记》，摘自《中国医院信息化 30 年》，作为收尾文章，为全书圆满之作。

我们前期还与部分业内大咖，以及部分国内知名 HIS 厂商有深入的沟通交流，但由于各种原因，其故事未能赶上本次出版，甚为遗憾。还有一些朋友亦有意加入写作，因我们要平衡不同省份的写作人数而被婉拒。不过我们已有计划再编写一部《HIT 的那些事》，扩大写作人群，让从事 HIT 行业的同人，无论是总经理、技术人员还是市场精英都能够讲一讲自己酸甜苦辣的故事，让更多医院信息主任和骨干工程师都可以谈一谈工作体会和喜怒哀乐。

感谢中国医院协会信息专业委员会（CHIMA）给予的平台支持，特别是朱丽艳和杨永燕协助组稿；感谢本书的所有编写人员，感谢你们在百忙之中又勾起自己对往事的回忆，你们的故事是中国医院信息化发展历史的一部分，必定为后辈借鉴、铭记和传承。感谢我的女儿郭悦，帮助我调整每篇文章的格式、核对文章内容，使得初稿可以较快地提交给出版社。感谢所有关注《HIS 人生》专栏的读者，我们都是中国医院信息化的建设者和见证者。

由于编写水平有限，错漏在所难免，不当之处，敬请指正。

郭扬帆

2024 年 9 月 9 日于顺德

目 录

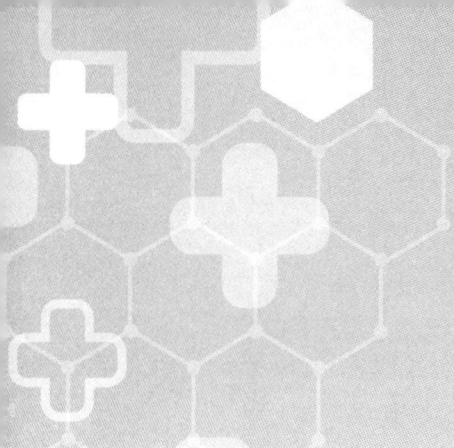

巨 龙 往 事

南方医科大学顺德医院　郭扬帆

1997 年 7 月香港回归后，我从湖北下海前往广东，几经辗转投靠到杨晓龙同学所在的东莞石龙计算机中心（广东巨龙信息技术有限公司的前身），通过考试进入公司，正式开启了我的 HIS（Hospital Information System）人生之旅。这份能养活自己的工作，没想到我一干就将近 30 年，一直到现在。

2000 年之前，广东巨龙信息技术有限公司（简称"巨龙公司"）在全国医信领域的声名仅次于北京众邦慧智和研发"军字一号"系统的军惠公司，是卫生部认证的 6 家 HIS 公司之一。那时全国做医院信息化的公司不多，石龙人民医院的黄锦麦院长眼光超前，与武汉大学合办了"东珞医学信息技术研究所"，即东莞石龙计算机中心。以石龙人民医院为基地，开发了第一代 DOS + FOXBASE + Novell 网络版的 HIS，并取得了成功。这是我人生中绽放芳华的岁月，下面给大家讲几个小故事。

第一次看海

1997 年 8 月，我正式进入巨龙公司，简单培训了一个月，就被公司派到阳江市人民医院（俗称"下工地"）。医院信息科科长叫陈渺行，一个非常有文化意境的名字，我们都叫他"行叔"。行叔为人很好，看我衣服破旧，他就从朋友的工厂拿了两件衬衣送给我。记得衬衣是"乔士"牌的，英文音译"Choose"，名字和 Logo 都是他帮朋友设计的，早年在广东销售得很好。

HIS 上线之前，行叔带我们去看海。阳江海陵岛闸坡是著名的阳光沙滩，车还未到景区，海风就带着特有的腥味扑面而来，这让我连日来的紧张心情一下就松弛了。湛蓝的海水一直延伸到天际，近处白浪点点，海鸥飞翔。抵达景区后，我们也像放飞的孩子一样扑向沙滩，脚踩在银白的细沙上，如在云端漫步，甩掉鞋子，将脚探入海水中，还有些冰凉，海水回卷之时，脚底的沙子也随之塌陷，让我险些站立不稳。潮水在近处的声响还比较大，一来一回不断地翻唱，永不停歇。

对于生长在北方的孩子来说，看海是魂牵梦绕的愿望。曾无数次想象大海的模样，今天竟有如此真实的体验，我忍不住掬了一捧海水，啜了一口，咸、腥、苦涩，这就是大海真实的味道，完全不同于淡水的滋味。我面朝大海，大声地呼喊："大海，我来了！"

行叔租了几把遮阳伞和几张沙滩椅，坐看我们在海边打闹。那时我们都是二十出头的毛头小子，也没什么规矩，只觉得太好玩了。我们在稍远的海滩上捡了很多贝壳，还有很大且较完整的海螺，成片的棕榈树林里面也留下了我们狂奔的脚印。中午我们没有在海边吃饭，行叔说那些餐馆都是开给游客的。我们在返程的路上找了一家本地人开的海鲜大排档，满满一桌子都是各种虾蟹海鱼，用不同做法制成，清蒸、椒盐、炭烧，那是当时我吃过的最丰盛的一餐。

后来行叔还带我去喝早茶、去 KTV 唱歌，第一次吃鱼翅炒蛋以为鱼翅是粉丝，喝鲍鱼汤找不到鱼，等等，都是我人生的第一次经历。我像一个"土包子"，不断地感受中国改革前沿地的文化习俗。那时甲乙方不像现在分得这么清晰，很多医院还给我们提供宿舍和免费饭堂。其中还有个小插曲，阳江市人民医院饭堂的阿姨受不了得一直给我们做很辣的菜，还找了院长去说理。

入职半年后，我的"工地"转到湛江。我独立去实施农垦中心医院项目，间或还会路过阳江去看望行叔。有一次医院派行叔到广州买一批电脑设备，他还特意叫上我去选购。再后来我的工作转到粤东地区，我就很少跟行叔见面了，在一次广州的会议上，碰到医院信息科的工程师阿玮，他说行叔已经退休了，原来主管信息化的副院长做了正院长。行叔虽然逐渐淡出我的生活圈，但每每回味我的 HIS 经历，都必须要从行叔说起。

冬青大哥

海丰县彭湃纪念医院是汕尾市最大的公立医院，医院旁边是全世界第二个红场纪念馆，是当年彭湃先生学习苏联而建立的农民运动场所。广州著名的农讲所就是由彭湃倡议创办并由其就任第一届主任的。

对这个有着革命基因的医院，我充满敬畏之情。海丰话也叫"学老话"，即学到老你也学不会的话。海丰人说话的声音很大，像天上在打雷，海丰人的脾气也有点暴躁，争几句就好似要动手打架。1998 年，我初见冬青大哥，他还是医院财务科下面的收费组长，因为与公司签了 HIS 项目合同，但医院还没有成立信息科，就由他来负责该项目实施。冬青大哥人长得比较黑，脸上有痘，头发有些硬还打卷，经常骑着摩托车来去如风。

早年 HIS 还保留了药房划价的功能，因为收费处的阿姨们认得钱，但不会电脑操作。冬青大哥算是他们医院的电脑高手，他学过会计电算化，会打字，会基本的 Office 和 Fox 数据库操作。门诊收费处的小组长是一名 50 多岁的阿姨，名叫王小惠，我们北方人都会叫她"阿姨"，我多次为她们开展打字和门诊收费系统操作培训，但药房一直不能把划价功能停掉改由收费处来收钱。我会在收费处看她们做单，但只要我一离开她们就又交给药房去划价。阿姨们也不待见我，好像我欠了她们钱似的。没有办法我只好请教冬青大哥，冬青大哥跟我去了一趟收费处，出来后对我说了一句，以后别再叫她们阿姨，要叫姐。原因就是叫阿姨会让她们觉得自己很老，在广东，这是不尊重女性的。当我开始叫"惠姐"后，她对我的态度大为改观，配合度直线上升。而当我叫"小惠姐"时，她已经开始行使小组长的权力，要求每个收费员必须用 HIS 来收费。发展到后面，这些阿姨觉得我这小伙子不错，还要给我介绍女朋友，吓得我好长一段时间不敢去收费处。

跟冬青大哥接触久了，我发现他很和蔼可亲。晚上我们一起加班到很晚，然后在红场旁边的夜市一起喝碗粥，烤两个鸡翅，大部分都是他抢着买单。与冬青大哥之间关系发生质的飞跃，是一次抢修服务器的经历。当时我的技术水平已经有长足进步并开始带徒弟，我就把老家的一个同学带到医院，让其配合我做项目。那天"五一"放假，我正在深圳赛格电脑城跟付祥（带我的师傅，也是好兄弟）逛街，接到冬青大哥的 CALL 机信息，说医院的服务器宕机了，我那同学怎么也搞不好，也不敢让他搞了，现在已全部转入单机收费，让我们赶紧回来救命。医院只有一台康柏 3000 服务器，WinNT 双硬盘做镜像，在当时已经是很高级的配置了。冬青大哥安排了车子直接将我从深圳拉回海丰，回到医院我问了我那个同学，才知道原来是他在给服务器杀毒时，可能不小心破坏了操作系统的某个文件，导致服务系统崩溃。我为了防止数据丢失，每次只用一块硬盘来尝试启动，但都没有成功。想重装服务器手上又没有安装盘，无奈之际我想到汕尾市人民医院的服务器和 HIS 几乎完全照搬海丰县彭湃纪念医院的模式，遂与冬青大哥一同驱车赶往汕尾市人民医院，复制了该院服务器镜像，取回了一块硬盘。我以这块硬盘为主盘进行引导，成功后又尝试加入一块盘，对 C 盘进行镜像，然后全部卸下，再看镜像盘是否可以单独启动，再启动 SQL 6.0 数据库，但多次"崩盘"。从当天中午一直到第二天中午，我没有心情吃一口饭，也没有多说一句话，一直在不停地做换盘测试。每次操作都要花费很长时间，其间医院领导过问了一次，同学在旁边不敢出声，冬青大哥也没有催我，他们一直在旁边看着我做事，或者到下面维护就医秩序。直到把单机收费数据全部导入修复好的数据库中，测试发票号都是连续的，确认没有数据丢失后，我才倒头沉沉睡去。

我与冬青大哥共同经历了这次故障，他觉得我做事认真严谨，把我当成真正的兄弟，送给我一部旧的港版摩托罗拉翻盖抽天线手机，是"大砖头"的第二代。虽然这手机是他买了新的摩托罗拉小巧翻盖手机后淘汰给我的，但在当时就连中文显示的 CALL 机都要1800 元，手机更是一个稀罕物。把手机挂在腰间，这让我着实威风了好长一段时间。

从 1996 年到 2001 年，汕尾地区各大小医院一直都是巨龙的客户，从 DOS + Fox + Novell 到 Win95/98 + SQL + WinNT，巨龙的系统一直不断在升级维护，我也升职为粤东地区的工程部经理。一次在海丰搞完新版本住院系统培训之后，我紧急赶往潮阳大峰医院，因为快到 HIS 上线的指定日期了，院长发现还存在很多问题，但实施的工程师讲不清楚。这工程师是我同学，他心里没底。这个院长做事很细致，亲自参与 HIS 项目，同时这个项目关乎我同学是否可以转正。在巨龙公司，工程部的员工要转正，必须独立完成一家医院的 HIS 上线。我到医院后召开了一场沟通会，解答院长及各部门的疑问。医院的信心有了，而我那同学的基础工作做得确实不到位，我只好留下来帮忙梳理完善（以前都没有项目管理方法和文档，全靠师傅带徒弟的方式传授）。在 HIS 上线当天，很不巧我又接到冬青大哥的电话，说旧住院系统崩了，问我能不能赶回来。2000 年的时候，我负责管理 100 多家医院的 HIS 工程，手下只有不到 20 个兄弟，每个人都带一个或几个试用期员工或实习生负责几家医院的 HIS 实施和运维，实在抽不出人手。幸好我在前期已将新版住院系统所有的基础数据配置好，并且已经在服务器上做过培训，只需要将培训的数据清理掉，再将旧系统的病人费用结转过来，即可完成上线。我将做好的脚本发给冬青大哥，让他清空培训数据，然后在住院部电脑上全部安装新版本系统。超级用户还可以进入旧系统，将每一个病人的费用和预交金全部导出，然后在新系统重新办理入院，再把每条费用和预交金数据录入新系统，这样就可以完成医保结算。在没有一个 HIS 工程师在场的情况下，冬青大哥组织信息科、收费处、护士站完成了新旧住院系统的切换，没有出现费用丢失、医疗混乱的情况。当然住院部花了约两天的时间，才完成费用录入和对账，其间手工借药先行处理病患需求也给中心药房造成一定的工作负担。一个星期后，潮阳大峰医院整体 HIS 一次性上线并逐步稳定，我返回海丰那天正好是我的生日，冬青大哥在酒楼为我庆生，同时也庆祝他们在没有乙方工程师在场的情况下，独立上线切换了住院系统，这在业内都是少见的案例！

2001 年 6 月，我从巨龙公司辞职，到医院信息科就职，算是转换了身份角色。后来我又跳槽到另一家公司，随后又去了另一家医院就职，算是多次甲乙方身份转换。有一次我约付祥和波仔去看望冬青大哥以及汕尾市人民医院信息科的章文莉姐、汕尾逸挥基金医院的王立类兄弟，彼时冬青大哥已从信息科主任转岗成门诊部主任了。

那几年，我经常在汕尾市出差，有段时间把汕尾当成我的第二故乡，甚至差点成了汕尾的女婿。

催　款

在巨龙公司，销售部只管签合同，受苦受累的都是工程部同事。当年医疗信息化的行情很好，一些公司还没有开发出来的子系统都被销售部的同事签到合同里面了。至于收款，他们是不管的，还是由工程部的同事觍着脸向医院要钱，回款会跟奖金挂钩。因此催款成了我这个工程部经理一项十分重要的任务。

东莞有一家镇街二级医院，欠了公司几万元（具体数目记不清楚了），W 院长还一直在到处说我们公司欺骗了他们。原因是销售人员在合同上写了一款电脑主板，但实际上根本没有这个型号。以前巨龙公司除了软件以外，还有卖服务器、组装电脑和网络综合布线等业务，利润颇为丰厚。我接手管理这个医院的项目时，HIS 已经上线很久了，医院一直不给验收，也不付验收款。我找了 W 院长很多次，在院长办公室等他下班，在会议室门口堵他，刚开始他还会听我给他提供的几套方案：一是更换现在最贵的电脑主板，二是补齐与最贵电脑主板的差价，三是这批电脑我们全部撤回，冲抵工程款，而后医院自行去买电脑，我们帮忙安装系统。但后来 W 院长不仅没有回复，还到处说巨龙公司欺骗了他。我再找他时他就避而不见了，催款就再也没有进展。

事情的转机是医院服务器中了病毒。因为采用 WinNT 域用户的策略，下面操作人员退出一台电脑后就再也连不上服务器。收费、药房、护士站不明情况，有问题或换班后就喜欢重启电脑，因为重启电脑可以解决很多问题。但这次重启后系统就再也用不了了。病人在门诊大厅越积越多，住院部也开始乱了，信息科和财务科着急了，打电话给我，我了解清楚情况后，心中已有底，告诉他们让 W 院长给我电话才来解决。终于等来了久违的院长电话，W 院长很生气，说："你们公司是怎么服务的，我们医院 HIS 都乱套了，还没有人过来处理？"我回复道："W 院长，您看我之前跟您提的关于电脑主板的解决方案，咱们是不是先把这个历史问题解决了？"W 院长更生气了，在电话中大叫："我要投诉你，我要投诉你们巨龙公司，我要让你们身败名裂。"我说："如果不解决电脑主板的问题，我就不会派工程师过来，这次故障是你们医院自己搞的，我们几个月都没有人来过医院了。"W 院长先打电话给了公司的工程总监殷云山，我在公司也找到老殷说明了情况，然后建立了"攻守约定"，必须通过这次事件把历史问题彻底解决掉，由老殷知会曾健总经理和黄锦麦董事长，解决医院的问题是应该的，但必须由郭扬帆负责安排。W 院长真的将电话一直打到董事长那里，但最终他们都把球踢给了我。W 院长没有办法，病人已经闹起来了。第二次电话他的语气软下来很多，我还是原来给他的那句话，想好了再给我回话，其他一切免谈。过了很长一段时间，医院信息科才打电话过来，说医院同意支付尾款了，让我们赶紧过来。我说这次我们要先收到现金，再开始做事，收不够钱直接返回。我安排了一名工程师带上杀毒软件和几根内存条，由公司派专车送他去医院。我叫他到了医院给我一个电话，上了财务科再给我一个电话，收到现金清点无误后再给我一个电话，钱交给司机后，司机再跟我电话确认。在确定拿到尾款后，我才下令工程师开始干活。我们在服务器上杀毒，清除病毒完毕后，关机三分钟再重启，系统恢复正常，工作站联网正常，HIS 运行正常。

这样，困扰公司几年之久的问题，在没有签署验收报告的情况下解决了。W 院长再也没有说公司欺骗他了，反而后来又跟我们做了几单业务。人与人需要相互尊重，一味退让反而还可能受到不平等的对待。多年来我无论是甲方还是乙方，都有自己做人做事的原则和底线，不能算是成功，至少问心无愧。

HIS 人生第二次转折

如果 1997 年 7 月从襄阳南下广东打工是我人生的第一次转折，那么从 HIS 公司到东莞市塘厦人民医院（今广东医科大学附属东莞第一医院）就是我人生的第二次重大转折。

东莞市塘厦人民医院是巨龙公司的重要客户，其项目也是由我全程实施的。1999 年年底，我跟付祥两人同时负责三家医院的 HIS 上线。原来 Fox 为了节省字节，年份都只有两位数，因为"千年虫"问题，我们必须在 2000 年 1 月 1 日将系统更换成 Win2000 + PB + SQL 6.0 的新版本，但公司的项目太多做不过来。当时塘厦人民医院的新院区距离旧院区有好几公里远，我们每天都加班到很晚，因为天太冷，周围还有坟地，路两边也都是简易的工厂，治安不是很好，我们都是跑步回到旧院区睡觉。终于在"千年虫"问题可能出现的元旦，新院区与我们的新 HIS 同时开张。

塘厦人民医院迎来了新的发展机遇。当时负责 HIS 项目的是财务科李健雄科长，那时大家都叫他"李科"。在 HIS 实施的过程中，我们协助医院招了第一个工程师，名叫李庆福。医院项目结束后，因为付祥离开了巨龙，我升职为粤东区域工程部经理。付祥离开是因为他被深圳南岭医院留下了，比我先转为甲方。在 2003 年四五月的某天，我突然接到李科的电话，他问我愿不愿意到医院工作。虽然很突兀，但当时正值"非典"，我几经周折后转到广西负责销售，几个月下来，因为听说是广东的公司，医院都不让我进大门，那时我正值事业的低谷期，这个电话无疑是救命稻草。但我还是向医院提了两个条件：一是待遇按中级职称并且固定月薪 6000 元，二是我必须带两个工程师去医院。当时塘厦人民医院的院长是周伟雄，在东莞卫生系统以敢于创新改革而闻名，他同意了这些条件。我于 2003 年 6 月正式入职塘厦人民医院，在新成立的计算机中心担任主任。

医院花大价钱招我们进来，其实是周院长想通过信息化为医院插上腾飞的翅膀。那是医院发展最为辉煌的 10 年，业务量几乎每年都以 30% 的速度增长。当然，这也跟东莞整体的经济发展速度相匹配。我到医院时计算机中心有半层楼的独立办公场地，并花了 50 余万元建设了标准机房。我做了中长期医院信息化发展规划，总预算 1200 余万元，这在当时无疑是一笔巨款，周院长从政府申请到了 800 万元的信息化建设补贴。

2003 年下半年开始，我们在全国范围内调研 HIS 公司的产品，包括其他 PACS 和 LIS 公司等，一共有 36 家。我们的考察范围还延展到新波信息科技公司，当时它是新加坡的系统开发公司，仅在北京同仁医院实施过项目；还有中国台湾的 HIS，我们差点去了台湾调研学习，后来听说台湾的 HIS 在上海有落地医院，我们在上海第一次看到中国台湾的 HIS 产品，是繁体字版本，界面设计比大陆的 HIS 更人性化，但很多医疗名词的用法不一样，不太适合大陆医院的习惯。这次调研也让我们第一次接触到澳大利亚汉化版 HIS 和电子病历，也就是现在的东华医为公司研发的系统。因为当时我们医院在东莞有一定的代表性，他们的总经理韩士斌亲自过来调研，做产品演示的是网友"小城医生"李明，这也是我们第一次线下见面，他是一位很帅气的主治医师。

在此期间，李健雄被一纸调令调去了东莞市卫生局新成立的信息统计中心就职主任，周院长很舍不得这个好帮手。因为我和李主任是很好的上下级关系兼有兄弟般的感情，他去市局的那几年，我不但要负责医院的信息化建设，还帮助他在市局完成了几单大业务。我们建立了东莞各医院的卫生城域光纤专网，统一了 OA 办公系统、视频会议系统，建立了 HIS 公司进入东莞市场的标准，成立了市级信息化委员会，开展了丰富多彩的学术活动，等等，那时也是整个东莞卫生信息化发展的黄金时期。

2002 年，国家卫生部发布了第一版《医院信息化建设标准规范》，我花了好几个月的时间，在此基础之上整理出了 424 项评分标准，将每一条功能实现的程度都做了分值评定。2004 年我将该评分标准发布在某论坛上，引起业内较大反响。我的这篇帖子在网站上被下载了 2000 余次，实际转发的受众应该更多，以至于有很多医院都拿这套评分标准去招标 HIS 软件。2005 年的中华医院信息网络大会在广州华泰宾馆召开，李包罗教授和何雨生教授邀请我在大会上做了发言，这是我第一次认识包罗大叔，我们成了忘年之交。在《中国医院信息化 30 年》一书中，"小城医生"将我这篇帖子列为 10 大精华帖之一，收录入此书，也算让我在此留了一个名字。遗憾的是留的不是全名，而是网名"扬帆"，后面描述是郭主任。由此我也萌发了自己来写一部《HIS 人生》的想法。这也是本书的由来。

回转到医院，2004 年 8 月，我们终于选定了 HIS 合作伙伴——重庆中联公司。当时有两个路线之争。一是选择一家公司做所有的子系统还是选择各子系统最好的多家公司，二是选择商品化软件的公司还是个性化软件的公司。我们经过了多次深入分析讨论，结合原来在巨龙公司的失败经历，最终决定选择商品化软件的公司做所有子系统。结合重庆中联公司在西南地区大量的用户案例，以及我们花了一周时间在该公司的调研，我们彻底研究了他们所有子系统的底层架构，这给予了我们极大的信心。

然而，更换 HIS 是痛苦的。我们前期做了大量的准备工作，重庆中联公司还内部竞选项目经理，给予重大奖励，最终负责广西地区的工程部经理陈松林胜出，由他带团队（也就两三个人）过来实施此项目。我们计划是 3 个月整体更换我 4 年前实施的巨龙 HIS。推翻自己以前做的项目，我多少有些于心不忍，并且也不能像以前做乙方一样，以验收回款为目标。我想把医院新的 HIS 打造成一个经典案例。我在巨龙公司已有管理 100 多家医院的项目的经验，我从公司带来的两位工程师，是广东医学院第一届信息管理专业"科班"出身的学生，曾凡椿负责 HIS 和电子病历系统，杨小宝负责 LIS、PACS、体检系统以及管理机房。信息科其他同事还担不起重任，他们只负责周边小系统，如设备、物资和终端维修等。那时计算机中心才 5 个人，忙的时候我也要拿螺丝刀去维修电脑和打印机。所以在塘厦人民医院叫我郭主任的比较少，从院长到收费员都喜欢叫我"郭工"，直至我现在回到医院，大家仍亲切地唤我为"郭工"。可见当时我在医院的确跟大家打成一片。

在 2000 年医院上巨龙 HIS 时，HIS 被护士、药房工作人员、收费员集体"吐槽"。4 年后她们认可了，当医院换了新 HIS，她们又说还是原来的巨龙 HIS 好用，现在的新 HIS 太烂了。对此，很多医生不敢苟同，并表示不理解，因为新 HIS 有医生工作站，对医生来说更加实用。

3 个月 HIS 整体上线，是我向周院长立的军令状。倒排时间，只有把周六日和晚上都搭进去才能完成，刚好我女儿在 2004 年 10 月出生，那段岁月我忙得像陀螺一样，有使不完的劲，每天都为解决了多个问题而开心，还考了信息系统监理师资格证，忙碌得很有成就感。但 LIS 最终出了问题，检验科的正主任与副主任，既是我湖北的老乡，也是医院最严谨负责有情怀的人，他们对比了中联和巨龙的 LIS，最终得出结论：中联的 LIS 不如巨龙。整体更换的情况下，不可能避开 LIS，要么与巨龙做接口，要么……最后，中联老总胡涛拍板，由总工赵元礼带公司 LIS 研发团队入驻医院检验科，重新开发 LIS。在 1 个多月时间里，赶在 HIS 整体更换之前，中联终于做出了一个让科室比较满意的版本，与 HIS 一同上线。在 HIS 培训期间，有一个护士长极度不配合，这也影响到其他科室的信心，周伟雄院长在会上拍了桌子，当场免去她的职务，提振了全院的信心。

无论是我们计算机中心还是中联公司实施团队，整体技术实力都很强，仅用了 3 个月时间就完成了 HIS 整体切换上线，但在上线之后，很多问题却逐渐暴露出来。当时的服务器采用两台 IBM P560 小型机 + IBM DS4000 存储系统，操作系统是 UNIX，数据库是 Oracle 10g RAC，开发工具是 VB，原来熟悉的技术都变了，需要重新学习。上线后大半年新系统没有消停过，小问题如升级后把原来的功能整没了；大问题如数据库的 Bug 需要停机升级打补丁；还有小型机的电源、内存，CISCO Catalyst 6509 核心交换机的主板都更换过。有时数据库阻塞，找不到原因，我们只能先停掉住院业务，让门诊维持运行，到中午或下班时，再排除错误和重启；更离谱的还有 WinXP 的版本问题，HIS 的某个功能只有在电脑装 SP3 才能运行，有的装 SP1 才能运行，但过一段时间，又都没有问题了，以至于后来曾凡椿笑称，有些 HIS 功能出现莫名其妙的错误先别急，让它先等一等，然后就稳定下来了。

对比后来我在南方医科大学顺德医院再次更换 HIS，塘厦人民医院出现的问题更多，尽管之前的 HIS 的架构比现在要简单很多。在此非常感谢周伟雄院长给予我们极大的宽容和理解，在 HIS 出现问题的时候，他总是说"不用着急，尽快排查解决，下面科室你不用管"。2005 年年底，我们终于熬过了艰难的岁月，全院 HIS、LIS、PACS 都趋于稳定，医护技等一线操作人员也逐渐熟悉了新系统的操作，新 HIS 的确比旧 HIS 要先进很多，系统与业务流程的协同逐渐变得融洽，质疑的声音没有了。东莞市塘厦人民医院因 HIS 项目获评"广东省信息化试点示范单位"，我个人也荣获了医院特殊贡献奖，由周伟雄院长亲自颁发。东莞市医院信息化标杆单位由石龙人民医院转移到塘厦人民医院，后者此后引领了很多年。通过医院 HIS 项目，我得到市内、省内同行的认可，也获得了很多荣誉，在 2012 年出版了第一部主编的著作《医疗卫生信息化项目管理实务》之后，也初步确立了一定的学术地位，我的 HIS 人生迎来了灿烂的春天。

结　语

2019 年 3 月我离开东莞市塘厦人民医院时，医院更名为东莞市东南部中心医院。曾凡椿接任计算机中心主任，杨小宝为副主任。2022 年我受邀再回到医院时，医院又改名为广东医科大学附属东莞第一医院。医院再一次迎来新的发展机遇，新任邵义明院长又要大干信息化，准备更换医院的 HIS，请我作为专家帮助评审。在晚上吃饭的时候，他跟我说："原来我在湛江已换掉了中联的 HIS，以为在咱们医院也会很顺利，毕竟已用了 18 年，但没有想到临床一线人员都没有换 HIS 的想法，大家都反馈现在的 HIS 用得挺好的。我后来深入了解，发现我们医院的 HIS 的确有很多很好的功能，并且也相当稳定。老郭你这是给我挖了一个'大坑'，给我们换 HIS 带来很大的麻烦呀！"

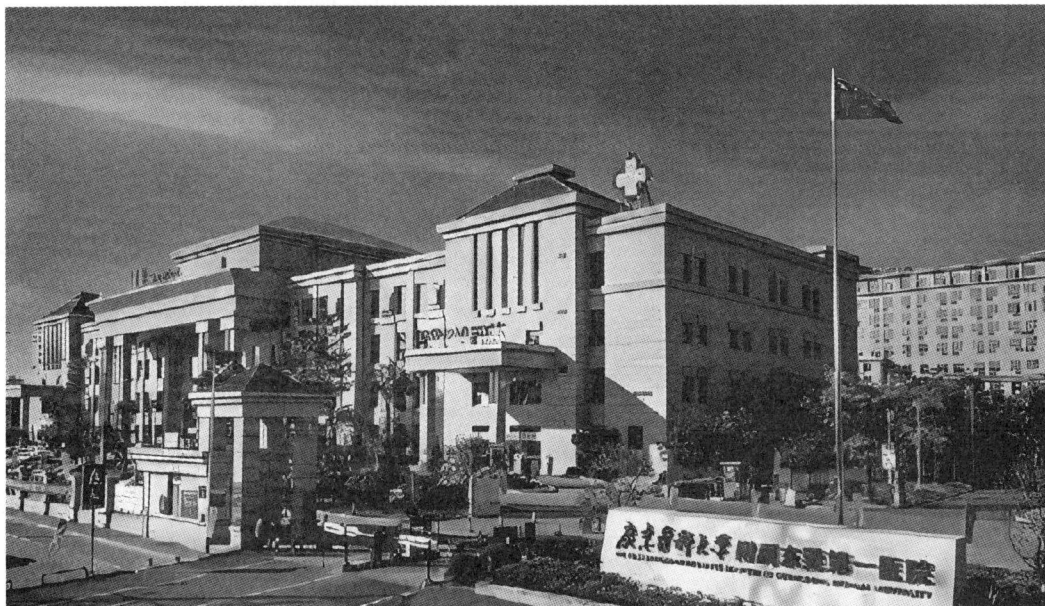

图 1　广东医科大学附属东莞第一医院

初心如磐，奋楫笃行，我的 HIS 人生

广东省医院协会　潘晓雷

当接到郭扬帆主任《HIS 人生》的组稿邀约时，HIS 之路上的许多人、许多事、许多经历便不时浮现在我的眼前。岁月雕刻的年轮，每一个刻度里发生的事和遇到的人，总在不经意间让我心灵激荡。

时光倒流到 2000 年 3 月 1 日，那一夜我失眠了。凌晨 5 时，军校起床的军号还没有吹响，我便起床收拾好了军用背包，这一天我要离开培育我四年又让我留校工作了十年的母校——西安武警技术学院（现为中国人民武装警察部队工程大学），奔赴羊城—— 一个陌生的城市，进入一个陌生的行业，去开启新的人生。

第一篇　人

曾为长安客，不忘羊城恩。人的一生注定会遇到一些人，他们会改变你的人生轨迹，点燃你的激情，坚定你的信念，觉醒你的自尊，支持你的全部。说起我的 HIS 人生，我首先想到的是下面这些人，是他们让我走上这条路，并在这条路上越走越宽广，让我领略到了人生路上不同的风景。

机缘巧合的热心人

我走上 HIS 之路，纯属偶然，也颇具戏剧性。1998 年，我的小姨子在佛山某大厦的电梯里，巧遇一位做电脑生意的商人，在她们熟识后的一次聊天中，此人提及有位朋友正在找计算机专业的人。此人还说是一家部队的单位要人，我的小姨子便推荐了我。我的小姨子说，巧了，我姐夫就是部队的。那人又说是武警部队，我的小姨子又说，更巧了，我姐夫就是武警部队的。当天晚上，还在西安武警技术学院任教的我接到小姨子的电话，让我写份简历，说介绍我去武警广东省总队医院（简称"武警医院"）工作。听了她描述的经过，我一度怀疑她是不是遇到了骗子，电梯里认识的人能靠谱吗？虽有疑虑，但我还是尝试着寄出简历。没想到，武警医院的钟求知院长很快就到西安来面试我。我们相谈甚欢，钟院长当即表示我属于医院急需的人才，返程后马上发了商调函。

对我有知遇之恩的两任院长

往事去如烟，恩情存如血。我能在医院信息科工作 17 年，与对我有知遇之恩的两任院长有关。

一位是调我来医院的钟求知院长。我的工作调动过程非常坎坷，足足花费了两年的时间和精力。因为武警医院发出商调函后，学校一直不放行。其间，钟院长一直没有放弃，顶着各种压力等待了我两年。我于 2000 年来院后，她随即给我提供了干事的平台和机会。到医院的第三个月，我被任命为信息科副主任。一年后，我被任命为主任，成为当时医院最年轻的科室主任。

另一位是大力支持信息化项目建设并将其投入使用的廖贤平院长。2004 年，廖贤平院长上任，对医院进行大刀阔斧的改革。如何在已有的市场（红海）参与竞争，如何在未开发的市场（蓝海）进行创新，是很关键的问题。廖院长通过一系列举措，让医院在 8 年的时间里，毛收入从 7000 万元增长到 11 亿元。这样的发展速度离不开信息化的支持，同时医院的发展也为信息化增加了投入，两者进入了良性循环的轨道。廖院长对信息化建设很感兴趣，先后率队带我到邵逸夫、华西、福州军区总医院和二五一等医院参观学习。学习回来后他亲自主抓信息化建设，首先给信息科一层楼，用于改造机房和办公室，随后在"军字一号"系统的基础上，先后引进门诊医生工作站、预交金、门诊排队叫号、护理管理、全成本核算、LIS、PACS、心电、病理、ICU、体检等一系列应用系统。通过 5 年的建设，医院成为当时武警部队相关医院的信息化建设标杆单位，并在 2012 年成功主办首届武警部队医院信息化建设研讨会。

呕心沥血的两任主委

与君青眼客，同是追梦人。我能加入信息化专委会，后来到医院协会工作，源于幸运地遇到两任主委，并能与他们共事，共同为广东医疗信息化建设谋划出力。他们一位是我的好大哥，另一位是我的良师益友。

首先我要衷心感谢李小华主任（时任广东省医院协会信息化专业委员会主委），他是我进入该信息化专委会的引路人。任医院信息科主任不久，我接到小华主任的电话，他问我想不想加入信息化专委会并担任常委，我愉快地答应了。那时候，专委会的活动还没有现在这么多。小华主任担任主委后，提出每年举办一期华南信息网络大会，在一个城市连续办 3 年的想法，他的提议得到专委会全体委员的支持。举办大会要做大量前期准备工作，我积极参与专委会举办的各种会议和活动，使医院连续三年提交给华南信息网络大会的论文数都位列前三。因为这份努力，我 2008 年被广东省医院协会评为优秀信息主管，2011 年被中国医院协会信息管理专业委员会评为中国医院优秀信息主管，2013 年被推选为信息化专委会副主委，2015 年被广东省首席信息官协会评为行业杰出 CIO。

在小华主任的带领下，我们将华南信息网络大会搞得有声有色，该会议成为同行学习、交流的优质平台。小华主任还带领我们编写专著，我分别在《医院信息化技术与应用》《医院信息系统数据库技术与应用》《医疗卫生信息标准化技术与应用》《医院信息平台技术与应用》等专著中任副主编。通过信息化专委会平台，我得到了锻炼，丰富了阅历，在 HIS 之路迈上一个新的台阶。

其次我要感谢的是现任广东省医院协会信息化专业委员会主委陈玉兵院长。我如今能到广东省医院协会工作，就是陈玉兵院长大力举荐的结果。2017 年医院协会信息化专委会换届，陈玉兵不负众望当选主委，我成为常务副主委。随后的几年，我协助陈玉兵推动了许多创新的举措：进行全省的信息化调研，制定"医院信息化评价体系"标准；举行每周一次的沙龙；开办每年一次的大型培训班；举办智慧医疗创新大赛、辩论赛、吐槽大会、寻找最美抗疫医信人活动；与相邻省份的信息同人互动，邀请他们参加华南信息网络大会；组织信息专家下基层；举办各种形式的体育活动等。我们通过一系列活动凝聚广大医信人的力量，陈玉兵主委也成为广大医信人的精神领袖。特别引以为傲的是，医院协会信息化专委会在几届主委带领下，精诚团结，用心打造的"华南信息网络大会"成为行业品牌，在全国享有盛名。在每年举办的"中国医院协会信息网络大会""中国卫生信息技术健康医疗大数据应用交流大会""中国数字医学高峰论坛"等会议上，广东省的参会代表人数和投稿数量一直居于全国领先地位，年年获得"优秀组织奖""优秀论文组织奖"等多项奖励，受到主办方高度赞誉。

与陈玉兵院长一起合作的几年，我从他身上学到许多管理经验以及做人、做事的宝贵品质。他为人低调谦逊、勤奋坚毅，对知识融会贯通能力特别强，于我而言既是良师也是益友。通过组织各类活动，我锻炼了策划、主持、协调的能力，广交了朋友，为我能到广东医院协会工作奠定了坚实的基础。

最佳战友与搭档

前路多知己，温婉莫若君。杨眉是我的大学师妹，她做事认真、负责、细腻、踏实、执行力强。我到武警医院之初，她对我帮助很大，后来她成为我工作上的最佳战友和搭档。

她在我毕业后入校，1996 年毕业后分配到武警医院信息科工作，我在 2000 年到医院后才知道我们是校友。当时医院和地方院校合作开发 HIS（有挂号、收费、入院登记、住院护士工作站等 24 个应用系统），她参与其中的研发工作。在 1997 年举办华南信息网络大会期间，武警医院的 HIS 布置了展位，她负责产品介绍。

对于医院信息化建设，她入门比我早，我在医院工作的 17 年，许多棘手的问题都是她默默解决的。我喜欢创新，经常是我在前面冲锋，她在后面给我兜底，我们配合默契地完成了一个又一个项目。2009 年，她出任科室副主任后，更是在技术、管理上成为我的最佳战友和搭档，我们彼此信任，相互成就。2017 年，我转业离开医院后，她任科室主任，秉持着"事成于和睦，力生于团结"的理念，率领科室团队携手并进，一路奔跑向前。如今她转业到南方医科大学皮肤病医院信息科当主任，带领新团队继续为她热爱的事业奉献光和热。

尤为让我感动的是，2017 年 6 月 2 日，她与武警医院信息科的全体同志精心准备了100 天，为我定制举办了一场终生难忘的欢送会。那天晚上，我笑了又哭，哭了又笑。我一直深信，一个人在天地间，与一些事情产生密切的联系，再产生深沉的爱，以致无法割舍。在信息科这 17 年，得益于同志们的支持与帮助，我不断成长与进步，在与时光一同沉淀中，我学会了爱与珍惜。

无师自通的 IT 怪才

敏捷才八斗，飘零酒千杯。刘浩林，是我在武警医院工作时招录的怪才。

刘浩林来医院面试的时候，我对他的第一印象是个头较矮，穿着随意，圆领的短袖 T恤，领子快耷拉到胸口，脖子上却围了条小方巾，外在形象实在让人不敢恭维，而且是个大专生，我打心眼里没看上，但是碍于他是本院政委介绍的，又不方便轻易打发。我便问他学过 Oracle 吗？会 PowerBuilder 吗？他都否定了。我从书架上拿了上述两本书给他，然后说："你先拿回去看，看懂来找我。"半个月后，他跟我说："主任，书看完了。"我问："懂了吗？"他说可以试试看。当时我正想做信息科的管理系统，包含排班、工单、项目、合同、报销等功能，我将前期准备的资料和内容交给他，让他两个月完成，没想到，他随口说了一句"那么长时间"。不到一个月，他将编好的系统交给了我，小伙子竟然基本完成了我交代的任务。这就是天赋，他是人才。后来他利用 3 个月时间独立完成武警总部的一个软件项目。他的到来深刻地给我上了"人不可貌相"这一课。

让我遗憾的是，我最终没能把他留下来。由于体制原因，他的待遇提升速度慢，而且家里需要他回去帮忙做生意。来院两年，他便离开了，可惜 HIS 界损失了一位怪才。

松山湖的优秀毕业生

青春须早为，功名属少年。谢杰，是我在广东医科大学信息工程学院做客座教授时带的第一个毕业生。

小伙子看上去有点"江湖气"，随着接触深入，我发现这小子很聪明，能一心三用，可以多事务并发处理。他在医院毕业实习时，我给他选了"医院排班"这个毕业课题，我说："你要是能把医院的排班搞清楚弄明白，毕业答辩一定是'优秀'。"通过三个月的努力，他了解了医院机关、医技、临床、护士排班的种类和需求，编写了医院自动排班系统，毕业论文果真获得优秀。我感受到这小子做事是靠谱的，就让他留在身边工作，成为我酷爱的弟子。其后，他参与医院信息化专著丛书一些章节的撰写，并在专委会组织的创新大赛、演讲大赛、辩论赛等各类活动中脱颖而出，多次获奖。尤其是 2018 年他表演的小品《信息人之歌》，唱出了信息人的酸甜苦辣，当年唱响全国。通过努力，他如今也成为行业内小有名气的能人。我最大的感受是作为领导，要善于发现年轻人的长处，并给予一定的任务与压力，为他们的成长助力。

一群志同道合的兄弟

相属成知己，平生是故人。志合者，不以山海为远，我有一群在不同岗位为医疗信息化的发展而努力的兄弟。

2001 年，我接到珠江医院邹志武主任的电话，他邀请我参加部队医院信息科的聚会。聚会安排在空军医院附近的一个饭店，那天我认识了刘一强、邹志武、吴桂良、郑曲波等兄弟。活动每月组织一次，主要交流医院信息化建设和"军字一号"系统使用的问题与解决方法，秘书长邹主任负责组织，大家轮流当每次活动的主席。那天我的加入，被戏称"陆、海、空、武警"全齐。我深感参加这个民间团体获益良多，每次活动都能和同行交流学习，尤其是武警部队使用"军字一号"系统后，这些兄弟给了我和单位极大的帮助。

后来这个团体范围逐步扩大，一些地方医院的主任也加入其中。再后来，熊志强、牛启润、石志杰、陈戏墨、张志强等大咖加入，约定每两周组织一次交流，并开辟了"粤医信"QQ 群，这个群当时成为广东医信人交流的平台，那时医院信息化专委会的活动还不是很多。有道是"众人拾柴火焰高"，医信人平台也逐步火起来。

后来我加入信息化专委会，专委会给我提供了另一个广阔的舞台，我因此结识了许多优秀的管理者和工程师。从他们身上我学到许多经验，也吸取了一些教训，同时也向大家分享我的经验与教训。如今这些兄弟有的调岗，有的当了老板，虽然青春已渐行渐远，但大家初心依旧，仍然坚守在不同岗位上为医疗信息化的发展继续努力，奉献自己的才智。

第二篇 事

男儿有志逢其时，一生襟抱自此开。人的一生庆幸遇到一些事，唤醒你的责任，赋予你使命，成就你的梦想，成为终生追求的事业！

教学培训

记得刚到医院不久，一次我去儿科处理电脑故障。儿科主任说，你们的系统太不好用了，护士每天围着电脑转，有输不完的信息，严重影响科室工作。那是 2000 年，当时武警医院正和暨南大学计算机中心合作开发 HIS。究其原因，是电脑少，护士操作不熟练。于是我发挥自己的特长——上课，每晚 7 时至 9 时，给全院医生和护士进行电脑知识培训。培训的内容包括计算机基础知识、输入法、应用系统、PPT 制作等。半年多的时间，全院 400 多人参加了学习。通过培训，我和医生、护士熟悉起来，增进了感情，同时我对医院的情况、医疗业务以及 HIS 有了进一步的了解。这件事让我明白了 HIS 在医院建设中的作用，认识到自己需要尽快完成一名讲师向工程师的转变，并且我将医疗信息化视为自己终生奋斗的事业。

综合布线

2000 年，医院新盖住院大楼，基建办让我负责综合布线的项目。当时我不知道什么是综合布线，于是买来书籍，恶补了相关的知识。凡事只要知道了它的底层逻辑，做起来就容易多了。当时医院招采制度尚不规范，在住院大楼综合布线的项目采购中，我采用最简单的去掉最高报价和最低报价，然后取平均价，以低于并最接近平均价的计分法进行评标。用这个方法，我们选择了一家不错的公司，后来顺利完成新大楼综合布线任务。20 多年过去，当年采购的 3Com 交换机还有很多台仍在使用。通过这件事和后期的积累，我对综合布线有了较深的认识，被称为这方面的行家里手，多次指导兄弟医院完成同类项目的建设。

流程再造

在具有蓝海、红海市场思维模式的廖贤平院长带领下，医院宣传力度不断加强，门诊量迎来了爆发式增长，挂号和收费窗口在不同时间出现排长队的现象。挂号属医务处管理，收费属财务科管理，一大早挂号排长队，9 时后收费排长队。当时院领导提出要增加挂号收费窗口，而我建议将挂号收费合并，早上上班时所有窗口都挂号，当缴费人多的时候大部分窗口都可收费。这个建议因为涉及多个部门，医院讨论了很久。最后廖院长决定采纳我的建议，将挂号与收费合并交财务科管理，我带领信息科迅速完成了系统改造，效果不言而喻。

随着医院实行"无假日门诊"，打造"安全、平价、快捷"的三甲医院，医院门诊人数和住院人数增长迅速，窗口的压力再一次显现出来，财务科再次提出增加挂号收费窗口。我在多方咨询兄弟单位后，提议上线门诊医生工作站。2004 年 10 月，我前往南京军区福州总医院（现更名为中国人民解放军联勤保障部队第九〇〇医院），与该院陈金雄主任沟通后，引进了福州总医院开发的门诊医生工作站和预交金系统。经过安装、调试和人员培训，系统在 2005 年 7 月 1 日上线。可上线不到半小时，廖院长就把我叫到办公室，说电话被门诊的老专家打爆了，他们纷纷抱怨"电脑开单速度慢""我们落伍干不了，还是下岗算了"……无奈之下，系统只好下线。经过沟通，医院制定开单绩效考核办法，第一个月医生可用电脑处方也可手写，第二个月手写处方只算收入的50%，第三个月只算30%，第四个月不计入收入。8月1日，系统再次上线，最后没有一个医生被扣钱。此方法我曾介绍给许多同行，效果都很明显。记得有位院长说："什么事情只要和绩效挂钩，没有搞不成的。"

医院住院登记处也是个排长队的地方，因为要录入患者的许多信息，为此我提出住院登记处只录入基本信息，其余信息由护士站补录的想法，这遭到护理部的强烈反对。在廖院长的支持下，该方法坚持实施，问题就迎刃而解了。

那几年，伴随医院改革，我提议的一系列流程再造方案助力医院发展，为此我也有幸成为医院发展点子奖的首位获得者。

科室管理

在多数医院，信息科的满意度测评基本上是在倒数一二的，原因固然很多，但关键问题就是科主任重技术轻管理，若科主任善于管理和协调沟通，科员能主动作为，满意度的提升自然水到渠成。

【服务主动而为】

2010年，我的"怪才"员工刘浩林编写完成信息科管理系统并投入使用，用得较好的模块是报障、派单、排班、项目管理、合同报账等，让我记忆深刻的是报障、派单流程。医院的硬件维护员工有三人，我们的值班员每天接到报障电话后分别给三个人派单，我当时的考核方案是这三个人每人必须完成不少于30%的任务量，忙不过来时由软件组或领导完成。通过一年的实施，临床科满意度很低，同时值班员接电话派单登记也很辛苦。于是在2012年我改革报障流程，将医院分成三个区，分别让三个人分片包干，考核办法是哪个区域打来的报障电话少，考核结果就优秀。因服务不到位遭到投诉，或因不接电话导致电话打到主任或院总值班室的，扣分、扣绩效。此项改革效果相当明显，首先三位员工都将自己的电话加入医院集团短号，并分发到所服务的区域，每天不再是待在办公室等电话，而是转变为主动到区域巡查，服务态度也有明显变化，和医生、护士的关系也和谐了许多，我们在年终的科室满意度测评中排名靠前，自然也就评上了优秀科室。

【医院网络论坛】

2007年，我带领科室编写完成院内网站，开辟了BBS，设立了"医院是我家""医生在线""护士之家""军卫系统"等板块，当年此事在医院引起极大的反响，BBS上每天的帖子高达上千条。尤其是"医院是我家"板块，每天都能看到许多员工对工作不满意、认为生活不如意的发言，尤其集中在食堂、待遇、卫生等方面。刚开始机关的许多人建议关闭 BBS，因为论坛给他们带来了许多压力，好在开明的院长说论坛是监督我们工作质量的，我们要多听群众的呼声。那些年管理 BBS 占用了我大量的时间，为了管理好 BBS，我从医院的医生、护士、机关选了一些同事做版主，大家齐心协力使 BBS 的内容得到了丰富，活跃度空前。BBS 也成为医院领导听取民声、医院员工学习和娱乐的网络沟通交流平台。

【自建搜索引擎】

科室值班员，特别在节假日值班时由于不熟悉相关业务，经常出现不能及时处理问题的情况，许多时候需要把相关人员叫回来处理。面对这种情况，我提议建立名为"WORK"的网络搜索引擎，科室员工将各自分管的业务处理流程和故障处理方法分别放到网上。当值班员遇到常见的无法处理的问题时，可通过搜索引擎查找处理方法。WORK 开始只是信息科用，后来机关、医务人员听说后，也安装使用，其内容丰富，极大地提升了工作效率。

【如何处理纠纷】

两件发生在科室值班员身上的事让我感受颇深，分享给大家。

第一件事，对投诉的处理。一天晚上 11 时多，我接到一位临床科主任的投诉电话，他生气地诉说我科的值班员接到报障电话后迟迟不到现场处理，让他自行查看。我立即给值班员打电话，值班员说他提出一些问题只是想确定究竟是软件故障还是硬件故障，好准备工具，没想到多问了几句那主任便生气了，说他嫌太晚偷懒不想来，并告诉我，他已经到科室，正在处理问题了。第二天上午，我把值班员叫到办公室，对他说："昨天晚上的事是我们的服务让科主任不满意，造成了他对你的投诉，现在我带你去主动承认错误。"值班员回答说："我没有错，我不去。"我说："是信息不对称造成沟通不到位，引起了科主任的不满意，我们应该去解释。"值班员听后还是不去。我就说："你回去思考十分钟，你若还不去，我就一个人去。但是，我回来后要考虑你是不是还适合留在信息科，也许会劝你离职。"十分钟后，我看他没有来就一个人去了，走到半路，他追了上来，到了科室我对科主任说是来赔不是的，没想到科主任却主动拍着值班员的肩膀说自己昨晚态度不好，不该骂人，请小兄弟不要放在心上。事情迎刃而解，回来路上我问值班员什么感受，值班员说："一开始不想来是怕来了又被训一顿，自己感到委屈，但真不来又怕丢了工作。没想到来了会是这种结果。"主动放低姿态，承认错误并不一定是坏事。

第二件事，对员工的维护。一天我从机关开会回来，科室值班员告诉我：主任您不在的时候，有个医生来修改病历，我们让他等一会儿。他等了一会儿看我们还没给他处理，就在科室大声训斥我们，并将病历丢下说要投诉我们。听后我了解了一下具体情况，是我们值班员正在给院领导修改一份急用的 PPT，让医生等一下。医生在等待过程中，看到他在网上搜索图片，又不给他处理病历，于是就发飙了。了解情况后，我带值班员去到相关科室，正好遇见科主任，科主任说："什么风把潘主任吹到我这里来了？"我说我是来你们科室上班来了。科主任一听感觉不对劲，询问什么情况，我说："你们科室有位医生想到信息科做主任，今天我不在科室的时候，他到信息科把我们的员工教训了一顿，我是来和他换岗的。"来到医生办公室，我走到那位医生跟前，拿出我办公室的钥匙对他说："我是信息科主任，今天你到信息科把我的员工训斥了一番，看来你是想做信息科主任，你拿着钥匙去吧，我们互换一下岗位。"医生看了我一眼，迅速低下了头说："我没那个想法，我今天去修改病历，你们值班员让我等，我等了一会儿，发现他在上网搜图片玩，我才发火。"我说："他在给院领导修改 PPT，你知道吗？"他说不知道。我又说："就算他不对，信息科没有主任吗？轮得到你在信息科大声训斥他们吗？你为什么去信息科？"他说："我病历书写错了。"我说："哦，是你写错了病历请我们给你纠正，你还那么理直气壮。给你两个选择：一是拿钥匙去当信息科主任，好好管理信息科员工；二是不去的话，半小时后，我在办公室等你来给我们的员工赔礼道歉，否则你将成为医院首位被信息科主任停掉电脑使用权限的医生。"说完我就带着值班员回去了。

不到半小时，该科室的科主任带着医生到信息科向我的员工道歉。此事在医院引起强烈反响，从此再没有人敢"欺负"信息科。通过这两件事，我领悟到作为科室的领头人，关键时刻要敢担当，更要敢出头。

探索创新

在工作中我喜欢搞点创新的东西，每当一种新技术或新产品出现时，我会去想能不能用到医院的信息化建设中。2005 年，我开始学习数据挖掘，思考对门诊医生的工作质量评价是否能用数据说话，同年用《通过数据评价门诊医生工作质量》的论文在成都举办的中国医院信息网络大会上进行交流。随后进一步研究，2008 年 5 月，《门诊医生工作质量分析指标体系的建立》发表在《中国医院管理》期刊上。2009 年 2 月，《利用已有业务数据获取门诊患者满意度 KPI 指标》发表在《中国数字医学》期刊上。2009 年 11 月，《通过信息技术建立门诊医疗服务质量监督体系》发表在《中国数字医学》期刊上。2013 年 12 月，《通过医院门诊流量分析促进门诊精细化管理》发表在《中国数字医学》期刊上。2007 年，我与公司合作开发了类似现在的智慧病房的系统，在骨科试点，因为骨科的病床有支架，便于安装显示屏幕。经过两年试用，2009 年 3 月，《病房综合服务信息系统的设计与应用》在《中国数字医学》期刊上发表。2009 年，我们在儿科还通过 QQ 聊天工具，尝试了婴儿探视系统的应用。通过一系列的探索与实践，我丰富了自己的知识面，也扩大了在行业的影响力。

第三篇　悟

在一个人的职业生涯中，从普通员工到中层管理者的身份转换，是职业发展的一个关键节点。在这个节点上，怎样快速转变心态，调整好身份定位和处世方法，也是很多人面临的重要问题。

磨炼成长

在武警医院宣布我任信息科主任当晚，我将消息告知夫人，夫人问我当主任高兴不，我说当然高兴，她说你就今晚赶快高兴，明天你就有麻烦了。我当时不理解，结果上任的第一天，忙得人仰马翻，我比平时多加了 4 小时的班。只是忙就算了，工作还没做好。我体会到一种无力感。比如下属问了一个我只需花 5 分钟就可以自己解决的问题，我却花了 2 小时带他做，或者下属自己花 5 分钟就能处理的问题，跑来问你该如何处理，你得花几十分钟去搞清楚问题的缘由，最后花 1 分钟去处理。

我做主任的头几年，其实是比较辛苦的，重任在肩，兴奋、紧张，也有些迷茫。在还没摸清 HIS 的内涵与流程时，我承担起带领团队去完成医院信息化建设的任务；在没彻底理解什么是 CIO 的时候，我承担起了 CIO 的责任。当时我的理解是：领导选我做主任，就是我的技术比大家强。因不想辜负院长对我的期望，于是我拼命地学习和工作，软件、硬件、网络什么都搞得门儿清。技术上要强，管理要跟上，其实蛮辛苦的，好在当时年轻，精力充沛，挺了过来。

2007 年年底，在北京开会期间，我看到清华大学有一堂院长班的公开课，抽空去听了，感觉非常好。我回到医院后向廖院长申请，表示想参加这个为期一年半的院长管理研修班。院长问我："怎么，你还想当院长？"我说："只是想去学习一下。"院长看了相关课程介绍，大力支持我和副院长、护理部主任、医务处主任共同参加学习。原来这个班是在北京开办的，在我的游说下，清华大学将名称改为"现代医院职业化管理（MHPA）高级研修班"。因为名称的改变，招生范围一下子扩大了，报名的人数也多了，最后在广州开班。我有幸成为广州第一期研修班的副班长兼学习委员，因为建议有功，清华大学让我享受终身免费参加继续教育培训的待遇。

通过一年半的学习，我受益匪浅，我的管理理论水平得到飞速提升，我也将其逐步用于信息科的管理实践中。通过一系列的举措，科室文化逐渐形成，科室人员的精神面貌、工作态度、团结协作精神都得到了提升，科室几乎每年都获得先进科室称号，我当主任也越来越轻松了。我深刻感受到了管理者不但要有出色的能力，还要懂得监督指导，行使职权的过程很大程度上就是不断发现别人、发展别人的过程。这个过程，就是团队提升的过程，让你的员工变得更强，变得更会协同。团队能力提升了，你自然就轻松了。

后来，我将自己做科室主任多年的感受与领悟汇集成了"优秀 CIO 是如何炼成的"课件，在全国许多会议上分享交流，很多同行得到了启发。

雷人早语

细雨发乎云端，润物无声湿了心田；微风起于青萍，无形无影吹皱心旌。我在大学当过老师，许多朋友会尊称我为潘老师，自己听了也挺受用。其实老师之所以是老师，是因为老师对学生施加的作用力会影响学生长达数年或者终生，这就是涟漪效应。老师传递给学生的智慧、高尚行为、教导或者安慰，就像抛向池塘里的小石头，产生层层涟漪，延伸到肉眼看不见却波及的地方，并产生不同的影响。其实人人都会产生涟漪，人人都在涟漪里……

每当有人找我谈心，向我求助，我总是乐于伸手相助，这个过程既是对别人的支持与帮助，也是不断完善自我的过程。和朋友聊天后，我会写一些短语发给他们，他们看后反响很好。为了让更多人受益，我开始在朋友圈或微信群发表一些短语，得到了大家的赞许。一个偶然的机会，我结识了佛山市第一人民医院的刘永耀书记，加了微信好友后，我每天清晨都能收到他原创的诗词。经过了解，他已经坚持诗词创作十多年，未曾间断（如今仍然在继续）。我被这件事深深打动了，突发奇想，自己能不能挑战一下，每天清晨发一段早语。

说干就干，记不得从什么时候开始，在每天清晨 7 时左右，以"勤奋成就生活之美！"为结尾的"雷人早语"出现在大家的眼前。为了耕耘律己惠人的"雷人早语"，我开始大量阅读，归纳总结自己对工作、生活的思考，每天晚上睡觉前编辑好，第二天清晨起来发到朋友圈，就这样坚持了 500 多天，从未间断过。

到了 2018 年的元旦，我在朋友圈写下了一段话：时间的车辙，轻碾过 365 个日夜。一年又倏忽而过，站在新旧交替的门槛上，感觉到，一些过往早已冷却，而一些记忆温暖如初。在新年到来之际，"雷人早语"也要和大家说再见了，感谢大家的支持与鼓励，也感谢自己的坚持。回望 500 多天的路程，深深浅浅的辙印里都是难以忘怀的情节。也许你已习惯，也许你已厌倦，这都不重要，生活中我们常常忽略了一些看似无关紧要，实际上却撼动人心的事情，多少人为了生活和工作身心俱疲，忽视了关爱日渐老去的父母；忘记了和孩子、家人之间温馨甜蜜的交流；不知不觉间，也淡忘了曾经给予自己真诚帮助的朋友……新年伊始，我心如初，微笑着善始善终对待亲人、知己、路人，让所有的遇见都开心快乐！

"雷人早语"的影响有多大？在参加全国会议时，许多同行只知道"雷人"，却不知道潘晓雷就是微信群的"雷人"……为此还有网友专门收集，汇编成网文发送给我。我的信息科同事对此的评价是：主任每日的早晨心语，似一束晨光，温暖人心；像一声号角，催人奋进；如循循善诱的名师，如夏日的清泉，如醍醐灌顶的甘露洒向心田，他用执着与坚持，灌溉我们的心灵之花。

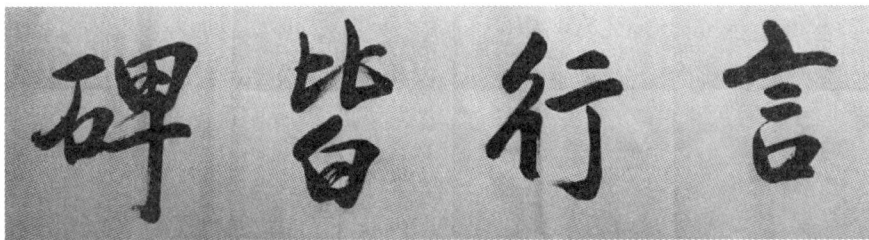

图 1　书写给自己自勉的座右铭

感恩遇见

2017 年 6 月，我转业了。在安置、退休和自主择业的 3 个选项中，我毅然选择了自主择业。宣布转业命令的那晚，我在朋友圈发了随笔：此时此刻，我是百感交集，千言万语涌上心头，"天不老，情难绝，心似双丝网，中有千千结"。这个"结"是欣慰、眷恋、感激和希冀的交织。

在西安武警技术学院的 15 年，是我学习、成长、积累的时光，我感到欣慰的是在求学、教书的青春岁月中，在高度责任心和奉献精神的驱使下，我完成了从一个普通青年到一名军人的蜕变。

武警广东省总队医院是我工作的第二个单位，也是我工作时间最长的单位。在武警医院的 17 年是我奋斗、创造、沉淀、享受成功的岁月，我完成了从一名技术骨干向优秀管理者的转变。

从学院到医院，从教师到工程师，我在几十年的工作历程中，无论在什么岗位上，都创造了一些业绩，为自己留下了深深的印记，无怨无悔！

说真的，我舍不得离开。我眷恋做事任劳任怨、做人厚道的同事和部属，那种"心有灵犀一点通""相互会心一笑"的默契让人难以忘怀；我眷恋对我有知遇之恩的领导，是他们给了我机会和力量，让我把信息化建设这项繁杂而艰辛的工作坚持到底；感谢医院信息科团队的日夜奋战和默默奉献；感谢其他部门的大力配合……是你们所有人的支持与付出赋予我今天的一点成绩，让我转身离开时不留遗憾，感恩一路有你们的陪伴！

相逢方一笑，想送还成泣。最令我感动的是我的信息科团队精心策划了一场送别宴，他们用场景、歌声、心语为我祝福，场面令我终生难忘。当天我在微信朋友圈写下一段话：一定有些什么，是使我不能放下的；一定有些什么，是令我深深牵挂的；一定有些什么，是让我柔肠千转、刻骨铭心的。要不然，怎会一次次地回首凝望？要不然，怎会一番番地热泪盈眶，一番番地感动感怀？心有千千结，唯有此结解不开。在未来的日子，让所有的遇见都开心快乐。

转身休整

自律修行易悟禅，纷繁诱惑岂流连。非惊宠辱平凡活，淡定虚怀耕墨田。2017 年脱下军装后，这一年我做了许多原来想做却没有时间去做的事。6 月，约了几位好友自驾去了我童年生活的地方——拉萨，12 天的路程，我在朋友圈做了现场报道。9 月，送女儿上大学，中秋节回乡陪父母在山上种菜，做完慈父做孝子。10 月，是我入伍的第三十年，与大学同学在江西庐山脚下相聚。次年 5 月，陪父母去了我的出生地——敦煌，找到当时的居所，回忆童年趣事。8 月，与大学同宿舍的八个兄弟相约带着妻儿再次去敦煌。10 月，帮父母找到了失联 10 多年的老友，让四位老人得以在江苏仪征相见。

这一年多，行走着，收获着，收获亲情、友情、恩情。

这一年多，我开始练习书法；加入北京西山诗社，学写诗词；练习网球。心情舒畅，修身养性，挥洒豪情。

这一年多，我有更多的时间回顾过去，思考未来，虽然我已不再年轻，但我还需要诗和远方，要更加阳光，温暖自己也温暖他人，让生命律动起来，以饱满的热情挥动笔墨，书写下一页的精彩。

卜算子·人生感怀

人生若比河，岁月如流水。大段光阴浪起伏，平缓来收尾。　　多少事历经，坦荡从无悔。诗墨留痕茶亦香，愿与知音醉。

再出发

休息调整一年多后，我来到广东省医院协会工作。医院协会给了我更广阔的平台，通过这个平台，我结识了更多优秀的人，从这些优秀的人身上学到了非常多优秀的品质，进而不断地修炼自己、提升自己，并激励自己前行。转眼 5 年过去了，这 5 年，我通过医院协会平台继续为广东医疗信息化建设奉献自己的力量，组织培训班、沙龙；帮助许多医院做信息化规划、评审、验收；连续 3 年组织专家测评全省医疗健康信息互联互通标准化的成熟度；为顺德区医疗健康信息系统一体化建设做设计方案。

一路走来，我发现自己越做越有兴趣，越做越有成就感，我也明显感觉到有更多的问题亟待我们去解决。就如登山，只有当我们不断地往高处走，才能看到更美的风景，也才能知道登峰的曲折，站得越高，视野就越宽阔。5 年的实践及在更高维度开展工作，使我不再只着眼于细枝末节，而是能从整体出发，看到一些以往看不到的问题。比如我发现许多信息科科长与工程师存在综合素质偏弱、缺乏管理知识等问题，为此我准备宣讲"医信人的自我管理与成长蜕变""CIO 思维升阶"这两门课程，希望通过授课让更多年轻 CIO 和工程师悟道成长。

　　故事还有很多，无法一一道来。虽然我已经离开了医院信息科工作岗位，但对医疗信息化的初心永存。凡是过往，皆为序章，把梦想汇入辽阔星河，用青春书写生命本色，我会在推进医疗健康信息化建设之路上初心如磐，奋楫笃行，努力为自己的 HIS 人生书写新的华章。完稿后，我将自己的故事浓缩成一首《医信赋》，以飨读者。

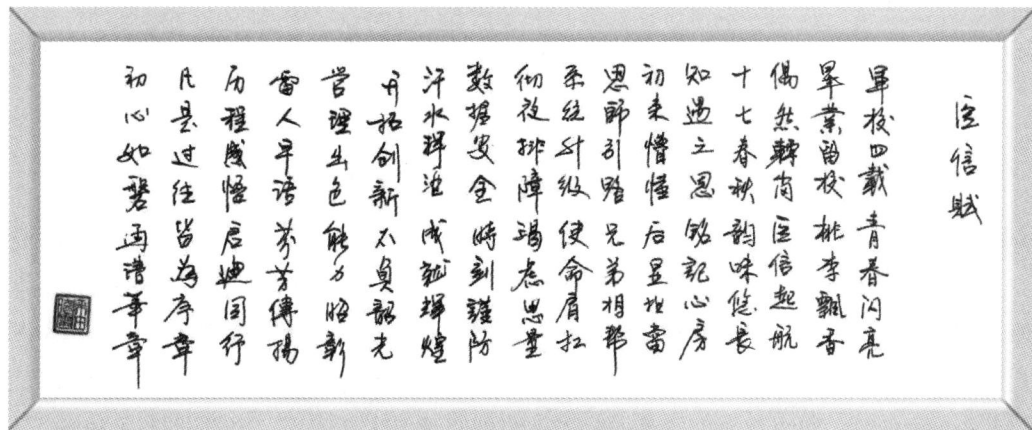

图 2　《医信赋》

HIS 人生——知与行的循环

暨南大学附属顺德医院　吴庆斌

行之始：与计算机的不解之缘

1995 年，父亲花了 6000 多元买了台 486 计算机给我，我还记得是主频 80 Hz 的 CPU，420 M 的硬盘，5 寸和 3 寸的软驱，这台计算机陪伴我度过了 3 年的高中生活。我用BASIC 语言写了很多无聊的东西，将《仙剑奇侠传》用 ARJ 压缩软件做成分卷压缩包并拷贝到了 14 张 5 寸盘里，在游戏中用修改内存工具识别并锁定生命值等，也尝试过用 dBase 弄弄数据库……总之，这台计算机为我埋下了兴趣的种子，读大学时我毫不犹豫地选择了计算机专业。当别人还在学习 C 语言基本语法的时候，我早已经用 VB 编写 Windows 程序。大学毕业时，我可以用 ASP + COM + SQL Server 编写 BBS 程序（模仿天极论坛），我还将该程序发布出去给大家用。当时我还写了一个通用的新闻发布系统，实现了类似博客的功能，送给我当时的女友（现在的"家中领导"）试用。这个世界真的是有缘分存在的，我当年毕业前的实习地点选择了佛山，当时下车所在的汽车站，居然离我现在居住的地方不到 200 米。读研期间，我带了两个师弟参加微软创新大赛，利用 Web 服务实现多终端操作，写了个购物网站和 WinCE 客户端，拿了三等奖；研二的时候我利用晚上和周末时间到一家软件公司兼职写电信 IDC 机房 Web 管理端；2003 年，我可以使用微软 NET 的技术体系开发 MIS（管理信息系统）多客户端程序；当时我的硕士学位论文是研究敏捷开发方法，为此我将各种敏捷开发方法的书籍都读了个遍，也研读了《设计模式》和《重构》等经典著作，这些方法论直到现在依然对我的软件开发过程有指导作用，这也为我后续与 HIS 代码打交道打下了坚实的基础。

知之源：初遇 HIS

机缘巧合，经过同学的亲戚推荐，我到了暨南大学附属第一医院应聘信息科工程师。当时和我聊的是信息科闭思成科长，这位曾经的老领导后来成了医院的党委书记（2023 年年底由于年龄原因退居二线，他是广东医疗信息界的传奇之一，能从信息科科长到院党委书记，在全国也是屈指可数的），从领导的介绍中我得知医院正在进行 HIS 选型，在引进新技术和新公司的同时，也需要引进专业人才。当时我已经拿到几个软件开发公司的录用通知，但经过和家人商量，特别是在父亲的再三劝说下，我决定加入医院信息科，从此开启 HIS 人生之路。

初来乍到，我了解到医院信息科下设计算机中心和统计室，当时医院采用的 HIS 是由计算机中心王加辉主任带领着多位同事自主研发的，采用 Clipper + FoxBASE 技术，利用 Novell 网络实现客户端与服务器通信，应用包含挂号、门诊和住院收费、门诊和住院药房、病区护士站和药库等板块，已经运行了将近十年。由于医院要更换新一代 HIS，王主任没有安排我维护现有 HIS，而是让我先准备全院医务人员 Windows 和 Office 的操作培训，同时参与 HIS 选型的技术把关。在基础培训工作方面，我统筹安排排课、讲义准备、讲课、考试各环节，花费了将近 3 个月，将所有医生和护士都培训了一遍。这次培训最大的收获是很多未来的护士长和科主任都成了我的学生，10 年后，当我是信息科副科长，需要护士长们配合工作时，她们都很支持我这个当年的"小老师"。

医院为 HIS 公司选型召开了专题会议，我被中途叫去参会，印象最深刻的是我被安排坐在院长的正对面，两边都是职能部门的科长。当时的情形是院长问大家对选型有无意见，看到无人表态后，指着我问："小吴，我知道你刚来，正好你是计算机专业的研究生，从技术角度说说你的看法。"在此之前没有任何人和我打招呼，可以说我当时就是白纸一张，好在之前也看过几个公司的资料，所以我从各 HIS 的底层技术开始对比，最终表达使用 . NET 开发语言的系统会比使用 PB 和 Delphi 的系统更加有潜力和活力。我说完后，其他科长也逐一发表意见，大多数都倾向于我选的那个使用 . NET 开发语言的 HIS 公司。如今，这个 HIS 已经使用了快 20 年，底层类库已经从 . NET Framework 1.1 版本升级到了 4.5 版本，系统也从两层结构改造成了基于 WCF（Windows 通信开发平台，Windows Communication Foundation）的多层架构，具有顽强的生命力。直到现在，我依然认为当初的选择是正确的。

行之力：在修改 HIS 中成长

2005 年，新 HIS 采购尘埃落定，中标的 HIS 采用 VB. NET 作为核心开发语言，数据库采用的是 Oracle 8.1。项目组进场后，开始做需求调研，做客户化改造，然后准备门诊上线。由于那时公司还有研发支持，我还没有接触到代码，但为了配合上线，相关培训工作又要紧锣密鼓地开展，培训过后就需要实操考核，特别是门诊医生的操作。为此我研究了 HIS 的表结构，写了一个自动改卷的程序，可以自动查询某个考试时间段的医生操作记录，按照考试的操作要求匹配相关的数据库表记录，使实操考核能马上出成绩，还不用耗费人力去盯着医生操作，这一轮培训下来，我对 HIS 门诊部分的表结构了如指掌。

2006 年元旦，门诊系统正式上线。其上线后不可避免地出现了诸多问题，公司的研发人员也在积极地修正 Bug 和实现新的需求。但过了几个月，由于江苏一家大医院也要上线 HIS，很多研发人员都到那边支持工作，我们这边的支持力度锐减，但 Bug 和新需求依然不断出现却又得不到及时响应，全院上下已经颇有微词。有一天，门诊收费处组长打电话向信息科反馈一个需求等了一个月还没实现，该需求是在费用录入时增加收费项目类别过滤的条件。我马上判断实现这个需求不难，只要在界面加个下拉框，在输入助记符的查询语句加上项目类型的条件即可。但苦于没有接触过 HIS 代码，我只能跑去问当时现场唯一的一个研发人员，问他代码库访问方法和相关文档，想尝试修改那段代码，但他告诉我没有文档，都是靠跟踪代码去找，还需要到功能配置界面找到对应的 WinForm 名称，再到代码库修改对应的 WinForm。于是，我按照他的方法找到了门诊收费的 WinForm，然后通过断点跟踪，定位到了需要修改的代码，按照之前的思路，找到底层执行 SQL 的类，修改了查询的语句，提交代码，编译程序，手动拷贝一份到收费处的其中一个窗口试用，没问题后再给全院发升级包，结果反馈非常好。

于是，我逐步能修改其他模块的代码，只要不是太复杂的都能很快解决。同时，我利用 PowerDesigner 反向生成了 HIS 代码的类图，开始研究整体架构，我记得最复杂的地方在住院药房的发药模块，其包括从护士站的发药请领到中心药房的发药审核。上线住院模块之前，中心药房提出的需求是要实现和现有系统一样的功能，要按他们指定的分类划分请领单，否则他们就拒绝上线。公司的几个研发人员都觉得太难，而且容易出错，所以拒绝了这个"怀旧性"的需求。但我们和药剂科沟通后认为这个需求是合理的，符合药房的工作模式，所以我又开始研究这部分代码。经研究，我发现这部分代码涉及的类有 30 多个，继承层次最多达到了 4 层，而且还把一个类反序列到了一个字段里。基于我在大学掌握了面向对象的分析、设计和编程的技能，在药房发药审核时再序列化还原成类进行操作，也就是要把护士站请领的发药单从一个变成若干个，且数目不能错，不能重复请领。经过 3 天的拆分，反复的测试，我的程序终于满足了中心药房的需求，住院部分开始了第一个病区的试运行。

但是，这个病区一试运行就是 9 个月，无法再新开病区，因为一方面公司研发和实施人员支持不足，另一方面我方医务部无法下定决心强推。在这个节骨眼上，有一个坏消息传来，我母亲在家乡被检查出患有子宫内膜癌，由于对医学知识的缺乏，我以为母亲凶多吉少，当时情绪非常低落，但同事安慰我说医院的妇科有专家，治愈了非常多这种病例。于是母亲就住进了我单位的妇科病房，那一刻我的心才彻底安定下来。同时我感觉这是个上线系统的好机会，因为我要一直在病房照顾母亲，术前准备、术后照料，还要带着她去做各种检查，于是和闵科长以及项目组商量后，决定把妇科病房作为上线试点进行推进。经过一个月的磨合，我顺利将所有患者信息切换到新系统上，与此同时母亲手术也非常成功，回家休养了。随后，我陆续花费了 3 个月时间将所有的病房都切换到新系统。此时，时间已经到了 2007 年年底了。

知行交织：从程序员到管理者的转变

2008 年，医院中高层领导换届，信息科撤销，计算机中心改名为网络信息中心，由院长办公室主任（副处级）主管。院办主任就是现在的广东省医院协会医院信息化专业委员会的陈玉兵主委，闭科长调任到党委办公室当主任（副处级）。当时陈主任刚从德国访学归来，对医院管理和信息化管理有着独特的见解，经过充分的调研，他决定与 HIS 公司谈判，要求其开放所有源代码，并与信息中心交接。于是，医院 HIS 进入了自主维护的阶段，由信息中心三名研发人员外加两名外包研发工程师共同维护 HIS 代码。当年，我升任信息中心副主任，配合王主任工作，主要负责软件研发和维护工作。

在不断修改 HIS 的过程中，我意识到 HIS 的架构是 C/S 两层架构，随着数据量以及并发量的增大，数据库的压力也越来越大，HIS 逐渐出现卡顿现象，为此我们还专门为 2 台 P570 小型机增加 CPU 和内存。同时我也发现外部程序的接口若采用 HIS 开视图的方式实现，安全性和可复用性较差。由于我在大学已经有开发 Web 服务的基础，且之前也接触了 SOA（面向服务的体系架构，Service-Oriented Architecture）的概念，再加上当时微软也推出了 WCF 以整合多种分布式通信协议，于是我开始让研发人员主动学习 WCF 的相关知识，并尝试将门诊挂号、收费率先改造成 SOA 架构。事实证明这一方向是正确的，不久之后，集成平台的兴起与之不谋而合。经过相关的改造，2010 年我们基本完成门诊挂号和收费相关的服务化改造，此时陈主任提出了在医院启动"健康服务新快线"的项目。这是一个由多个改善措施组成的攻坚项目，其主要目标是通过互联网手段和内部信息化改造提升患者的就医体验，其中一个子项目推出了多个渠道的预约挂号系统，可以实现官网、健康之路、114、自助机等多渠道预约挂号。由于挂号采用 SOA，可以实现多渠道共享号源，该项目取得空前成功，受到社会广泛好评。后来，我们在 2013 年推出了银联支付的就医助理手机 App，在 2014 年推出了微信挂号，在 2015 年推出了支持医保脱卡支付的支付宝应用……同时，在那几年，我也牵头将医院的电子病历、HRP 一并推行上线，组建多个项目组，每周与医务部、财务科、设备科、总务科开会沟通项目进展。当时的我工作热情非常足，感觉做的每一个项目都能提升医院的服务能力和管理水平，并且在项目实施过程中梳理了大量的业务流程，规范了相关制度，使自己的知识体系和业务熟悉度都得到了不少的提升。

2012 年，医院恢复了信息科一级科室的编制，信息科归后勤管理办公室管理，陈主委担任后勤办主任一职，而我则升任信息科副科长兼信息中心主任。

2017 年，我升任信息科科长。这一年，我们的集成平台实施完成，并于 2018 年成功通过了国家医院信息互联互通标准化成熟度四级甲等测评，我们医院也是广东省第一批通过四甲测评的医院之一。而 HIS 也完成了门诊医生站和住院医生站 SOA 化的改造，但门诊医生站未能改造彻底，出现了新的问题，就是服务数量开始增多，达到了 200 多个服务项目，服务所运行的虚拟机达到将近 300 个，且非常浪费硬件资源。因为不能将过多的服务部署在同一个虚拟机，因此很多虚拟机只执行 2 ~ 3 个服务，所以我们又把注意力转向了微服务架构。

2019 年，医院正式启动新一轮信息化建设的五年规划设计工作，就是要全面转向基于云原生的新一代 HIS 架构，但 2020 年新冠疫情的到来，我家中也发生了一些变故，这使我有心无力。此时，美的和祐医院抛来了橄榄枝……

以知为刃，破行之障：体制内外走一遭

刚开始我是抱着了解的态度去与和祐医院筹建办的 HR 沟通的，但他们开出的待遇是我当时工资的两倍多。虽然医院 2024 年才开业，在此之前以规划和筹建为主。我心想可以不做 HIS 运维，晚上能睡安稳觉，感觉也不错，之后很多朋友都和我开玩笑说这是"事少钱多离家近"。于是，经过 1 个多月的思考，我不舍地离开了工作 16 年的暨南大学附属第一医院，离开了体制内单位，光是办离职手续就花了 3 个工作日，在大学和医院走了多个部门，盖了很多个章后才拿到离职证明。

和祐医院的筹建办当时只有十几个人，信息管理部是我加入后才有的部门，美的的办公系统很强大，马上就可以实现无纸化办公，只是各种日常申请、例会的汇报材料还是需要我亲自操作。信息管理部在继续紧锣密鼓地招人，过了半年，分管副院长也到位了。除了和祐医院的工作，我同时还要兼顾一个一级医院的筹建，由于与和祐医院有保密协议的约定，过多的细节在此不便展开。从 2020 年 10 月到 2022 年 5 月，这将近 19 个月的体制外工作经历，让我感触很多。首先，我能很快地融入，得益于自身的写作能力、沟通能力和专业技术能力；其次，我在做规划的过程中也看了很多头部 HIS 的新产品和案例医院，对最新的 HIS 技术趋势有了比较全面的了解；最后，我学习了世界 500 强企业的管理文化，对医院管理有了新的认识。

也许是在体制内待的时间过长，我还是不适应民营医院的文化。最终我找到了老领导陈玉兵院长和广东省医院协会潘晓雷副秘书长，刚开始只是想让两位领导为我指点迷津，问问有无其他公立医院信息科主任招聘的机会，结果陈院长直接邀请我加入他所在的医院，同时需要兼任发展运营部主任。虽然暨南大学附属顺德医院（以下简称"暨大顺医"）是一所刚从二甲升到三甲的医院，但考虑到和领导合作多年非常舒心，也对运营管理这个新的挑战有兴趣，我就很快答应了陈院长的邀请。

知之成，而又行之始：医院运营管理之路开启

到了新的医院，根据领导的安排，我先梳理信息化的工作，最急的是帮助医院通过互联互通四甲测评，再同步跟进运营管理事宜。所以在刚入职的半年，我的工作主要是组织

全院各科室迎接互联互通定量和定性测评。2022 年的我已经是有 3 年多定性测评经验的互联互通评审专家，从裁判的角色又变回球员，和 2018 年参与测评的感觉不一样，临近现场查验的前一个月，我每周两次带着相关人员模拟查验路线的每个环节的角色讲解指导，协调各系统厂家完善对接平台事宜，终于使医院通过了测评。

暨大顺医的 HIS 历史悠久，以广东安易公司（之后被用友网络科技股份有限公司收购）的 HIS 为基础，信息科有 4 名研发人员可以修改代码。经过了解，系统是 Delphi 开发的，界面比较"土"，但医院员工都很适应，因为这个系统是 HIS、病历、LIS、PACS 四位一体的。随着周边其他系统的不断增多，没有集成平台做整合，系统之间互联互通会越来越复杂，而上线了集成平台、新的电子病历系统以及 PACS，又打破了一体化的稳定架构，这造成了用户操作习惯的不适应。按照医院信息化规划设想，我到任的时候已经有 20 多个系统正在实施，于是我首先摸清了医院当前所有项目的情况，建立台账，然后为每个项目安排信息科的工程师负责跟进，将问题整理后，按照轻重缓急进行处理，Bug 优先处理，小需求次优先处理，大需求经过与相关人员沟通后再统筹安排公司研发人员处理。经过与医务部、财务科、急诊科、麻醉科、ICU 等部门充分沟通，一年后，所有已实施的项目顺利通过最终验收。

在运营管理方面，我是个"新兵"，必然要向医院运营圈的大咖学习，其中广州医科大学附属第二医院的陆慧菁主任给了我很多帮助，她给我分享了很多资料，而且有问必答。通过一年的学习，我对医院运营数据的敏感度提升了，同时通过制定和执行《运营助理管理办法》，让每个临床科室都确定了兼职的运营助理。通过医保数据、业务数据等治理后的数据加持，运营助理能快速上手，为科主任提供简单的运营分析报告。信息科主任干运营的最大优势在于对数据的把控和对流程的熟悉，多年的 HIS 维护经验和对集成平台的使用经验，使我对各种数据的统计口径和来源都非常熟悉，也是通过"知"和"行"的反复碰撞，使我的认识产生了质的提升。

结束语

随着时间的推移，HIS 的业务范畴越来越大，其已经是医院的核心信息系统，涉及众多用户。近年来，随着"互联网＋"的普及，患者也开始成为 HIS 的主要用户，所以 HIS 的需求变化必然会越来越频繁，且随着复杂度的提升，安全稳定的维护也越来越困难。HIS 人近 30 年来与 HIS 的"纠缠"，其根本就是对需求变化的响应和保障其稳定地运行。这是"知"的基础，然后基于这个基础在基础设施、平台、应用三个层面进行迭代，迭代的过程就是"行"的过程。在这个过程中，我们需要利用成熟的方法论（软件工程、项目管理、数据管理等）指导工作，利用合适的工具进行支撑，然后在"行"的过程中不断总结和反思，去更新对方法论的认识和运用，使其更适合自己。最后我以王阳明先生的"知之真切笃实处即是行，行之明觉精察处即是知"作为结束语，与大家共勉，知行合一，继续前行！

顺生而行　向阳而生

佛山市妇幼保健院　马丽明

俗话说："三十年河东，三十年河西。"三十年很短，短到只是人类历史长河中的沧海一粟；三十年又很长，长到足以让一个年轻的行业发生翻天覆地的变化，让青涩的职场新人蜕变为成熟的管理者。

误入"歧"途

很多人问过我同一个问题："为什么你会到这样一家医院？"我总是淡淡一笑，说："一言难尽。"记得 2013 年首次在中国优秀 CIO 评选中获评"中国优秀 CIO"后，两位到医院采访的媒体记者到达医院门口脱口而出的第一句话是："这医院怎么这么小？"也许是他们以往的采访对象大多为南方航空、美的、碧桂园之类的企业，也可能在很多人的眼里，中山大学计算机软件作为中山大学当年录取分数最高的两个专业之一，该专业毕业生应该有很多选择。其实，原因也没有多复杂，不过是当时我正在办理出国事宜，时任院长朱国培是看着我长大的老邻居，他们夫妻俩特别喜欢我。朱院长说："你先到我们医院待着，等手续办好再离职，我保证不为难你。"后来，各种阴差阳错，一待就是多年。

其实，中学毕业之前，我从没想过以后的人生会和 IT 打交道。因为，在此之前，我的人生关键词是"垒球队、田径队、合唱队、小提琴"，与 IT 没有半毛钱关系，即便我的理科成绩不算差，甚至还获得过全市数学竞赛第一名。

可能不会有人想到，我曾经的理想是成为一名刑警，最希望考取的是中国人民警察大学，可惜因近视而梦碎；后来打算报考同济大学室内设计专业，欲追随已就读上海交大的小"竹马"，结果不幸被老妈发现，勒令不得离开广东，于是我学了自己最"讨厌"的专业。更可怕的是，这个"讨厌"的专业还成了终身职业。

初出茅庐

我于 1991 年 7 月入职时，佛山市妇幼保健院虽然只是一家不到 200 人的小医院，却是国内最早一批成立信息科的医院之一。这得益于颇具战略眼光、心胸格局宽广并在卫生系统担任过科教负责人的朱院长。可以说，后期历任院领导及主要科室负责人，基本上是他当时大力引进的。

入职时的信息科只有我一名专业信息技术人员，所有工作全凭自己摸索。那时医院大学生也不多，因为第一次有同济医科大学、中山大学这么多名校的毕业生到来，这在医院引起了一阵轰动。我记得，有一次打开水回办公室，看到电脑室外，一群人正从玻璃门外往里张望，其中一个指着里面一名同事说："中大的应该就是她了，你看眼镜片这么厚，黑黑瘦瘦，又不好看。"端着杯子站在背后的我忍不住翻白眼，心想："合着在你们眼里，中山大学计算机专业高才生就必须肤白腿长，穿背心热裤？"

入职医院时，正值我国信息化正式起步之际，国家启动"金卡""金桥"及"金卫"等重大信息化工程，佛山市妇幼保健院与国家同频共振，正式拉开医院信息化建设的序幕。那时国内没有专业的行业软件，医院所有在用系统都是我开发的，主要涉及门诊和住院收费、工资、人事、个人所得税、住房公积金、成本核算等。另外，我还开发了广东省首个病案统计二合一管理系统，以及儿童保健系统、妇女保健系统、出生医学证明管理系统。前期系统以单机应用为主，后期逐渐升级为网络版的部门级应用。基于良好的信息化应用实践背景，1996 年受省卫生厅委托，我开发了广东省儿童保健管理系统，该系统在省内的 30 多所医疗机构得到了应用。

1995 年伴随"金卫工程"和"军字一号"两大系统的开发完成，中国 HIS 正式开启产业化发展进程，我院信息化建设也从自研逐步转为购买市场成熟产品。1998 年医院上线了基于 Oracle 的网络版门诊住院收费系统，住院采取护士录入医嘱、收费员核对收费的工作模式；门诊则采用划价收费一体化管理模式。记得门诊系统上线时，我站在收费员的旁边，帮着收钱、盖章，尽管排队的人很多，我也不允许她们回退到手工收费。一个窗口稳定后我再去协助下一个窗口收费，所有收费员逐一过关，直至全部窗口开启。我清楚地记得，那是一个冬天，寒风凛冽，其中一个收费员被我"压迫"得汗流浃背，脱到最后只剩一件单衣。培训考核第一名的收费员有些害怕，不愿意第一个开窗运行收费系统，我吓唬她："可以呀，那你回去重新培训，只能拿基本工资。"她一边打开电脑，一边心不甘情不愿地对我说："你这是明屈（广东话，'明摆着是要屈打成招'，引申为'强迫'的意思）！"

当时，医院负责信息技术工作的就那么一两个人，专业公司也不多，从接水晶头、换打印针到维护交换机、服务器、数据库、操作系统，几乎所有工作都要靠自己完成。记得有次收费处的交换机坏了，外面排了好长的队伍，情急之下，我顾不上身上穿的是裙子，立马跳上收费窗口的桌子，紧急抢修，把窗外、窗内的人都吓呆了。

那个时候，基层医院员工的计算机应用水平和外语能力普遍较低，培训难度极大。记得有一次为某区培训信息从业人员，我向这个区的领导反映培训太辛苦，有些学员连英文字母都没认全。学员问哪个是"E"，我回答"像视力表上的那一个"。领导看着我点头说道："难为你了！哎，这些人连 26 个英文字母都没认全。"我只能扶额。

随着信息应用范围不断扩大，需要学习掌握的知识日益增多。规划设计、选型招标、组织协调、项目管理……工作非常辛苦，但我从中能汲取到非常多的经验，这为日后全面管理信息部门打下了坚实的基础。同时，在这个过程中我逐渐形成规范化、标准化管理的思想。当时负责药库管理系统上线的同事，没有按照要求使用已有的门诊、住院收费系统科室字典，而是自己单独新编了一套。幸好我及时发现，一看业务数据还不算太多，我马上对底层业务数据进行转换处理，统一了字典，避免日后对成本核算、减库存等处理造成障碍。

因为当时专业的行业软件不多，一些企业和医院就通过领导或其他熟人找上门，让我帮忙。为方便工作，我用全部积蓄再加上"土豪"表哥给的压岁钱买了一台全新的 586 电脑。每天下班回家只做一件事，就是"码"。除医院外，用户以铝材厂、化工厂、制罐厂、体育用品店等企业为主，最著名的客户当属"志高音响"。虽然我收取的费用不高，但也算顺利地赚取了人生的第一桶"铁"。

不过，那时的我依然对 HIS 喜欢不起来。工作之余，想得最多的，仍然是如何摆脱现在这个职业。于是，我参加了某电台的客串主持人招聘，尝试一段时间后又觉得很没趣，因为每天听到的是"我老公出轨了""我儿子不听话"……后来，我又报名参加全国律师资格考试，期望早日脱离 HIS 这片苦海，但在报名现场非常不巧地遇到医院的一名同事。

后来，其实我也有不少跳槽的机会，既有省内大型三甲医院，也有国外知名 IT 公司和国内 HIS 公司邀请我加入。不过，出于各种原因，最终我还是留在了佛山市妇幼保健院。记得一次在苏州参加国家妇幼中心工作会议，座位紧邻的是某省妇幼主管信息的领导。正当他各种暗示、明示希望我能过去工作而我不知道该如何接话时，突然手机响了，一看是主管领导来电，我赶忙接电话。领导第一句话就是："马主任啊，你可不要抛弃我们佛山市妇幼保健院啊！"我一下愣了，心想：啊？这是安装摄像头了吗？也有表面热情请我们吃饭，实际上是想背后挖人的，不知情的主管领导还对我感叹："他们真热情啊！"还有一次也是很巧，我刚和主管领导将参观的同行送上车，手机响了，市局一位领导开口："马主任，有没有兴趣到我们公司啊？"主管领导在旁边是又好气又好笑。

那时候的我从来没想过未来的职业规划是什么，也没有什么理想追求，只是走一步算一步。处理问题也没什么技巧，满脑子就只有工作，每天最向往的时刻就是下班，用我一位朋友的话说是："奔向自由的时间到了！"我梦想的生活是睡到自然醒，活少钱多离家近，三五知己吃吃饭、喝喝茶、聊聊天、唱唱歌。

但我也知道，只要一天还在这个岗位上，我就有义务去完成我应该完成的工作，并且是认真地完成它。我也会在这过程中不断汲取各种各样的经验和学习好的工作方法。这个阶段，以技术性工作为主，管理协调工作不多。

成长蜕变

我得到快速成长是在"非典"肆虐后，这个时期，政府出台了很多鼓励政策并建立多个国家级项目，掀起第二次信息化建设的高潮。佛山市妇幼保健院信息化也从最开始的以财务为核心转向以临床为核心。

2003年我提出重构HIS及开发医嘱和病历一体化管理的结构化电子病历的设想，我认为只有这样，产品才能更适应未来较长一段时期的发展需要。起初，HIS公司非常抗拒，因为投入很大，风险很高。为了说服他们，我带着医院的业务骨干与公司主要设计人员反复沟通，到各医院调研。最终HIS公司痛下决心，全力研发新产品。时任开发部经理王东（现为我院开发部负责人）带着开发人员在医院驻扎了一年多。经过双方全力以赴、相互配合，2004年我们成功地上线了新系统，成为国内首批使用一体化管理的结构化电子病历的医疗机构，形成了医生开医嘱、护士核对、执行科室确认、自动产生收费记录的管理模式。这个产品的推出，使该公司扭亏为盈，产品高峰期时全国用户有数百个。

2005年医院利用整体搬迁的机会，完成了院内诊疗卡"一卡通"建设及HIS、电子病历、LIS、PACS等系统的整合。当时，关于采用哪种挂号模式，院内产生了争议，财务部门认为应维持现状，速度比较快，收完费给张挂号票就行。我则认为应先建立个人基本档案（一卡通），然后再挂号，虽然首次花费时间较多，但只有"一劳"，后面才能"永逸"，而且后续收费、医嘱开具、病历书写会环环得益，总体效率较高。最终我的建议被采纳，这个在现在看来理所当然的挂号标准模式，在当时推行还是有难度的。因为，在一段比较长的时间内，大多数患者是"新病人"，短时间内要建立数十万个比较完善的患者档案，对任何一家医院来说，都是对人力安排的巨大挑战，须设专门的预案来应对。当时我提出，在大堂内外设置临时桌椅，配备电脑等设备，抽调各科护理人员、实习进修人员，每天支援患者建立基本档案，直至建档数量逐步减少并稳定在正常比例后，人员才全部撤出。这样可避免为应对建档高峰期而大量招聘人员，导致后期大量人力成本的浪费。

这个阶段，我逐渐学会要在工作中运用更多的管理方法并加入更多的个人思考，这个阶段也成为我个人职业发展的一个转折点，我从一个不懂人情世故、不懂何为管理的IT技术员，转变为日渐成熟的管理者。

当时我既要负责新院信息化基础建设，又要兼顾新招聘挂号员、收费员的培训。在新院开业前的某天，我回旧院办事，发现新招聘的二十多名收费员居然还没有明确的职责分工。由于当时尚未实施门诊电子处方，收费员须比挂号员掌握更多的技能，如熟悉医生字体、看懂拉丁文等，因此两者收入差距达50%，没有人愿意当挂号员，相关管理部门决定采取竞争上岗的管理办法。竞岗办法本身没有问题，问题在于执行部门没有考虑到应该根据搬迁计划倒排进度表，对关键事件、关键节点也缺乏时间约束与控制。这时，距离5月

1 日新院开业仅剩不到十天。我心里一着急，当即拍板，宣布现场开考。根据成绩我将人员分成四档：第一档，具备独立收费能力者（仅有两人）；第二档，老师进行为期一周的指导后可独立收费者；第三档，跟随老师进行为期一个月的现场学习并考核通过后，可独立收费者；第四档，其余人员，属于这一档的人全部暂定为挂号员，三个月后重新考核，再确定最终岗位。对于具备独立收费能力的人员，免去原定的一年试用期，自考核通过之日起，按照正式收费员给予工资奖金待遇，以此作为激励措施。这个决定难免引起被暂定为"挂号员"的人的不满，其中一位是人才引进的临床科室主任的夫人，她生气地当众拍桌子，摔钥匙。我对她们说："既然大家已经来到保健院，我希望你们每个人都能留下来。你们自己好好想一想，如果所有人都去跟老师学收费，开业那天谁来登记资料？谁来挂号？你们不干？可以！我另外找一批人，三个月后，如果你们竞争不上收费员，再回头竞争挂号员，你们确认竞争得过别人吗？"现场顿时鸦雀无声。晚上，我给那位主任打了个电话，简要说明前因后果，解释为何在这种场合必须一视同仁。同时我给出岗位建议，医院 VIP 病区数月后会开业，那里也需要收费员，而且工作压力相对门诊要轻松。最后，事情得以圆满解决。多年以后的某次出差，已经离开医院的夫妻俩听说我们来开会，热情地招待我们。席间，夫人谈起此事还颇不好意思地向我道歉，说后来自己当了管理人员，才明白我的良苦用心。

　　我反思事件的处理方式，发现自己犯了很多职场大忌。我应该事先与管理收费部门的负责人沟通，由她出面协调处理，而不是越俎代庖。我可以给建议，但不能跨过自己的管辖范围直接处理。虽然处理的最终结果对医院有利，但任何事情都应该按照职责分工遵循一定的流程进行，否则都是不恰当的。

　　这个阶段的我经历了很多很多，从大步流星独自进入电梯把专家留在门外的职场新人，成长为一个成熟的管理者，如此巨大的转变，无须多言。

　　前几天，其他部门一位同事找我谈工作，谈到了委屈之处，她不禁红了眼眶。听完她的诉说，我对她说："你是以往太顺了，其实这些事真不算什么，要不你听听我的经历？"当我说到第三件事时，她就笑起来了："和你一比，我的事好像真不算什么了。"我说："不要在乎别人怎么看，只管做好自己就可以了。"

　　"天下熙熙，皆为利来；天下攘攘，皆为利往。"有利就有冲突，差别不过是受伤的轻重、大小不同而已。人生从平凡到不凡，靠的是勇气、志气、正气，还有福气和运气，但这些东西强求不来。其余的，说到底还是得靠你自己，只要自己不"摆烂"，没人可以让你"摆烂"。人生"被动"的时候很多，也不是你能够选择的。我们要学会顺其自然，不为难自己；更要懂得让自己变强大，不管遇到多大的困难，不要放弃自己，即使在逆境，也要向阳而生。

海阔天空

我入行最大的幸运是遇到好的领导和好的老师。清晰记得，2004 年以前，佛山市卫生健康局（时称"卫生局"）召开信息工作会议时，市直属医院只有三家，妇幼保健院榜上无名。2005 年完成医院整体搬迁后，2006 年年初我到卫生局拜访主管信息的领导。其实我当时没有过多的想法，仅仅是觉得，既然现在由我全面负责医院信息化建设，礼貌上应该拜访一下上级领导，以便后续工作的开展。没想到无心插柳，此后，卫生局相关信息工作会议通知的名单上开始出现了"佛山市妇幼保健院"，我也因此可以了解到更多的政策和要求。

更为幸运的是，2006 年年底，我有幸参加了国家卫生部区域信息资源规划试点工作，并担任这个项目佛山试点技术组的组长，开始接触到更多的国家级专家，从此我的人生打开了另一扇大门，视野变得更为广阔。我记得，第一次工作会议在广东江门召开。会上参加试点工作的两个城市的数十位主任各自简短发表对这项工作的想法，时间不长，也就每人一两分钟的样子。一个多月后我到河北参观，统计信息中心的一位领导来我们这桌打招呼时，看到了默默"龟缩"一角的我，和蔼亲切地说道："佛山妇幼马主任，走，我带你去认识一些专家。"当时我心里很诧异："我就参加了一次会议，会上这么多的人，他居然记得我，还带我认识专家，为什么是我，不是其他人？"这些问题，其实我一直想找机会问，可惜一直没找到合适的机会。

后来，我阅历渐长，也就不问了。因为我知道，只要稍加观察和总结就会发现，别人日常的一言一行已经透漏出很多信息，足以八九不离十地判断一个人了，只是以往我没有留意而已。记得一位陌生销售来拜访我说："主任您好！我是艾默生的小唐，我是做移动推车的。"我抬眼一看，疑惑地问道："你是搞 IT 的？我怎么觉得你像卖医疗器械的？"对方回答："不好意思，我一个月前刚从医疗器械转过来。"后来我把观察能力、判断能力的培养作为信息中心以及来院实习进修人员的必修课程。我们会挑选几份简历，让大家看简历，各自发表意见，说出判断依据，然后再由带教老师点评，公布结果；也会挑几张杂志采访 CIO 的封面照片，先不让大家看采访内容，各自猜 CIO 的专业背景、管理风格并陈述判断依据，之后再看采访内容，上网搜资料，相互印证。实习生通过这些培训养成了良好的观察和思考习惯。我记得，一位实习生请假到其他医院探望同学，回来时交了一份报告给带教老师，报告中描述她在那家医院看到的问题，并提出了改进措施，这是我们带教老师没有要求的。报告对比了两家医院的大厅灯光、路面防滑、洗手间洗手及冲水设施、自助设备外观、大屏幕显示信息的设计……看完这份报告，我笑着对她说："你可以走了，妇幼能教你的，也就这些了。"

我们的内部培训主题多样，内容丰富，有行业知识、专业技能、工作方法、生活常识、亲子教育、管理思维等。我们常常结合社会焦点事件、生活实例进行讨论和学习。例如，从甘肃白银越野赛谈取舍与成败，学野外生存自救基本知识；从防疫物资储备谈"清单罗列法"；从发生在飞机上的"空姐送水果事件"学习推理和分析方法。

培训的结果往往还伴随一波"带货"。例如，讨论甘肃白银越野赛后，所有人都在网上购买了皮肤衣、速干内衣裤。结果，这些衣物还没来得及用于户外活动，就全用在支援疫情防控上了，经历过高温、暴雨、狂风……衣服湿了干，干了湿后，所有人都庆幸不已。讨论"清单罗列法"后，大家买了一堆苹果干、罐头、菜干，开玩笑说，权当为日后退休直播"带货"预演。

1. 参加国家区域信息资源规划

区域信息资源规划工作刚开始时，我们按照学习的技术路线对信息资源进行梳理，但越梳理越觉得有问题。如果完全按照人的生命周期采取的不同干预措施来进行梳理，不仅重复信息多、工作量大，而且容易出乱子。我马上喊停，提出要转变思路，要对各种信息做提炼。我们的设想是建平台，建一个"花园小区"，把各自独立的"楼"连起来，建成一个能打通社区的公共卫生和医疗机构，减少重复性工作，在做业务的过程中自然而然形成健康档案，而不是事后录入的"死档"。这个设想得到了大家的一致支持。刚开始，我随便给它起了个名，叫"广义健康档案"。分管信息的杨博副局长想了想说："这个试点项目是区域信息资源规划，佛山是个地级市，也是一个区域，就叫'区域健康档案''区域卫生信息平台'吧！"

2007 年，我代表佛山市向国家卫生部汇报区域信息资源规划工作的进展和成果。记得汇报工作时，正好赶上卫生部部长换届。我从楼上往下看，停车场有很多人，中间一辆红旗车赫然在目。当饶克勤主任告诉我，进卫生部可是需要部长特批时，我感觉自己挺幸运的。转眼十多年过去了，现在以区域平台为核心的卫生信息化系统，已占据我国医疗 IT 市场的半壁江山。

2. 互联互通与集成平台建设探索

当时，参加区域信息资源规划工作的，还有赖金林经理（我国互联互通标准符合性测试标准的主要参与者）。刚开始，他同时参与了两个试点城市的工作组。后来，我告诉他必须从中做出选择，并建议他选择佛山，原因主要有三点：一是佛山市医院信息部门的平均水平和实践经验较优，成功的可能性较大；二是日后研究成果要落地需要资金，佛山在经济条件方面占优；三是佛山的方向和方法比较成熟。权衡再三，他决定留在佛山。后来，我们一起参与了很多国家行业标准的研制，他也因此被某国际知名 IT 公司高薪挖走。后来他还找到我说，公司正在寻找资深行业顾问，职位是他的上司，问我是否考虑。当时正是我父亲病重之际，我只好婉拒好意。在该 IT 公司工作期间，他接触到基于 SOA 的集成平台技术，觉得很适合应用在医院，我也觉得这是医院系统架构未来的方向。不久，我们一起开始了医院集成平台建设的探索。2011 年，我们刚完成患者主索引、数据字典管理和患者 360 视图的探索，该公司就被收购了，因此项目没能很好地继续下去。

3. 居民健康卡建设

自 2007 年起，我陆续参加了佛山市多个区域的卫生信息化建设重大工程，并在佛山健康卡、全国居民健康卡佛山试点、区域妇幼、区域平台、区域健康档案、区域医院信息系统改造整合等重大项目中出任技术组组长。通过这些不同的项目，我的实践经验和综合能力都有所提升，特别是沟通和协调能力。

2012年3月，全国居民健康卡佛山试点成功启动，佛山市成为全国四个试点省市中唯一实现社区和医院机构同时发卡的城市，也是全国第一个实现居民健康卡九大功能真正落地应用的城市。时任国家卫生部副部长刘谦出席了居民健康卡佛山首发仪式。全国各地参观学习者络绎不绝，甚至出现一天接待300多人的情况。参观的人实在太多了，最后只好挑选了几名护理骨干，按照预先写好的解说词进行简单培训后，匆忙上岗。每组配备三个人，一个讲解，一个举牌，一个走在最后防止参观人员走丢（因每组参观的有30多人）。没想到我们的护理骨干表现得非常棒，参观者还以为我们聘请了外面的专业讲解团队。

当时，国家卫生部统计信息中心负责居民健康卡工作的领导也多次到佛山了解工作。我记得有一次和李岳峰处长在医院现场聊技术、聊方案时，聊得实在太投入了，直到中午一点多才想起还没吃午饭。李岳峰处长对待工作的认真态度给我留下了极为深刻的印象。

4. 区域妇幼信息化

在主持过的区域信息工作中，最让我头疼的工作是区域妇幼信息化建设，全市59所产院和两百多个社区机构，人员能力和素质参差不齐，而且基层普遍存在固化思维，很难一下子得到改变，部分业务管理者的思想更多还停留在把现有工作电子化，而不是借助信息手段对工作进行优化和提升，因此沟通压力很大。而且，刚开始的时候，公司开发人员对业务理解不够深刻，不认可我提出的设计思路，认为难度太大，觉得我在故意为难他们，因此非常抗拒。最后，经过多次专题会议的沟通，他们才认识到，这样的设计对临床医护人员的帮助是巨大的。所幸，最终双方达成共识，项目得以快速推进。经过双方共同努力，佛山区域一些创新性妇幼设计工程得以较好地落实，在国内率先实现电子病历嵌入式应用，以及（与公安、疾控等部门）跨机构的互联互通和业务协同。28个妇幼专项服务实现居民健康卡应用支持，成功解决新生儿健康卡与身份证自动匹配识别、户籍信息自动填充等关键技术问题。在这里也要特别感谢项目各方对佛山市妇幼保健院信息工作的支持。

其实要改变固化思维不是一件容易的事。记得很多年前，我院最早使用的工资系统，只有一种人员录入和查找方式，所有的操作都基于人员编号，例如，后勤人员，张三，HQ0001；管理人员，李四，GL0008。如果人员类别变动需要重新编号。初见这种系统设计时，我不禁惊呼："太不方便了！"于是，我主动提出给他们重新设计一套系统：取消编号；提供姓名、工号、科室列表等多种方式查询和录入；支持多种人员属性分类。这样可便捷操作并减少大量修改和统计工作，只需简单调整科室、职称，工作便可轻松完成。我关系很好的女同事是位会计，她不同意，并说："那些编号我记得很熟，也习惯了，你别动。"我说："现在医院小，以后人多了，你怎么记？"最后，我开发了一套新系统并强行换掉旧系统，且告诉她："放心，你原来那套系统我有备份，一个月以后你觉得不行，我再给你换回去。"一个月后，我去找她，故意吓唬道："我是来帮你换回去的。"女同事连忙说："别别别，太好用了！"最后这套系统使用了超过二十年才更换成外购产品。

5. 参加国家电子病历基本架构与数据标准研制

我参加国家电子病历基本架构与数据标准的研制有点戏剧性。2009年6月的一个周日中午，我突然接到国家卫生部统计信息中心一位领导的电话，他希望我连夜飞沈阳，有个项目进展不理想，他说他也是急得没办法了，希望我能救救急。我犹豫了一下，问能不能周一再飞，因为还得请假以及安排科室工作，领导说："我已经打电话给你们苏院长了。"匆忙收拾行李后，我打电话让同事给我送《广东省病历书写规范》过来，因为还不清楚到底需要做些什么，我只能凭直觉，带上一些可能有帮助的资料。后来事实证明，这个决定是明智的。我到达沈阳时已是周一的凌晨，参加了一天工作会议，我才搞清楚大概情况。我查看了现阶段的进展成果，只看了十多分钟就发现了不少问题，而且有一些还是"致命伤"。我提出推倒重来，但另一位专家认为这样就意味着前面半年的工作都白费了，而且距离项目完成时限仅剩两个多月。面对两种截然不同的意见，项目组抉择困难，最终经过慎重评估，还是选择了我建议的方案。我通宵没睡，连夜准备工作方案和培训资料。周二上午，我对全体项目组成员进行了培训，将技术人员、业务人员配对分组，明确职责分工，确定工作方法、工作流程。当天下午各组已能按计划在各自组长的指挥下有条不紊地开展工作了。我悬着的心刚放下，新的任务又来了，国家卫生部统计信息中心胡建平主任和汤学军处长扭头对我说："这里就交给你了，我们就放心回北京了。"我一下愣住了，心想："我不是来这里救急三天的吗？怎么就交给我了？"

当时也是佛山市居民医保实施的关键期，我还肩负佛山同行的期望，要代表各医院与医保部门就技术方案进行沟通。医保部门提出的方案结算流程非常烦琐，效率极低，如果真按这个方案执行下去，医院需要比现在多投入四到五倍的人力和物力，这是对社会资源极大的浪费。第一次工作会议上各医院均提出异议，但我们提出的新方案未被医保部门采纳。会后，禅城区中心医院的黄汉森主任（现为主管信息的副院长）拉着我说："马主任，你能不能代表我们向医保部门争取一下。"其他医院同行见状，也纷纷同意，最后我被推举为代表，负责与医保部门进行沟通。因为两边都有重任在肩，其后的两三个月，我几乎每周往返于广州和沈阳之间。经过不断努力，医保部门最终采纳院方提出的方案，结算速度大为提高，每年可为佛山市的医疗机构节约人力成本近三千万元。与此同时，项目组也顺利完成卫生部部长陈竺布置的任务，2009年9月初拿出了标准的初稿。

标准研制期间，还发生了几个小故事。当时组织标准研制的负责人不肯帮我买回程机票，担心我回广东后撒手不管，最后他迫不得已才勉强放人。只是，飞机刚降落广州白云机场，手机一开，我就接到部里的电话，称该负责人说"马主任回广东，不管了"。我和领导解释了一下情况，并让领导放心，项目组工作已有序开展，他们有问题只需及时与我沟通就行了，我解决好广东这里的问题就会回去。我知道，其实项目组里有不少人对于领导为什么把这么重要的工作交给我来指挥感到非常奇怪，毕竟项目组的专家既有来自浙江数字医疗卫生技术研究院的，也有来自盛京医院、浙大附医等知名医疗机构的，而我不过是个名不见经传的地级市专科医院的主任，看上去年龄也不大，不像资历很深的样子。记得有一次在洗手间，盛京医院医务处的一位专家犹豫了很久，上前搭话："这位姐姐，我想我们俩应该是同龄人吧？"我笑了笑，说："差不多，差不多。"后来和家人谈起此事，我开玩笑说："我看起来有这么老吗？"

在标准的研制过程中，我与胡建平主任、汤学军处长聊到佛山健康卡，提议日后若有合适的时机，国家也应建设一个类似的、全国通用的健康卡。两年多后的2012年，设想变成了现实。

2017年腾讯医疗行业团队在小程序的应用推广上遇到一些问题，我提议以电子健康卡为抓手。听完我描述的方案后，他们激动得马上打电话给北京的团队，因而有了后续腾讯与国家卫生健康委在电子健康卡创新应用上的战略合作。

日久生情

时光荏苒，日濡月染，我从刚开始的不喜欢，想方设法逃离，到后来痛并快乐着地爱上了这份事业。HIS带给我痛苦，但也带给我工作上的成就感和满足感。

2010年，在当时IBM、EMC、NetApp、同有科技等市场主流厂商均无法解决两个存储间切换用时超过一分钟及存储双写双活等问题的情况下，我通过DIY方式成功实现两个机房同时在线使用，解决了2009年以前我国医院数据中心传统冗余模式致故障时长超过半小时才能启动备用系统、致业务停顿时间过长等核心关键问题。

2012年，我创建了门诊智能治疗分诊系统，有效解决了此前长期困扰我国医院门诊治疗的痛点问题，实现流程优化及分诊、治疗人员资源整合统一调度，每年节省人力成本过百万元。几年后，在杭州的一次会议上，一名HIS公司老总对我说："马姐，您是否知道，产品在您那里标准化后，我现在全国用户已经超过了1200家。您猜猜，我公司现在的开发和维护人员有多少个？"没等我开口，他已按捺不住喜悦，得意地说："才5个，2013年到现在，系统架构、功能几乎没有任何改动。"

2016年，上线智能医技预约管理系统，打通服务患者的"最后一公里"，极大地释放医院的人力，减少冲突，降低差错。

设计的门诊移动配发药、智能排班等系统均取得了良好的社会效益和经济效益。智能治疗全流程闭环管理上线头半年已服务超过26万人次，一些科室的治疗师每天因此可以少走一万步，大大缩短了患者的等候时间。新冠疫情防控闭环管理、一键核酸自助开单分时段预约等功能模块助力疫情防控；"互联网＋"助力医院管理和服务升级，效果良好，甚至吸引了佛山市公共资源交易中心等机构到医院参观交流。

在医院与公司的合作过程中，还有很多很多的故事，可以用一个词总结——爱恨交织！有听从建议赚得盆满钵满的公司，也有不听劝阻亏得一塌糊涂的公司，甚至出现过，我出于好意劝说对方老总不要一意孤行，对方老总不理解，还跑到院长面前说我诽谤他。几年后，该公司的一位销售员告诉我，这位老总离开公司了，临走前让她给我带句话，说在公司这几年，最遗憾的事情是和马主任把关系搞僵了。我说：他不是个坏人，只是大家的观点、角度不同而已。不过，若与他重新合作，还需要谨慎评估。后来偶遇该公司原销售副总时，我还调侃道："听说你们当时开会讨论怎样对付马主任，开会开到了凌晨一点多。"对方笑着说："是的，还不止一次呢。"说完彼此相视一笑。

HIS 带给我的，除了工作上的成就感和满足感外，也让我认识了很多志同道合的朋友。我与时任《新卫生》期刊主编的朱小兵老师相识于 QQ 群，那时群里彼此不熟悉也不实名，对于学术问题的讨论更是畅所欲言。群内某次问题讨论后，一位河北群友@（找）我，问："马兄，今年多大了？"我回复："女人不能问年龄。"之后，我和朱老师相约线下见面，谈起此事，我诧异道："我居然成为讨论话题？"相识越久，我越被朱老师对 HIS 的执着和热爱所打动。

我与相海泉记者的相识则源于微博的一次互动。我在一篇文章下面发表了一条评论，他觉得很有意思，就私信问我是否可以刊发到期刊上。我回了句"随便"，他问我要地址，说要给我寄杂志，我婉拒了。相记者非常执着且有诚意，最后我被打动了。他开始向我约稿，大家慢慢熟络起来。第一次见面之后他约我做采访，当被问到医院信息化建设的亮点有哪些时，我说："没有。"当被问到个人成长时，我说："没什么特别的，也就那样。"面对这样的被采访者，相记者当时的心情如何，我不得而知。最后，他花了很多时间，把我的微博内容翻了个遍，最终成稿《性情女子，多面生活》，这成为我最喜欢的采访稿之一。文章通过一个个小故事，生动真实地描绘出采访对象的特点。他在编辑后记中写道：

在写这篇稿件的过程中，我始终纠结不已。第一个纠结是资料的取舍。把所有材料都写进稿件里，篇幅显然不允许。放弃一些资料却又于心不忍，这实在是一件让人头疼的事情。第二个纠结是文章的风格。在我自己最初的理解里，本刊"数字人物"栏目的设立，无非两个目的：展现优秀医疗 IT 人的风采和分享其观点或成功经验。是像自己以前那样写成"个人编年史"，还是像现在所看到的这样做些改变？纠结许久之后，最终还是决定写成这个样子。因为我觉得，不能赋予一个栏目或者一篇文章太多的责任和使命，只要好看好读就够了。如果读完之后还能引发读者的一点点思考和回味，作为记者与有荣焉。这也是我现在写下这篇长文的心情。

自此，我们成为好友，因为我觉得他懂我。2016 年我写了一篇文章，原本是要给某自媒体的，后来某协会征稿，我就把那篇稿件交出去了。也许是觉得文章内容比较敏感，最后刊发的版本让我感觉失去了原文最具价值的内容。我觉得实在有点可惜，就把原文发给了相记者。他阅毕回道："他们不敢发，我来发，保证一字不删！"文章发表当天，短短几小时，点击量惊人。

我与很多同行朋友的认识也很有趣，五花八门。有从微博照片定位到人的，有观点一致相约某某号展位对暗号的，也有线下一见如故，畅聊许久才发现已是多年微博好友的……太多太多，无法一一道来。这些人与事都成为我 HIS 人生经历当中珍贵的回忆。人生旅途中，目的与结果固然重要，但过程的美丽也值得珍惜。这些经历带给我的，更多的是工作以外对人生的感悟，作为 HIS 的一名老兵，我在这里也想和大家分享一二。

人生感悟

（1）学海无涯。凡事多学习、多参与、多尝试，人生除了学历更需要阅历，要增加自己的知识储备。即使这些知识不一定马上有用，但视野会变得更广阔，思维方式会变得更灵活。

（2）他山之石。有机会的话，尽量多了解其他行业的进展和动态，或许很多方面能有所借鉴。例如互联网护理与滴滴打车。

（3）用脑思考。养成良好的思维习惯，凡事多问为什么？为什么要做？值不值得做？能不能做？什么时候做？怎样做？谁来做？

（4）用心感受。看问题要全面，要从不同的角度去分析问题。凡事不要人云亦云，要用心感受并加以辨识。多年前一次与同事出游，据景点资料介绍，我们要去的地方有一片花海，非常漂亮，但是到达目的地后，我们发现实景与介绍完全不是一回事。闲逛到一棵树下，看砖砌的小围栏内长着一些小花，忽然起了玩心，用长焦镜头拉近，画面顿时成了一片花海。照片洗出来后，同事惊讶不已："好漂亮！我们怎么没发现这个地方！"可见，耳听固然可能为虚，但眼见也未必为实。判断力是一个人重要的生存能力。

（5）以法助行。掌握良好的工作方法，懂得运用常用的管理工具，光有知识储备是不够的，还需要懂得适时运用。多年前的一次网络故障，受限于当时的技术，网管人员无法从众多设备中定位故障设备，最后我使用软件开发中的二分法只花费了五分钟就找到故障点——好的方法能让你事半功倍。

（6）自省吾身。一个人真正走向成熟的标志是学会自省，懂得凡事先从自身找原因。

（7）安之若素。要保持良好的心态，把外在的不利变成内心成长的力量，让心在历练中强大。前面提到的那位同事，谈到别人对她的污蔑时委屈不已。我安慰她说没关系，我也一样！在医院里面，有人把我当成"神"一般的存在，也有人说"那个马主任啊，什么都不会，什么都不干，就知道在外面开开会、讲讲课"。可是这有什么关系呢？你看这些支持我的人，有些甚至到现在我们都没有机会坐在一起，品一口茶，吃一顿饭，聊几句天。彼此不在同一领域，没有通过电话，也没互加微信，甚至几年才在路上擦肩而过，互相点头，却不妨碍大家彼此欣赏，默默支持。我获颁"建院七十周年十大影响力人物"的当天，在企业微信上收到的留言真的很让我感动。身边总有意想不到的温暖，我借此机会真诚地道一句"谢谢"！

人最大的困难是认识自己，最容易的也是认识自己，很多时候，我们认不清自己，是因为我们把自己放在了一个错误的位置，给了自己一个错觉。所以，不怕前路坎坷，但方向一定要选对。

（8）有点聪明有点"傻"。记得很多年前，一位同事问我："为什么你的朋友对你都这么好？"我还没想出个所以然的时候，她忽然又说："哦，我知道了。"我诧异地看着她，她说："有点聪明有点傻。"想了想，好像是这么回事。记得我们医务总监也说过类似的话，大意是刚开始彼此不熟悉，看到我犯蠢时，会认为我一定是在装傻，这么聪明的人怎么可能犯这样的错？后来熟悉了，才发现我是真"傻"。

（9）时而神勇时而"菜"。有一次钱包被偷，我没有发现。菜市场的档主鄙视地看着我，不断暗示"别挑了，你都没钱"，我想我怎么就没钱了，这么瞧不起人。掏钱时我才发现钱包不见了。我没有大喊大叫，而是环视四周，发现根本看不出来哪个是小偷。我心想小偷做贼心虚，一定躲起来了。附近有十多条小巷子，我挑选了一条觉得小偷最有可能走的巷子，走了大概一百米后，我突然大喊抓贼。我是这么想的，虽然不知道小偷是男是女，也不知道他穿什么衣服，如果他足够镇定，我是没办法分辨的。只有让小偷认为已经过了那么长时间，应该安全的时候，才会放松警惕。这时，忽然听见有人喊抓贼，他就会条件反射地跑起来，我就能知道谁是贼了。于是出现了这样一个画面：一个脚蹬高跟鞋、身着长裙的长发美女一路狂追，落荒而逃的窃贼慌不择路，沿路看热闹的群众莫名其妙……凭着从未让中山大学计算机系 4×100 米接力赛冠军旁落的田径功底，我生生把窃贼追到工地，逼着他把钱包还给了我。

朋友常调侃说我这人是前一刻神勇无比，下一刻就可能变"菜"了。我的大脑"内存"配置极优，但"算法"需要优化，"系统"稳定性有待提高。

在某次接送评审专家时，我坐在最靠车门的位置，车一停，准备为专家们开门，但好几分钟都没把门打开，结果我还在车上，专家们都从另一侧下车了，场面着实尴尬，最后连李岳峰处长也忍不住笑了出来。

（10）有些柔软有些硬。有时明知会被骗，但我还是会心软，心想他会不会不是故意的？要不要再给他一次机会？有一次，路边一个孩子一脸真诚地跟我说没钱返校，希望能得到我的帮助。尽管我有些犹豫，还是从钱包里拿出一百元，让他去找警察。我对那个孩子说："我不知道你是不是在骗我，但我还是选择相信你，希望善良不要被利用，希望你真的能回家好好念书！我真不希望明天在这城市的某个角落还看到你这样做。"

时光流逝，时间改变了很多东西，我处理问题的方式方法变得更加圆融。但有些东西好像从来没变过，那就是对于认定是对的事情，我仍会坚持，不轻易让步。在我心里，有些东西永远不会随着时光流逝而变化，那就是初心。

年龄增长不是时间的徒然流逝，时间的刻度同时也是人心变化的刻度，它在每一个阶段都带给我们不同的生命画像。时光会流逝，但不要让日子白过。愿我们出走半生，归来仍是少年。

被 HIS 选择的人生，选择 HIS 一生

桂林医学院附属医院　欧镔进

　　菩提树下偶遇来自广东的郭扬帆主任，我们一见如故。夜幕降临，在菩提山庄我那不大的小舍里，我们一群人聊到了夜半三更。我们聊到 DOS 和 Novell，聊到网景（Netscape）公司，聊到数据库的发展变迁，聊到系统上线收获的酸甜苦辣，聊到 IT"江湖"上的分分合合和恩怨情仇，聊到资本的嗜血本性，聊到跌宕起伏的 HIS 人生。我曾无数次被感动迸发出火花，想记录下这些故事，但每次都因我那惰性而作罢。这次郭扬帆主任倡导并发起创作《HIS 人生》一书，又重新点燃了我去寻找医信人记忆的激情。我觉得一个人的记忆记载着这个人一段时期的经历，一个行业群体的记忆记录着这个行业群体的历史变迁。《HIS 人生》在寻找医信人的记忆，讲述医信人的故事，记录 IT"江湖"的发展变幻，重温医信人内心的自由意志。在这里，有你的故事、我的故事和我们的故事………

我的 HIS 人生

一、一段 BASIC 代码开启了我被 HIS 选择的人生

　　在那个毕业包分配、一切服从组织安排的年代里，干一行，爱一行，专一行的思想早已经深入我们的骨髓。作为一名医学生毕业分配到医院，在历经了临床医技科室、医务管理、外事办国际交流处锻炼后，我走上医院行政岗位。1990 年，正值全国上下沉浸在成功举办亚运盛会的喜悦之时，我接到了起草"桂林医学院附属医院十年发展规划草案"的任务，经过 4 个多月的调研与学习，我完成了第一稿的草案。我查阅了当年的草案手稿，在草案第二阶段实施内容的第五小点中这样写道："加强医院现代化管理建设，全面开始全院的电子计算机管理规划建设。1992 年首先规划建设电子计算机室，在条件成熟时成立信息科。"就这么一小段话，让我不经意间迈出了 HIS 人生的第一步。

　　桂林医学院附属医院在改革开放初期的整体实力，无论是医院环境、医疗技术、管理水平、业务及经济体量，都不如当时桂林市的南溪山医院、人民医院、工人医院和中国人民解放军第一八一医院等。我们在指导学生实习时也必须依靠这些医院才能完成临床教学任务。作为桂林本科医学院校的唯一附属医院，我院此时此刻急需实现跨越式发展来改变这种状况。为了不辜负学校领导的信任，完成好编制十年发展规划草案的任务，我用了 4

个多月的时间对全院的人、财、物以及后勤保障能力进行调研，收集院内客观统计数据，利用医院党办对职工思想状况以及职工对院领导班子的信任度，进行了问卷调查，获得可参考的主观数据，最后以这些内部数据和桂林市卫生统计年鉴数据为样本，利用模糊数学和灰色系统理论建立了数学模型，用 BASIC 语言编写程序，对桂林市卫生资源发展变化趋势进行预测，并以此为参照，编制了我院的十年发展规划。这一过程是我院建院以来第一次利用计算机和数学模型的预测数据及其图文曲线来为医院管理提供决策依据。也正是这次 BASIC 语言的应用尝试，医院领导班子在讨论了我这份草案后，决定把医院信息化建设的任务交给我。回想起来，这个小程序很简单，就是使用模型、循环语句和输入输出语句。当时我们院办没有计算机，条件极其有限，为了完成这个模型运算，我只能到财务科借用我院唯一的那台长城 0520 的 286 计算机和 24 针紫金宽行打印机来调试程序。在程序中显示汉字用的是 DOS 环境下的中文之星（Word Star）软件，就是这简单的几行 BASIC 代码开启了我的 HIS 人生。

二、在选择中学习成长

20 世纪 80 年代末至 90 年代初，计算机专业并没有普及，从事信息化工作的人可以说是五花八门，文、理、工科都有，有学中文、政治的，有学物理、化工的，还有学数学的。在医疗行业的信息人中，有学医的，有学统计的，有学财会的，有学医疗器械的，甚至还有学机械的，几乎没有真正计算机科班出身的人。但是第一代信息人都有一个共同的特点，他们大多是计算机爱好者。他们大部分是因为工作需要和对计算机的喜爱，走上信息化这条道路的，而我就是因为工作需要成为信息人的。当时我凭着热情和在大学选修课学到的计算机知识，开始了我们医院的信息化规划与建设工作。为了弥补计算机专业知识上的不足，我报名参加了中国计算机函授学院在桂林电子工业学院（今天的桂林电子科技大学）面授的"计算机技术与应用专业"课程。学习班为期两年，只有专业基础和专业课程，没有其他类似政治等的文化公共课，每天白天上班，晚上和周末我就骑着自行车到桂林电子工业学院上课或做实验，我记得当时学得最差的是汇编语言，勉强 60 分通过考试。在这个班上我结识了许多来自公安局、统计局、人社局、财政局和设计院等政府部门与我经历相似的朋友。这些朋友为信息化建设提供了不少帮助，他们中有些人后来走上了重要的领导岗位。建设初期我们面临的是硬件网络环境建设和应用系统建设的难题。按照计划首先是计算机室选址，同时确定医院组网方式。对于我这个初涉信息化建设的外行人来说，这是一个很大的挑战。20 世纪 90 年代的亚运会不仅给我们带来一场空前体育盛宴，Novell 也乘势进入了中国。随之而来的 Novell 无盘工作站也开始流行。选择什么样的组网方式？除了在当时流行的 Novell 网之外，是否还有其他更好的组网方式呢？经过学习并走访了解，我发现银行、邮电、钢铁等重要行业毫无例外采用了基于 UNIX 系统的多用户组网形式，性能非常稳定，而当时一些企业使用 Novell 无盘工作站模式，有稳定性较差、容易出现网络故障（掉线）和感染病毒的情况。在资讯条件相当有限的情况下，对于我们来说，市场信息和技术前沿信息主要来自《中国计算机报》等报刊以及与同行的交流。在艰难的选择中，我用了一个最笨的办法，就是跟随重要行业用户选型。最终，我们完全照搬了金融系统的建设及运行模式——"SCO UNIX 操作系统 + INFORMIX 数据库环境下的多用户系统终端模式"。整个信息化建设从可研规划到机房选址建设，再到软件系统建设上线，历经 3 年多，终于在三甲医院申报前完成了第一期信息化建设的基本内容。我院整合了病案统计室、图书室和计算机室，成立了信息科。在 1995—1996 年三甲医院评审过程中，各科室除了需要准备好医疗专业材料之外，还需要准备大量的制度和管理资料，我院的医务人员使用计算机的热情很高，跟我们学习使用 UNIX 系统自带的文本编辑器"VI"来编写三甲材料。另外，INFORMIX 数据库还自带了一个很好的工具"4GL"，这个工具可以很方便地定制下拉菜单。我们利用这个工具很容易生成各科室自己的备查目录并关联到相关的支撑文档。这样评审专家既可以查看科室的纸质文档，也可以在任何一台终端上通过下拉菜单迅速查到他们想要的电子文档资料。这个小小的应用让专家对我们产生了非常好的印象，也为我们成功申报三甲医院赢得了不少加分。在三甲医院评审总结中，评审专家对我院的信息化建设成果给予了充分肯定和高度评价。医院成功通过三甲医院评审，极大地促进了医院的建设与发展，同时医院信息化应用的规模与范围也在快速扩大，除了住院收费和药库药事管理外，我院还陆续上线了病案统计、后勤物资管理、器械管理、耗材管理、成本核算管理、绩效和劳务分配、人事管理、综合查询等应用功能模块，门诊收费系统也开始上线试运行。系统终端从开始的 16 台，扩充到 64 台，最后全院所有科室都接入了多用户内网。由于信息科的快速发展，工作量也随之加大，院领导批准了我离开院办的申请，从此我专心做好信息化工作。我工作十多年来，经历了从医疗到管理，再到信息技术三个跨度的转化，最后我这个兼职信息人选择了专职信息人的人生。这是我步入社会以来第一次主动自主选择，也成了我后来职业生涯的坚定选择。

三、创新的收获

第一代信息人做信息化建设正处于国家改革开放的发展初期，当时变化频繁的管理要求和标准滞后的环境决定了我们在推进医院信息化发展过程中必然要在应用场景上运用 IT 技能不断创新。在通过三甲医院评审后，我们还来不及休整就得继续推进下一阶段的信息化建设，扩大 HIS 的应用和覆盖范围。为此，我们首先巩固原来的成果，推动门诊系统全面上线。

在三甲医院评审期间，我们的门诊系统部分上线，住院系统及其相应的配套系统都已经上线。住院系统上线试运行一个月内包括出入院处的全部病区都完全实现了系统设计的所有功能，不再使用传统的手工操作流程。与当时很多收费系统先划价后记账的模式不一样的是，我们的收费系统在最初就是按照医嘱和处方录入的模式进行设计的。在系统上线前，我们财务科住院部收银员的工作方式是一个人管理一个科室，每人手上一个算盘、一本收费价目表和记账本，在患者出院时根据医嘱、处方单和处置单进行核算，结算工作量很大。如果遇上医嘱量大的病历，患者很难做到当天出院当天结算，有些患者需要等两天或更久才能结算，这样不仅给患者带来极大的不便，也给逃账、拖欠医疗费用的患者创造了条件。住院系统上线后，收银员每天只需录入医生开出的临时医嘱（包括手术单）和长期医嘱，患者出院时就能自动结算。小夜班护士接班时能够一键浏览科室患者欠费和预交金状况，给医院收费与医护工作人员带来便利。这样的工作方式也让住院部收银员彻底甩掉了算盘、价目表和记账本，工作效率大大提高，差错率也大大降低，临床科室任何时候都可以查询到患者的费用状况，欠费、逃费情况一目了然。因此住院系统上线时，临床科室和财务科收银员都很配合，积极性很高，上线非常顺利。然而门诊系统上线就不那么顺利，遇到了很大的阻力，上线好几个月后仍然还是手工和系统并行。

　　跟住院部不一样，门诊系统上线前收银员的工作内容是只负责服务项目的划价和收款开发票，不用管医技和药品价格，工作相对比较轻松。很多收银员是本院职工家属，年龄也普遍偏大。患者缴费得先到相关医技科室和药房窗口划价，然后才到收银窗口交费。当时上线的门诊系统则要求他们能看懂医生处方和处置检查单，同时还要能录入患者姓名和门诊诊断。虽然我们的系统在初始化时已经对所有药品、耗材和收费细目字典都做了可自由选择的五笔和拼音简码，唯一要录入的内容主要是患者的基本信息，但对于大龄收银员来说，要看懂医生处方，尤其是大部分医生开的都是拉丁文处方，并快速录入患者信息，压力还是比较大的。虽然上线前收银员经过多次培训，但他们仍不能很好地使用门诊系统。财务科也因各种原因迟迟不愿意全面正式使用门诊系统。系统上线后一直是在本院职工窗口试运行，整个门诊收费处于计算机与手工混合使用状态，严重地影响了药房、统计、核算等其他系统运行效果，使信息系统的效能不能得到充分发挥。对比住院系统全面上线过程，我们发现门诊系统上线困难的主要原因是处方阅读、汉字输入和习惯问题。为解决以上问题和困难，全面推进门诊系统的使用，我们提出了新的解决方案：①调住院部一些年轻收银员到门诊部，加大对收银员的培训力度，处方阅读培训由药剂科负责，汉字录入培训由信息科负责。②高峰时段增加门诊收银窗口。③根据新编制的标准规范重新调整初始化字典并开发实名制就诊一卡通系统，全面推行一个患者一个 ID 的实名制管理。如果能实现一个患者使用一个 ID 的实名制就诊"一卡通"，就可以消除收银员汉字录入的畏难情绪，同时门诊的各种报表会更加精准。于是，我们采用了标准条形码技术，用条形码体系中兼容数字和字母的"39 码"来制作患者的条形码卡片。针对挂号窗口工作人员文化水平较低，我们还制作了门诊科室、出诊医生的条形码卡片，尽量减少键盘的操作。实名制就诊条形码管理系统很快完成了开发与调试。前台终端使用红外扫描笔作为条形码识别的设备，在上线测试中，我们发现扫描笔对针式打印机打印的条形码识别率低，有时要反复扫描才能正确识别。为解决这一问题，我们就必须选用当时比较昂贵的激光打印机。我从报刊上查到报价 7000 多元的爱普生 EPL－5200 激光打印机在北京中关村有现货，于是电话联系准备去北京出差的教务处凌处长，让他从中关村帮我们带一台这个型号的激光打印机回来。凌处长也是一个计算机爱好者，非常乐于帮忙，一周后他从北京回来，把一个又大又重的纸箱交给我，纸箱里面装的就是我们医院有史以来采购的第一台激光打印机。为了提高就诊卡的使用寿命和质感，我联系了桂林造纸厂，定制 A4 大小的加厚铜版纸来制作就诊卡。就这样，随着一台爱普生激光打印机、一台过塑机和大量过塑膜的齐备，我们开启了实名制就诊条形码"一卡通"创新之举。在项目实施中，我们计划首次制卡免费，补卡每张收费 0.5 元，在大批量制卡完成后择日全面启用门诊系统，取消手工收费。在所有设备到位和系统调试完成后，面临的最大问题是如何大批量快速制作条形码就诊卡，并把卡片发到就诊人手中。我们的就诊患者主要有完全自费、市级公费医疗（红、蓝、绿本）、桂林地区公费医疗及企业劳保医疗的合同记账、本院职工四大类医疗消费结算形式。我们的策略是完全自费患者临时制卡，后三类患者集中批量制卡。为了快速完成批量制卡和卡片发放工作，我直接联系卫生局公费医疗办吴主任帮助我们拷贝了桂林市所有的公费医疗人员的基本信息，同时提前召开一年一度的"合同记账"医疗协作单位答谢大会，借答谢大会的机会介绍我们的就诊"一卡通"系统，让他们提供单位职工及其家属的基本信息，并配合我们把制作的卡片发放到他们的职工及其家属手中。很快我们收集到了后三类人员的基本信息并导入 HIS 中。不到一个月，我们完成了本院及其家属、桂林市全部公费医疗人员的制卡和发卡工作，并开始启用这部分人的持卡记账看病消费功能。接着，我们也完成了"合同记账"的桂林各高校的制卡和发卡工作。正当我们在陆续完成"合同记账"的各企业的制卡和发卡工作时，医院发生了一起收银员开"阴阳手工发票"的事件。这件事对医院管理层震动很大，医院紧急召开了院党政班子会，在会上要求财务科和信息科立刻全面启动门诊系统，对不能胜任的收银员进行待岗或换岗处理。试运行快一年都没能全面启用的门诊系统，在这一突发事件影响下，还没等我们在院内推进的实名制就诊"一卡通"批量发卡全部完成，就在一夜之间全面启动了。门诊系统全面启动后，有些窗口在开始几周的高峰期排起了长队，但几周后就恢复了正常。我很佩服那些年纪大的收银员，他们居然能在短时间内学会看懂医生们开的处方，尤其是能看懂那些拉丁文处方。门诊系统全面上线一个月后，我们的批量发卡工作也基本完成，随之正式全面启动实名制就诊"一卡通"系统。由于市民没有携带就诊卡和身份证的习惯，实名制就诊"一卡通"系统全面启动几个月后开始陆续出现了一些问题，首先是就诊者没有带卡的习惯，不重视就诊卡的保管，经常丢失就诊卡，这样临时制卡的工作量很大。同时，补办就诊卡要收费，患者对此意见很大，投诉医院乱收费。由此在院周会上开始出现反对进一步实行实名制就诊"一卡通"管理的声音。反对者的主要观点是，患者对补卡收费有意见，而且没有收费标准，有可能受到物价局的处罚；全区没有一家医院要求实名就医，桂林也没有一家医院使用就诊卡；由于市民没有带卡的习惯，让就诊者带卡就医会让他们感到很不方便，造成门诊患者量下降。随后，门诊办开始放松实名制就诊"一卡通"的管理；没带身份证的患者初次制卡时常因信息错误造成后续一系列问题。此外，收银员的打字和操作速度很快，使用键盘也能输入就诊卡数字而不需要依赖扫描读卡获得就诊者信息。以上因素令就诊卡逐渐变成可有可无的东西。一年后除了本院职工及独生子女因为"一卡通"系统中有医疗福利预存金额而一直使用之外，其他的卡也就不再强制使用。随着医保改革的推进，本院职工及独生子女的医疗福利预存金额取消，我们精心设计的实名制就诊"一卡通"系统就这样悄无声息地退出了大家的视野。这是我们信息化建设以来第一个没有完成设计使命的信息系统。我们常说，只要努力就会有收获，这次的努力确实也有收获，除了批量制卡获取的人员基本信息继续在使用之外，最主要的收获还是失败的教训。10 年后随着芯片卡、磁条卡等多方面技术的成熟及其应用市场的普及，同时也由于上级部门的倡导，实名制就诊卡很快在各大医院得到推广并取得良好的效果，大众也慢慢习惯了持卡就诊。如今在我们医院已经不会有人因为实名制就诊卡的问题进行投诉，但是在当年，面对跟现在相似的应用场景，实名制就诊卡就是很难推行。这个教训告诉我们，在恰当的时间做恰当的事情，才有可能收获成功。虽然说我们当年规划的实名制就诊"一卡通"系统像流星一样一闪而过，但在项目计划和实施过程中的历练和思考，为我们后来将条形码技术应用在物资管理、药品管理、病案管理、排队叫号等诸多场景打下了坚实基础。

四、挫折中的升华

1997 年下半年，随着门诊系统的全面上线和正常运行，门诊各诊室的日志、日报和各种统计都变得容易。我们抓住机遇，在已经上线的病案首页系统基础上完成与 HIS 的互联对接，迅速完善了病案统计系统。至此，我院信息化建设第一阶段任务顺利完成，全院的各系统进入常态平稳运行状态。众所周知，医院信息化建设的特点之一就是"开弓没有回头箭"。只要你开启了信息化建设，就必须一直向前。无论是政策因素，还是需求变化，抑或是业务扩展、新技术出现、兄弟医院创新应用的刺激等原因，总是有那么一种外在的力量和内心的创新冲动，推动着我们这一代信息人不断向前。在当时信息技术快速发展的年代，我们医信人心灵深处总有一种发自内心的、难以言表的激情，甚至可以说是亢奋，激励着我们去思考，去探索，并付诸实践。

住院病历在患者出院后 72 小时归档到病案室是病案质控的一个重要指标。我院在三甲评审申报之前，住院病历的按时归档率基本上达不到要求。为达到三甲医院评审要求，医院不仅把病历书写质量与科室绩效挂钩，同时加大了病历不按时归档的处罚力度。具体检查和处罚由医务科和质控科来执行。随着病案统计系统与 HIS 接口的完成，我们随时可以查询病历归档情况并精准指向具体主管医生。由于三甲医院评审期间医院把原归属于医务科的病案室划归信息科，病案归档催交就成了信息科的日常工作，这样无形中把住院病历归档率考核产生的矛盾焦点转移到了信息科。尤其是三甲评审通过后，各病区的住院病历归档率又恢复到了三甲医院评审前的状态。

患者出院结算后，纸质病历一般至少要一周才能送到病案室，有些要两周，时间长的甚至几个月都收不回来。这在很大程度上影响了病案首页完成的时效性和质量，同时也影响病案统计的质量和卫生统计报表的完成。医院虽然有相应的奖惩制度，但是由于医院的医疗业务正处于快速增长阶段，病房总是不断加床，导致住院病历归档不能按时完成。为此，我们在思考有没有办法能够提高医生病历书写效率，减轻护士整理病历的负担，从而提高病历归档率。

我们在梳理全院已经上线的各子系统时发现，如果能在现有的系统中增加医疗文书编辑功能，通过方便快捷的复制、粘贴、编辑，调用预制好的文字脚本或模板来书写患者入院记录、病历首页、病程记录等医疗和护理文书，就有可能大大提高病历书写的效率，减少医生在书写病历上花费的时间，从而确保患者在办理出院结算的同时，基本上可以拿到自己的病历。那么是否能让医护人员直接使用现有的医嘱系统录入医嘱，并同时在系统上完成文件的书写工作呢？在这样的假设下，我们萌生了设计开发一个相关的新系统或改造现有系统来实现这一目标的想法。

在 1997 年年底的工作总结汇报会上，我把这一设想向医院领导班子进行了汇报。雷院长非常支持我的设想，鼓励我们努力去把这个设想变成现实。我们医院当时刚通过三甲医院评审一年，医院的业务正在快速发展，医院发展需要投入的资金缺口很大，没有经费支撑我们把这个设想落地。为解决资金短缺的问题，我们把目光瞄准一年一度的"广西壮族自治区卫生厅医药卫生科研计划课题"的科研经费，希望通过申请课题获得经费来支撑这个项目的探索实践。如果这一探索能基本成功，那么就有可能申请追加一部分医院经费来实现该目标。那么究竟该申报什么样的课题呢？什么样的课题名称更适合这一设想目标呢？在当时我们并没有接触到现在所说的"电子病历"（MER）概念，想法也很简单，只是单纯地想让医护人员在计算机上完成医疗文件的书写，提高医疗文书的书写效率和实现无纸化办公，我们并没有太多地去考虑数据如何再利用，也没有考虑结构化设计的问题。

受当时比较时髦的"无纸化办公"影响，我们想是不是可以在课题名称中强调"无纸病案"？就这样，我们把"无纸化办公"概念移植过来，初步确定"无纸病案管理系统"为申报的课题名称。在既没有经费又没有开发团队的情况下，我找到学校生物工程研究所的朋友李胜联参与课题，并邀请他留学英国的弟弟李胜彪博士（深圳科德隆电脑软件有限公司总经理）加入我们的课题组，利用他们的开发技术团队帮助我们一起完成这个课题。为了提高申报课题的成功率，我们邀请了雷院长亲自挂帅作为课题的负责人。

1998 年春节来得特别早，在 1 月。在除夕前的腊月二十八，也就是 1 月 26 日，我们这个课题组的主要成员聚在雷院长的小木楼办公室，就接下来的课题申报工作进行分工，开了一个简单的碰头会。1998 年桂林下了一场大雪，春节过后，大家还没有从"假期综合征"缓过来，就开始了申报课题的紧张工作。首先是科技立项检索查新和撰写综述。经过文献检索，我们查出了许多相关文献，例如，胡德敏的《专科病案的电子计算机管理》等。这些文献都在不同的方面涉及了我们申报的"无纸病案管理系统"课题。在完成了近 0.4 万字的研究综述后，我们向桂林医学院图书馆科技查新部（桂林医学院图书馆科技查新部是当时在桂北地区由自治区科委认定的广西科技成果查新的唯一单位）提交了"无纸化病案管理系统国内有无相同或类似研究"的委托查新申请。

1998 年 3 月，桂林医学院图书馆科技查新部给我们反馈了以下查新结果：

经计算机及手工检索，结果如下：密切相关文献 2 篇，一般相关文献 5 篇，无纸病案（又称电子病案）系统是发达国家病案管理人员所关心和开发的项目。国内有 2 篇相关文献，智铁铮等人通过对耳鼻喉科、胸外科病历编辑软件的研制，着重解决专科病历主要部分编辑，提高输入速度。本课题拟从医院全方位角度出发，研究病案整体管理，如病历输入，检验科的化验结果输入，药房根据医生处方给药、划价等，国内未见有与本课题相同报道。查新人：助理馆员徐云、蒋海萍、沈鸥。审核人：馆长陈森森。1998 年 3 月 5 日。

这些工作完成后，我们将填写好的"广西壮族自治区卫生厅医药卫生科研课题申请书（合同书）"、研究综述以及科技查新报告提交给学校学术委员会。1998 年 5 月 18 日，经开会讨论，学校学术委员会同意了我们的科研立项。至此，我们基本完成了科研项目院内立项申报的全部内容，并赶在课题上报截止时间前把申报材料送到了卫生厅。在等待卫生厅漫长的批复过程中，我们一边讨论开发工具的选择和准备软硬件开发环境，一边收集医院之前使用过的各种文书和表格，并根据当时广西壮族自治区病历书写规范，对所有文书和表格进行整理分类。

关于开发工具，在当时想要完成规划的"无纸病案管理系统"，并没有太多的工具可以选择，除了原来用的 C＋＋和 INFORMIX 数据库自带的"4GL"工具外，XML 1.0 也才刚刚推出。此外，有可能利用的底层编辑器有 UltraEdit－32、WPS、Word。考虑到当时使用的是 UNIX 环境下多用户字符终端环境，我们专门托人到北京中关村买了一套东方龙马最新推出的基于 UNIX 环境下的"X Word"正版编辑软件。

为了把课题研究和应用推进结合起来，我们计划分两个阶段进行项目开发实施。首先是在形式上实现典型病历快速完整书写，也可以说是高效地照葫芦画瓢，让大家对无纸病历书写过程有一个直观认识，阶段性的成果也可以用于临床典型病历教学。这样整个开发过程不用考虑我们当时实际业务系统的运行环境，选择开发工具的自由度更大，同时有可能快速进行项目结题和通过课题验收。其次是在第一阶段的基础上，充分考虑在线运行的业务系统环境及其开发工具，对实际业务系统进行改造开发，试运行成熟后变成我们新的业务系统，从而推动我院构建"无纸病案管理系统"的进程。当时预计第二阶段的开发和上线过程周期会比较长，可能至少要两年才能真正完成。然而，事情不是我们想象的那么美好，就在我们为这两个阶段性目标积极准备了大半年并开始开发的时候，获悉申报的课题并没有得到卫生厅的支持，在卫生厅科技处组织的评审中没有获得通过。这一消息给我们泼了一盆冷水，大家满腔热情瞬间冷却，整个课题组的活动突然暂停了，等我们缓过神来，1999 年春节已经来临。这时候我清楚地意识到我们之所以申报不成功主要还是因为准备不充分。

由于没有经费的支持，到 1999 年下半年，原来合作的深圳科德隆电脑软件有限公司陆续撤离了全部的技术人员，只留下了第一阶段开发内容的部分半成品代码和设计文档。在没有经费又没有技术团队支撑的情况下，到底还要不要继续？还要不要重新调整课题继续申报？正当我内心挣扎的时候，一次在柳州跟兄弟医院的交流活动中我偶遇了柳州的亿通网络通信系统有限公司总经理闭平波。在跟闭总持续深入的交流中，我得知他们正在跟柳州中医院合作开发电子病历系统，并得到了柳州市科委的一大笔资金支持，系统已经基本开发完成，准备在 2000 年上线包含门诊电子病历的医生工作站，在 2001 年上线包含住院电子病历的医生工作站，同时将完善全院的电子病历系统并逐步取消纸质病历。在这种情况下，我觉得再坚持已经没有意义了，于是决定放弃继续申报。至此，我们信息化科研项目的第一次尝试以失败告终。

回首我们申报课题不成功的原因，主要还是项目申报比较匆忙且没有申报科研课题的经验。当时对电子病历的理解和认知非常幼稚可笑，就连申报的课题名称与我们实际想做的东西都存在着不完全一致的问题。此外，当年在卫生厅的科研项目评审中，非医疗业务类的科研课题通过率一向极低也是导致失败一个重要因素。然而，这次科研课题申报开启了我院申报信息化科研项目的先河，为后来信息化课题的申报积累了经验。这次课题申报使我们开始重视医疗信息化的理论学习和研究，而不仅仅停留在项目的实施和日常运维工作上，同时也让我们对病历、病案以及现在的健康档案有了更深入、更全面的理解。或许有时候过程比结果更重要吧！

厚积薄发，PACS 上线

一、平静的水下暗潮涌动

2000 年在轻松应对了"千年虫"问题的考验之后，跨入 21 世纪，经过几年信息化建设和发展，桂林医学院附属医院以经济管理为核心的传统信息系统已进入稳定常态运行阶段。信息化建设与运维最大的问题主要来自医改初期诸多的不确定性和各种各样政策的频繁变化。我们围绕着改革过程中的变化和矛盾冲突调整系统，在技术层面有可能解决的我们基本上做到了兵来将挡、水来土掩。在"执业校验""信息公开""一日清单制""物价检查""文明医院评比""百姓放心医院"等各种各样的检查、评比和评审中，我们医院的信息化始终都是亮点。尽管如此，我还是清楚地意识到传统 HIS 的发展在短时间内很难在大框架上有根本性突破。这样没有突破的"平静"，对于还没有从亢奋状态走出来的第一代医信人来说，似乎缺少了一些多巴胺或内啡肽，总感觉有些异样。如何寻找到新的发展方向，打破信息化建设发展停滞不前的僵局呢？我们之前企图打破僵局的"无纸病案管理系统"课题研究尝试显然已经受挫，然而面对挫折我们并没有停止思考。在总结"无纸病案管理系统"科研课题申报流产教训的过程中，我们发现单纯解决医嘱和医疗文书的书写，距离实现"无纸病案"差之甚远。因为在病案中仍有大量的临床医技报告等其他医疗过程记录也需要"无纸化"，为此我们重新整理"无纸化"建设思路，调整"无纸化"建设规划，暂时先放弃对原来 HIS 的改造和"无纸病案管理系统"的开发，而是考虑从那些对"无纸化"影响比较大的临床医技系统规划建设开始。于是我在 21 世纪初起草的第一个五年规划——"桂林医学院附属医院信息化建设十五规划方案（草案）"中提出了"从外围包围核心"的战略，即先规划建设临床应用系统及临床网络教学系统，并从中找到突破口，然后升级改造 HIS 并整合临床应用系统。走外围新的应用系统包围现有传统核心 HIS 的路线，去推动信息化继续拓展深度和广度，从而打破信息化建设发展停滞不前的僵局。从我院信息化建设的经验和教训中，我清楚地意识到要实现"从外围包围核心"的战略，完成这个规划中"临床信息系统建设"的核心任务，我们必须满足以下条件：有一个能满足临床应用和临床网络教学系统数据交换的信息化网络基础环境；有对临床网络教学和临床信息系统应用场景的深度理解；有一支能适应临床信息系统应用发展的技术服务团队；有能打动院领导班子使其愿意为之投入的充分理由；能得到具有代表性的临床医技科室的支持与配合，实现临床信息系统的个案应用突破。

20 世纪 90 年代初，桂林医学院附属医院信息化建设起步的条件非常艰苦，信息科的计算机室只是两间小小诊室，一间用于网络和服务器机房，另一间则是不间断电源设备与计算机室技术人员维修共用。在桂林"地市合并"两年多后的 2001 年，我们迎来了大桂林旧城改造的时代。医院利用大桂林旧城改造之机，争取到了与医院相连的一块地，这块地是一段约 200 米的宋城墙。在这个宋城墙遗址上，医院开始规划建设两栋住院医技大楼，开启了当时桂林医学院附属医院建院以来最大规模的一次基础建设。为了抓住这次发展机遇，桂林医学院决定在即将竣工的东城校区教科综合楼和行政办公楼落成后，把与附属医院仅有一条马路之隔的乐群校区的整个行政后勤部门以及大部分教研室搬迁到桂林医学院东城校区，将乐群校区图书馆与附属医院信息科的图书室及阅览室合并，合并后的图书馆除了查新业务之外，所有业务工作均由附属医院信息科接管。乐群校区搬迁后，空下来的用房全部交给附属医院配置调整。随着学校各部门的陆续搬迁，附属医院陆续开始了大范围的用房调整。我也不失时机地向院领导班子提出了信息化基础建设用房的要求。刚开始医院领导对我提出的用房要求没有表态。为了争取这次机会，我在提交的全院网络升级改造书面方案中提出了包括全院所有弱电和强电在内的架空线路下地，医院内部电话程控交换改造以及院内卫生宣教并入闭路电视线路改造等美化全院环境、提升医院形象的整体解决方案，并愿意承担主导这次美化全院环境的任务。我用这样一个全院环境美化整体打包改造解决方案说服了医院领导班子，争取到了使用老门诊大楼附楼顶屋的许可。在实现医院内部电话的程控交换，内部闭路电视、卫生宣教等业务集中管理的同时，不间断电源用房、培训教室、中心机房和办公用房的问题一次性得到了解决。至此，我终于在用房调整分配激烈的竞争中，成功地利用方案混合打包，并以完成非信息科业务所属的美化环境改造任务为理由，换得了信息化基础建设所需要的全部用房资源。由于新大楼建设仍需要几年时间，我们的网络升级改造决定从旧楼改造和机房建设开始。对于这次网络改造，我们的基本原则是基础隐蔽工程适当超前，设备只需满足应用。考虑到将来医院临床不同应用场景的特点和网络教学大量流媒体数据传输的需要，我特别规划了不同路径的两条光纤从附属医院新的中心机房直达桂林医学院网络中心机房，使附属医院的网络整体融入桂林医学院校园网，所有办公室及临床科室的终端网络采用了 TCL 罗格朗六类网线。放射科、检验科和手术室等对宽带资源要求比较高的部门都是光纤从中心机房直达科室，单独享受宽带资源。尤其是放射科，考虑到今后影像数据交换与传输对宽带的特殊需求，我规划了两条 6 芯光纤从中心机房直达放射科，并通过链路聚合技术使放射科的宽带达到 4000

千兆。这样的规划设计提高了网络整体性能和可靠性，为后来上线 PACS 及其他临床信息系统、网络教学平台铺平了道路，确保了后来十多年没有出现过数据传输与交换瓶颈。对于当时的核心交换机，我们并没有太多的选择，思科产品的价格太高，我们消费不起，只好选择价格勉强能接受的神州数码交换机。神州数码的核心交换机价格比思科要便宜得多。由于当时经费紧张、预算有限，我并不能像现在一样配置两台核心交换机，因此只能采购一台核心交换机、两台汇聚交换机。为达到网络备份的效果，在核心交换机和汇聚交换机选型时，我选择了板卡可以互换的型号，以备核心交换机出现问题时，可以用汇聚交换机的板卡替换。不过我们运气比较好，这次采购的神州数码交换机稳定运行了差不多二十年，直到它们"退役"都没有出现过一次故障。

为了加强与临床医技科室的联系，深入了解临床系统应用的场景，在网络改造、信息化基础环境建设稳步推进的同时，我们一直在有意识地向各临床医技科室靠拢。通过计算机操作使用培训，与临床科室一起制作教学课件，帮助临床科室维修计算机化的医疗设备，我们与各临床科室建立了良好关系。在众多的临床信息系统应用中，信息量最大、标准化程度相对较高的当属临床检验和医学影像检查。在临床诊疗过程中，临床检验和医学影像检查信息也是病历组成的较大一部分，那么我们之前的所谓从外围系统突破，首先就必须考虑这两个临床应用系统。这两个临床应用有着明显的特征，它们最初都是随设备进入医院的。而作为临床信息系统，它们的不同之处是，检验系统 LIS 是以 IT 身份进入医院，而医学影像存档与通信系统 PACS 则是以医疗器械的身份进入医院信息化建设视野的。由于 PACS 初始进入医院所配套的都是昂贵的高端影像设备，这自然延伸了它"贵族消费品"属性，并在其"高贵"身份的光环笼罩下蒙上了一层神秘面纱。好奇和挑战神秘是我们第一代医信人的特点。我这个放射科出身的医信人自然就选择了 PACS 作为外围系统建设的突破口。于是，我开始把大部分注意力聚焦在与 PACS 相关的信息之上。因特网上的医疗信息学论坛和中国 PACS 论坛成了我持续获取最前沿信息的源泉。《中华放射学杂志》《中国医疗器械杂志》《医学信息》等成了我每月必读的期刊。在我的印象中，我首次接触到 PACS 是在 1994 年，一个医疗器械博览会上一台报价上百万元的惠普超声图形工作站吸引了我的眼球。1995 年在广西南宁医疗器械博览会上，深圳安科公司推出的"影像管理与通讯系统工作站 ASG－340 系列"让我首次系统地认识了 PACS。我就这样埋下了一颗建设 PACS 的种子。在这个医疗器械博览会上，我与安科公司的产品研发工程师毕亚雷进行了有关 PACS 与 HIS 之间数据交换问题的深入讨论。经过一段时间的理论学习探讨以及与院内外放射科专家、IT 专业人士、PACS 供应商进行了充分的沟通和交流，我开始对 PACS 厂家和实际应用案例进行实地考察学习。2002 年我参加了国内知名的 PACS 厂商西安华海公司在西安举办的公司庆典活动和学术交流大会，其间参观了一家医院的 PACS，并委托华海公司销售经理胡斌引见了第四军医大学卫生统计学教研室主任徐勇勇，且与徐主任的研究生团队一起交流了我很感兴趣的 DRG（疾病诊断相关分组）付费方式。接下来，我借参加学术活动或出差的机会多次参观了 PACS 厂商的基地和 PACS 建设比较好的医院。在深圳市考察了深圳安科公司和深圳蓝韵实业有限公司，并与他们的研发技术人员进行了有关 PACS 建设的深入交流和讨论。在上海与加拿大思代（CEDARA）公司上海办事处技术人员探讨了如何更大程度地开放思代软件进行个性化应用和二次开发的可行性。同时，我也顺路参观了 LIS 厂商上海瑞美公司，并与唐剑锋总经理讨论了 LIS 建设中有关预制条形码和打印条形码的利弊等问题。在广州与通用电气公司代表张衡及其技术团队讨论了通用电气公司的 PACS/RIS（放射科信息系统）本地化应用开发问题，还参观了中山医科大学附属医院、广东省人民医院和南方医科大学南方医院的 PACS。在南方医科大学南方医院的参观学习收获最大，他们上线的 PACS 是利用科研课题经费自己研发的，虽然当时在图像处理方面与通用电气、西门子等国外品牌相比还有差距，但是他们已经实现了零的突破，开始在放射科使用，而且他们从一开始的设计就考虑到了远程会诊和远程教学。我于 2005 年规划建设的远程手术示教系统就是受他们的启发。通过这样一系列的理论学习、参观考察、交流讨论，我对 PACS 应用现状有了更直观的认识，对 PACS 的发展方向有了更深刻的理解，同时对全面推进临床信息系统建设也有了更清晰的思路和底气。为了当年我内心深处埋下的建设 PACS 的那颗种子，我一直在苦苦探索，默默准备。

二、蓄势待发

人们常说，机遇总是留给有准备的人。一个争取系统建设经费的机会终于来了。2003 年，我在参加医院大型设备采购的论证会上得知医院根据业务发展的需要计划采购一台核磁共振仪和一套医疗摄影系统，我借这次影像设备采购的机会，以配套影像设备应用为由，提出申请建设 PACS 项目计划。为了争取到这次搭便车建设 PACS 的经费，我不敢多要钱，小心翼翼地提出了一个不到 300 万元的方案。我当时想，一台核磁共振仪要好几千万元，而作为配套，我提出用不到 300 万元的预算建设全院 PACS，医院领导班子可能会通过我的申请。虽然我的"配套"建设预算议案是临时提出的，但我之前的预见性准备派上了用场，我在会上论述了几年来我对 PACS 的调研情况和我院 PACS 建设初步方案。当时领导还真的原则上同意了我的申请，只是要求我尽快补充 PACS 建设方案论证汇报材料。在这时我查到了"贵阳国际 PACS 学术研讨会暨贵阳医学院附属医院 PACS 剪彩仪式"的报道，并看到《计算机世界》以整版篇幅报道了贵阳医学院附属医院 PACS 建设的全过程和取得的成果。该报道声称贵阳医学院附属医院建设的 PACS 是当时 PACS 应用在中国落地以来最好、最成功的案例。为了更加坚定院领导对 PACS 建设的投资信心，我提议由院长带队去贵阳医学院附属医院参观学习这个成功的 PACS 建设案例，院长同意择日前往。2004 年 3 月 16 日，由雷院长亲自带队，信息科和放射科加上司机我们一行 5 人驱车 600 多公里，途经柳州、河池，当天下午 6 点左右到达贵阳。次日早上在贵阳医学院附属医院信息中心王康工程师的引导下，我们一行参观学习贵阳医学院附属医院数字医院建设经验，与信息中心主任和放射科主任进行了深入的交流和讨论，其中重点参观交流了他们的 PACS 建设情况、使用效果及管理方式。贵阳医学院附属医院的 PACS 是通用电气公司的产品，始建于 2001 年 3 月，项目建设包括省长基金在内投入近 2000 万元。硬件环境是 CISCO - 29x 系列交换机、惠普的服务器和存储，数据备份是用一台 200 多万元的惠普磁带机。主干链路使用千兆光纤，用超五类网线接入了放射科终端用户 120 多个站点、4 个登记和收费窗口。系统已经与部分县医院连接并开通了放射影像远程会诊，整个系统由放射科主导建设，信息中心只负责系统的网络和存储维护，PACS 则由放射科专人维护。下午我们经浪潮通用软件公司张学锋介绍，参观了贵州省人民医院放射科的 PACS。贵州省人民医院的 PACS 是浪潮通用软件公司开发的 Mini - PACS，由放射科自己建设和运维，当时的使用效果显然不如贵阳医学院附属医院的好。我们参观时正好遇到中科恒业公司的技术员在对他们的 PACS 进行升级改造。结束在贵阳的参观学习，我们于 2004 年 3 月 18 日早上驱车返回桂林，在途中院长问我："给你 300 万元建设 PACS，你能启动并建设好吗？能达到什么样的效果？"我当时不假思索地说："给我 300 万元，我一定能做得比我们所看到的更好。"回到桂林后，我陆续考察了广西医学院第一附属医院、玉林市人民医院和北海市人民医院等数家医院的 PACS 应用状况，之后提交了 PACS 建设可行性分析论证报告。在 2004 年年底，PACS 项目建设的预算基本上有了着落。

　　预算基本落实后，我开始启动酝酿已久的 PACS 项目建设方案。根据之前对影像科室的调研，我院放射科还有一台用了多年的日本东芝普通胃肠机没办法接入 PACS，如果重新采购数字胃肠机，我们的 PACS 建设经费就有可能得不到保障，那么 PACS 建设就可能要延迟几年。为了不让这台老旧设备成为我院 PACS 建设的障碍，我仔细分析了这台普通胃肠机的技术参数和使用现状，发现这台普通胃肠机 X 线主机系统和检查床机械系统基本符合数字胃肠机要求，只是在点片时经常出现卡片故障。如果能进行数字化改造，引起点片时出故障的片库系统就可以去掉，其故障自然就不存在了。如果能增加一套数字控制装置，同时把原来 40 万像素的 CCD 模拟信号转变成数字信号，理论上就有可能把这台普通胃肠机变成一台可接入 PACS 的数字胃肠机。如果胃肠机能改造成功，我们建设 PACS 的经费会更充足。为此我向医院建议对这台普通胃肠机进行数字化改造，并主导了这次数字化胃肠机改造的全过程。改造的基本原理是模仿原有的操作和点片模式，由数字处理系统主机发送曝光信号，在不破坏原系统的情况下，把原来的模拟图像转化为数字图像，并以 DICOM 格式保存并传输到 PACS。首先是改造成像装置，更换影像增强器，把原有图像分辨率低的影像增强器用中国台湾魔言公司的 MEDICAL 8G 型黑白高亮度液晶显示器替换，并安装日本 AVENIR 公司生产的 SE1614 16.0mm F1.41 镜头和日本索尼公司生产的 OK AM1300 CCD 数字摄像头。其次模仿原有的点片模式进行电路改造，在不破坏原系统的情况下，增加一个高压控制盒，由数字处理系统主机发出预备及曝光信号，实现数字点片和末帧存储。最后利用数字减影软件模拟原来的操作过程，获取数字图像。为适应系统改造的需要，我们选择了当时配置比较高的大主板品牌计算机，配置的 CPU 为英特尔奔腾 4 系列，主频为 2.6G；内存为 256M；硬盘为 60G；显卡显存为 128M，双头输出；显示器为高亮度单色灰阶显示器。在大主板扩展槽插上与 CCD 配套的 OK - M30A 专业级图像采集卡、OK - GPI020 输入输出卡和 PCI - 8333 的数模转换卡。安装完操作系统、数据库、各种卡和驱动后，把硬盘控制器设置为 DMA（直接内存访问）模式，最后安装数字减影软件系统，从而实现了对主机的控制，以及数字化图像的采集、处理和后处理。经过几个月的反复调试和改造，这台准"数字胃肠机"终于在 PACS 上线前开始正常工作。后来经长时间的临床应用检验，这台准"数字胃肠机"完全达到了数字胃肠机的基本技术参数要求，结束了我院无数字胃肠机的历史。这一数字化胃肠机改造的成功既使原有设备使用价值得到提升，也为放射科影像设备全部接入 PACS 做好了准备，更提高了我们全院上线 PACS 的信心。

经过长达 4 年多的前期准备工作，我们的 PACS 建设项目终于在 2005 年进入采购流程的实质性阶段。院领导班子对这个项目高度重视和谨慎。因为这是桂林医学院附属医院信息化建设以来单个系统建设金额最大的项目。截至 2005 年，所有的信息化建设与运维总共支出还不到 75 万元，而这次一个 PACS 项目的预算就达 300 万元。院领导要求信息科按规定认真做好项目建设方案的充分论证，并要求财务、设备、审计全程参与跟踪。由于我之前做好了充分准备，根据 4 年多以来收集整理的资料，于 2005 年 3 月 28 日提交了 1.3 万多字的 PACS 建设项目报告。该报告详细叙述了 PACS 的现状和发展趋势，说明了建设 PACS 对于我院实现跨越式发展的重要意义，分析了 GE、西门子等国外品牌特点，指出了国内厂家产品在图形处理方面的劣势和在 RIS 本地化、个性化方面的优势，列举了广西医学院附属医院和贵阳医学院附属医院 PACS 建设超千万元的实际案例，并以区内外不同规模 PACS 项目建设成交金额证明了我们项目的建设特点和投资的合理性。这份报告是我这几年来关于 PACS 学习考察的总结，充满了对西门子等国际品牌的期待，同时也希望能通过招标竞争方式寻找到能在预算内实现全院 PACS 建设目标的合作伙伴。经 5 位业内专家评审，我的项目报告顺利通过，并得到了包括 IT 专家和放射科领域专家的认可和好评。2005 年 4 月初，我们的预算方案也通过了医院内部的审计。按照医院采购的相关规定，医院采购部门委托了广西云龙招标有限公司桂林分公司作为这次信息化项目的采购代理，桂林市审计局滕丽明科长作为本次采购招标的监督。为了让竞标商能充分了解我们的需求，我们能明晰竞标商的承诺以及合作的态度，以使采购结果能满足我们需求底线的同时，尽量接近期望值的上限，因此我们选择了竞争性谈判方式来实施这次 PACS 采购项目。我们为了能与竞标企业充分沟通交流，除了采购需求表中 26 项软硬件基本参数需求的描述外，采购文件还用了 8 个附件和 1 个"总体要求说明"来展开项目建设需求。尤其是"总体要求说明"，基本上包含了我那份 PACS 建设可行性论证报告的全部内容，描述了分阶实施并迭代发展建设的基本思路，表达了我们这次采购不是简单的货物采购，而是在选择可以长期深度合作的伙伴。

2005 年 4 月 26 日，招标文件通过了院内的审查，当月 29 日在中国政府采购网和广西云龙招标有限公司网上发布竞标公告，2005 年 5 月 21 日早上 9 点开标，项目竞标很激烈。其间进行了两轮报价，多轮细节内容谈判。这样的竞争性谈判为医院争取到了最优的价格，更重要的是通过多轮谈判充分交流，我们临床、教学、科研一体化的 Full - PACS 功能需求更为清晰明朗。整个谈判和评审持续到次日凌晨两点左右。最终竞标结果是深圳市蓝韵实业有限公司以 238 万元报价排名第一，通用电气医疗系统贸易发展（上海）有限公司以 298 万元报价排名第二。这次是我第一次参加招标，也是我经历评审时间最长的一次招标。根据招标有关规定，2005 年 5 月 25 日发出中标结果确认函。至此，项目招标工作告一段落。在招标结束后，我收到了通用电气公司王总的电子邮件，在邮件中他这样写道："欧主任，您好！这次折磨人的招标终于过去了，虽然结果对于我们来说是伤心的，但几天后我已经平静了许多。很抱歉离开桂林的时候没有跟您打招呼，但那时情况比较特殊，还请您原谅，虽然这次失败了，但我想以后总有机会合作的。凡事都有两面，这次虽然失败了，但也有很多值得学习的地方，这是一个活生生的案例，你们的标书是我们在国内见到过的最好、最细、要求最高的一个标书。这次参加投标，比任何培训的效果都要好上一百倍……好了，说实话，上次看到您时觉得您比以前憔悴了许多，可能是太辛苦了吧，希望下次见到您时您还像以前那样精神。这次招标是太辛苦了，不过一切都过去了，我们会好好地吸取教训并总结经验的。"虽然招标工作结束了，但我们的项目建设还没有真正开始。中标结果出来后，我们并没有马上推进项目实施，一是因为按照规划建设的阅片中心、放射影像教学与会诊中心还没有完成装修；二是这个中标价格从市场情况来看并没有多少利润，而国内公司是否真有实力并愿意投入足够的资源与我们一起共同实现全院的 PACS 建设目标，我心里还是觉得不踏实。为了避免我所担心的情况发生，并实现 PACS 建设目标，在项目实施前，我两次与深圳市蓝韵实业有限公司的董事长张力华及技术部总监沟通交流，反复强调我们医院是桂北地区很有影响力的医院，做好这个项目是相互成就，希望公司能把这个项目做成标杆，调配足够的资源支持我们。经过多次深入的交流，张力华董事长充分肯定了项目的重要性，并承诺公司将全力以赴地按照规划建设好这个项目。后来的事实也证明了该公司与我们合作的诚意。在正式进场通知书没有发出之前，该公司已提前采购招标文件需求中所有的硬件设备，同时该公司技术部还派人到医院指导阅片中心和放射影像教学与会诊中心的装修建设，并额外提供了一台 IBM 服务器，提前搭建好了系统全部应用的测试环境和培训环境，白天我们一起测试，晚上对放射科和超声科的医技人员进行操作培训并收集他们的反馈意见。

三、破茧成蝶

随着医院新大楼建设的落成，我们建设完成了手术示教和临床远程教育系统。全院的网络改造和环境美化也相继完成。眼看着基础建设完成，马上就要上线 PACS，这时候让我有压力的是信息科技术人员严重短缺的问题。说来很是惭愧，信息科成立之初，技术人员就只有我和从检验科抽调来的罗云，因为当时医技专业人员在信息科职称晋升难，在我院三甲评审通过一年后，罗云就提出回检验科工作。罗云是一个刚从学校毕业没有几年的小伙子，但他是一个地地道道的电脑"发烧友"，他的学习能力和动手能力都很强。我特别喜欢这个小伙子，在医院严抓考勤的时候，我从来没计较过他的上下班时间，对他实行的是弹性工作制，尽我所能给予他最宽松的工作环境，他也实实在在地在系统上线和运维工作中展示了能力，作出了贡献。当时我非常不舍得他离开信息科，但是为了他的个人前途，还是忍痛割爱让他回到了检验科。当然，他也没有辜负我们的友情，后来也正是因为他在检验科的相助，才使得 LIS 毫无悬念地一夜之间顺利上线。一个"光杆司令"自然是不利于我院信息化建设与发展的。在我的强烈要求下，先后在 1996 年年底和 1998 年争取到了两个专业技术人员加入信息科。他们是后来的网络硬件管理骨干苏玉成和软件开发骨干黄明炜。1999 年黄明炜用 PHP 语言完成了门户网站开发，接着陆续完成了抗生素使用分析、患者查询系统等多个外围系统应用开发工程。在上线手术示教和临床远程教育系统中，他们也发挥了积极的作用。就在即将上线 PACS 这个节骨眼上，我之前申请的校招计算机专业大学毕业生的两个名额得到了批准。在 2005 年准备上线 PACS 的前夕王勇和甘沛山加入了信息科的技术团队。王勇主要负责硬件运维，甘沛山主要负责软件运维和软件开发。甘沛山对我提出的应用场景设计悟性非常高，软件开发能力也很强，十多年后他被人才引进到了桂林市人民医院。有了他们的加入，我信心十足地开始按心中的目标引导他们，在科室例会上我要求每一个人对照"桂林医学院附属医院信息化建设十五规划方案"内容，并结合 IT 技术的发展趋势制订自己的学习计划，为实现我们的规划做好充分的技术准备。一切都在按照计划有条不紊地准备着。2005 年 10 月，放射科的阅片中心在深圳市蓝韵实业有限公司技术人员的协助下顺利完成装修。10 月 25 日，我正式向蓝韵实业有限公司发出 PACS 项目建设进场实施通知书，该公司销售部蔡春辉总经理全面负责公司的资源调度与协调，我负责医院的配合协调，放射科邱主任和禹副主任负责影像科内部协调，邓鹍博士指挥宇于、曾文等十多人的开发团队为我们系统的二次开发和升级护航，项目现场实施经理张代军带领着由蒋翔、张育聪、王建华、梁田等人组成的实施团队与我们信息科的技术人员一起在中心机房部署完成了 PACS 服务器、SAN（存储区域网络）等基础环境建设。光纤模块聚合链路直连放射科交换机、一批竖屏和高流明投影仪器、十多套教学用计算机等硬件设备和基础环境一周内全部安装和布置到位。2005 年 11 月 25 日安装调试好了所有软件系统，超声科的超声设备、放射科的 CT、乳腺机，以及准"数字胃肠机"等设备全部接入 PACS；放射科和超声科的排队叫号大屏及系统也同时安装完成。经调试和试用，2005 年 12 月 PACS 在放射科和超声科顺利启用并取得了良好的效果，为实现全院 PACS 建设迈出了第一步。在 2006 年桂林医学院本科教学评估中，我院 PACS 及其网络教学平台系统受到了教育部评审专家的充分肯定和高度评价。经过两年多的快速迭代升级，PACS 实现了建设规划中的全院临床科室网页浏览，上线了三维重建和骨科手术导航临床应用，以及网络教学及影像远程会诊、教学科研影像标注筛选等应用，完成了集临床、教学、科研于一体的全院 PACS 建设的第一阶段任务。该 PACS 项目创造了以百万级投入就能建设全院 PACS 的纪录，揭开了 PACS 那神秘的面纱，成为当时普通医院也能够用得起且用得好 PACS 的经典案例，为 PACS 可以向基层医疗机构推广和普及提供了佐证，也为后来国家支持基层医院能力建设项目、放射科级 PACS 预算价 50 万元提供了参考依据。在 PACS 项目第一阶段任务完成后，中国卫生信息学会副会长、卫生部信息化领导小组专家、首都医科大学生物医学工程学院马斌荣教授专程来医院参观并指导我们下一阶段的 PACS 建设。我也多次到深圳市蓝韵实业有限公司与他们的产品经理和软件开发技术人员对 PACS 建设的下一个目标进行深入交流和探讨。在交流中我反复表达了对 Full－PACS 更深层次的理解，并强调对于 PACS 用户来说，我们想要的 Full－PACS 应该具有包括独立影像源系统应用的纵向深度和所有影像源系统应用的横向广度，集教学、科研、临床于一体的可充分扩展的应用平台动态系统。对于 PACS 厂家来说，其 PACS 产品架构则应该是可拆分的。就好像变形金刚一样，每一个影像源应用系统都是可拆分的独立部分，这样的一种变形金刚般的产品设计思路才能让企业在竞争中立于不败之地。桂林医学院附属医院 PACS 的成功建设，实现了我与深圳市蓝韵实业有限公司张力华董事长达成的"相互成就"的共同目标。对于医院来说，我们以相对优惠的价格获得比较理想的应用系统；对于深圳市蓝韵实业有限公司来说，他们收获了一个与众不同的全新 PACS 产品。他们在我院开发的 RIS 后来也成为广西医学院附属医院西门子 PACS"新沟通"RIS 升级的原型；深圳市蓝韵实业有限公司与我们合作开发的影像教学软件系统也在广西医学院附属医院实现了商业价值转化。为了更好地让 PACS 在市场上得到发展，2008 年，深圳市蓝韵实业有限公司以 PACS 产品为核心把原来公司的 IT 事业部独立出来，成立了深圳市蓝韵网络有限公司。

　　回顾 PACS 建设的整个过程，可以清楚地看到我院 PACS 建设与当年所有参观过的医院的不同之处是，我们的 PACS 建设规划是站在医院应用层面上的，由信息科主导，临床科室配合，所有应用服务器和存储等基础设备全部集中在信息科中心机房，系统的管理和运维全部由信息科负责，各科室只管使用。整个 PACS 从规划到建成至全面启用，准备时间用了 4 年多，上线时间只用了 3 个月。最后之所以能持续迭代，成功实现既定目标，不仅是上线前我们用了很长时间做了大量扎实的基础工作，而且还有"天时、地利、人和"的优势。在项目的推进过程中，我们每前进一步都是在恰当的时间做了恰当的事情。要是没有医院的大规模建设，我就没有机会争取到中心机房建设；要是没有医院大型影像设备采购，我就没机会争取到建设 PACS 的预算；要是没有这个预算，我就没办法在临床信息化建设上取得突破。此外，放射科原本就是我的"娘家"，虽然我师傅已经退休，但是放射科大多数是与我共事多年的师兄弟，我离开放射科后，科室每年的聚餐活动他们都会邀请我参加。我们不仅保持着良好的友情，而且在业务和技术的交流上也有着共同语言。在项目实施推进的业务流程改造和具体操作细节设计过程中，我们的交流沟通一直都没有障碍，可以说无论是于公或于私，放射科的兄弟们都给予了我极大的支持和帮助，我至今仍然保留着当年的那份感激之情。当然也因为我与放射科的这份感情，在 PACS 建设的整个过程中，我也在尽量为放射科争取最大的利益。当时医院正在推行全成本效益核算，每个科室每花一分钱都要算到科室的成本上，如果 PACS 的建设成本算在放射科头上，那将直接影响到科室每一个人的效益奖金，为此我说服了院领导，把所有成本都算在信息科上，这样就打消了放射科使用 PACS 的顾虑，坚定了他们建设 PACS 的决心。在医院用房调整分配中，我还协助放射科争取到了阅片中心用房，使放射科诊断和教学工作环境得到了极大的改善。

如果说 20 世纪 90 年代初的信息化建设是我院信息化建设零的突破，那么以 PACS 为代表的临床信息应用系统上线，则是我院信息化建设以来实现跨越式发展的一个里程碑。对于我来说，这个里程碑与 20 世纪 90 年代初零的突破意义是完全不一样的。当年我因医院发展需要而被动上阵，是一个医信人的职业使命使然，上阵后我一边学习一边摸索着前进。而这一次是我做足准备的主动请缨，是一个医信人发自内心深处的自由探索精神对医信事业的一次追求，是一次医信人职业任务与事业理想的完美结合。自从跨入 21 世纪，我内心深处埋下的这颗种子已历经 4 年多的孕育，终于一朝破土而出。它的茁壮成长倾注了我五年的时间和心血，算得上是五年磨一剑，也算得上是"厚积薄发，破茧成蝶"。在我看来，它就像我的孩子一样，在出生的那一刻让我又惊又喜，终生难忘。我发自内心地希望它能快速迭代，长成我心目中那强大的变形金刚"擎天柱"。2025 年是 PACS 在桂林医学院附属医院"降生"的 20 周年。我们的医疗影像设备已经更新了好几代，数量已经是当年的好几倍，PACS 在临床、教学、科研等应用范围也在不断扩大，它伴随着医院的壮大在不断成长。我真心希望它的缔造者们在它 20 岁生日到来之际能赋予它更多的人工智能元素，让它在桂林医学院附属医院未来的信息平台系统架构中具有更加旺盛的生命力，并能再创辉煌。

与"医改"一路同行

在这里讲述医信人的故事，我总感觉"医改"似乎是一个绕不开的话题。在整个医疗信息化发展的历程中，"医改"给你我的 HIS 人生留下的烙印无处不在。无论你是哪个时代的医信人，当你站在 HIS 人生某个节点回望的时候，那些为应对"医改"带来的各方利益冲突引发的一系列连锁反应，以及行政思维对技术思维的挑战而产生的困惑、迷茫、无奈等情感冲击和自我意识的感悟，总是格外深刻……

在我的记忆中，我认为影响 HIS 发展变化的"医改"，大体上有以下几个阶段：首先是 1985 年到 2000 年，以医疗市场化为重点的医院管理体制改革。这一阶段，医疗消费性质没有改变，被改变的只是医院。其改革的基本思路是模仿改革开放以来的国企改革。国家以政策换投入，改革医院运营的补偿机制，放权让利，扩大医院自主经营权，提高医院的运营效率和创收效益，把医院逐步推向市场。其次是 2000 年到 2010 年，以成立城镇职工基本医疗保险事业管理所为标志的改革，其目的是推行社会统筹与个人账户相结合的基本医疗保险制度和新型农村合作医疗制度。这一改革过程在进一步探索卫生医疗机构补偿机制的同时，取消了原有的公费医疗，并不断调整医疗消费中个人支付与社会统筹支付比例。再次是 2010 年（开始推行"新医改"方案）到 2018 年。这一阶段的改革不仅对信息化高度依赖，而且"四梁八柱"的其中之一"柱"是"实现共享的医药卫生信息系统"，直接把医信人推到了这一阶段"医改"的前线，医疗服务价格在这一阶段后期多次调整，药品和耗材的加成逐步被取消，开始尝试取消按医疗服务项目收费，酝酿按病种付费。最后是 2018 年到现在。这一阶段的改革以国家医疗保障局成立为标志，改革的重点是加强医保基金的监管，加大了"飞行检查"力度，开源节流，推行医保信息业务编码标准化，进一步推进医保支付方式改革，探索实践医疗服务按病种付费，引导"三明模式"的研讨与推广。

在以上这些过程中，因为"医改"而产生的新名词层出不穷，仅仅与我们医疗信息化密切相关的新名词就令人应接不暇。比如，明明白白消费、一日清单、远程医疗、"互联网＋"医疗、社区医疗、分级诊疗、互联网医院、异地就医和异地结算、个人账户、统筹账户、共济账户、慢病管理、大病保障、医共体、健共体、医联体、三医联动、区域医疗、医疗集团、健康小屋、医保药品追溯、DRG 付费、DIP 付费、聚合支付、统一支付平台、移动支付、人脸识别支付、处方外延、云处方、云胶片……尤其是"飞行检查"让很多医院听到就有些惶恐不安。HIS 的样子就是在这样的环境下被整个"医改"过程雕琢而成，我们的 HIS 人生就是在完善医院信息系统过程中磨炼成长的。

一、初始化预见未来

在全国改革开放大背景之下的 1985 年，医疗卫生系统作为最后两个改革深水区之一，开启了它改革的历程。"医改"初期的基本思路是让医院实行企业化管理，推动医疗产业化，把医疗卫生服务推向市场，但医疗消费主体仍然属于"公费医疗"基本制度体系范畴。20 世纪 90 年代初，当我们开始医院信息化建设的时候，正赶上"医改"的高潮。卫生部根据国务院意见，提出了医院"以工助医""以副补主"的指导方针。医院实行企业化管理，自负盈亏，国家给政策，不给钱，其中主要的政策是药品和耗材可以加成，以弥补政府对医院资金投入的不足。至此医院开始走向市场化之路。其间"医改"对医院信息化的影响主要来自医院内部的成本核算和外部的各种检查评审对数据精细度的要求，而这些要求则与医院信息系统的初始化密切相关。

初始化是医院信息系统的核心内容之一，而初始化中的基础字典规划与设计则决定了系统上线后的稳定性以及信息系统应对未来需求变化的适应能力。我们医院的信息系统由于没有技术积累，再加上当时要赶在三级甲等医院申报书上报之前完成基本系统上线，因此信息系统上线的目标主要是满足基本业务流程，业务能正常运行，并没有过多地考虑基础字典的扩展性问题。1996 年我们申报三级甲等医院成功之后，医院开始集中精力狠抓绩效考核管理，实行全成本核算的奖罚制度，根据当时国家的"医改"方针和政策，医院还成立了劳动服务公司，全面实行企业化管理。为了生存和发展，医院提出了一系列的经济激励发展计划，多方面筹措资金购买设备。设备采购的资金来源有外来投资、医院集资、科室集资等。多个科室可能会用同一种设备，同一个设备产权所属又可能是很多个科室共有的。医院除了医疗业务之外，还开展了一些其他非医疗业务，甚至开起了综合商店和米粉店。有些医疗业务也开始出现不同形式和不同程度的"承包"。药品除了"准字号"的，还出现了"试字号"等其他形式。在这样的环境下，医院的组织架构、运营模式和分配机制发生了巨大的变化，患者的来源、消费类型、是否属于 VIP 等因素都与绩效分配有关。各种收入不仅要精确到科室、"承包"到组织，还要精确到执行人。当初系统上线时，初始化的基础字典属性和字段并没有考虑到这些变化内容，因此我们不得不在基础字典中不断增加新的条目来应对各种绩效核算报表、信息公开和内部管理的要求。每到绩效核算分配的时候，信息科就会有写不完的 SQL 脚本，要解释很多问题。虽然自信息系统上线以来开展常规的业务都很顺利，应对最初的绩效分配变化也还勉强，但是由于新增条目往往有滞后性，随着"医改"政策变化以及由此引发的频繁且无序的内部管理变化，信息系统要想很好地支撑过于复杂的成本核算和绩效分配，以及那些"内外有别"的报表，就显得有点力不从心，经常引发科室或个人的误解甚至不满，从而影响了当时绩效分配的激励效果。为此我们开始对所有业务所涉及的相关基础字典和属性进行了重新调研、归类、分析，并结合当时正在规划设计的院内就诊"一卡通"系统，对数据库结构进行了一次比较大的调整，重新规划和定义主键和非主键，增加动态表并调整了字段的颗粒度。在当时的情况下，最核心的基础字典归纳起来就是人、财、物的基础信息，我们对这些基础信息的初始化重点做了两件事，一是代码的标准化或准标准化，二是对基础字典信息的属性及扩展属性进行延伸，对于那些多变的属性则增加关联动态表。

在代码的标准化方面，当时并没有太多的标准可供参考，而且所有能找到的标准大多属于静态标准而非动态标准，而我们实际使用的所有物质都是随着采购时间的不同而变化的。为此我们只能利用这些静态的代码分类体系，将其分段以表达不同属性分级，而动态变化则在最后的属性分级之后增加 3 位或 4 位流水扩展码来表示不同批次的物质，以确保物质代码的唯一性。例如对于地域，我们使用了当时全国统一的邮政编码；对于医技科室，我们参考广西卫生厅编制的医疗机构管理暂行办法及其实施细则中的分级目录进行编码；对于大型诊疗设备，我们则综合了当时广西财政厅和教育厅要求的报表目录规则进行编码；对于医院采购量最大且最频繁的药品，我们则借鉴了当时最新的《化学药品（原料、制剂）分类与代码》编码原则，用 9 层、20 位来表达，前面 8 层为分类层，每层 2 位，最后一层 4 位为扩展码，第一层物质大类（药品层编码为 40），第二层大类，第三层小类，第四层原药，第五层结构衍生物，第六层衍生物和复方制剂，第七层剂型，第八层制剂规格。

在基础字典属性上，我们不仅利用代码编码规则加以区别，还充分预留字段应对预知的可能变化，对于变化多的，我们增加动态关联表来满足复杂的数据分类要求。关于患者及其消费信息，我们不仅考虑了患者身份属性的变化，还考虑了当时所有的消费属性和混合消费属性变化。在费用项目属性上，我们在确保一个项目只有一个代码的基础上，增加了诊疗设备的多个归属和混合归属的属性，并增加了动态关联表，以防未来更多的属性增加和变化。在这样的规划设计和系统升级中，组织架构及人、财、物等代码的标准化改造，属性和扩展属性等多方面的初始化调整，较好地适应了后来"医改"的发展变化。"新医改"方案开始后，医院系统也没有因为数据字典初始化设计不足而导致需求不能被满足，解决了后来的贫困户和特殊人群的费用减免，以及各种检查等问题，从而让医院信息系统的初始化设计顺利进行。

二、齐心协力求和谐

根据国务院 1998 年 12 月 14 日颁布的《关于建立城镇职工基本医疗保险制度的决定》，桂林市体制改革委员会于 1999 年成立"医改"工作领导小组研究、贯彻、执行这一决定。经过一年多的酝酿、筹备、宣传和发动，桂林市城镇职工基本医疗保险事业管理所于 2000 年 12 月正式挂牌成立。至此，公费医疗取消，社会统筹和个人账户相结合的基本医疗保险制度在桂林拉开了序幕。2001 年 1 月 3 日，桂林市城镇职工基本医疗保险制度正式实施，完全取消了原来的公费医疗，开启了"两江试点模式"的改革。桂林这次"医改"启动得比较匆忙，医保的管理和结算等都采用的是手工加计算机的混合方式。参保人持"桂林市城镇职工基本医疗证"到医院看病，医院的医保结算窗口使用速率为 33K 的调制解调器拨号登录医保系统查看患者的参保状况和个人账户余额，门诊结算时根据医院系统结算情况录入消费总额，并在医疗证上进行记录；住院结算则首先在医保所的"医疗保险系统"录入消费归类明细汇总，然后结算窗口把"医疗保险系统"返回的起付额度、统筹和自付分类明细分类汇总数据录入医院的信息系统进行参保人的个人结算，并打印结算结果让患者签字。信息科每个月定期根据医保所的要求把相关数据从医院系统中导出，然后导入医保所的"医疗保险系统"供其审核。医保所不定期抽查医院的处方和住院病历，并根据导入数据审核结果和现场检查情况，与医院结算或对其处罚。

2001 年是桂林市城镇职工医疗保险改革的第一年，桂林市城镇职工医保所和我们都欠缺经验，无论是对政策的理解还是在落实政策的具体技术上都遇到许多意想不到的困难和问题。我们的信息系统从 2000 年就开始根据桂林市的"医改"工作领导小组不断变化的要求反复修改。直到医保所挂牌，"医改"正式启动，数据交换接口都没有确定好。为了能按时在 1 月 3 日启动桂林的"医改"，信息系统只好采用参保信息线上获取，数据交换线下导入的半自动化方式。但医保所的"医疗保险系统"非常不成熟，经常出问题，导致参保人无法在医院结算，医院与医保所的对账数据也经常不一致。2001 年年底，桂林参保人数已达 11.32 万人。随着参保人员不断增加，医保所的"医疗保险系统"出现了更多的问题，最典型的一次就是医院导入了上万条数据，到了医保所系统只剩下 2000 条。后来我们发现，原来是医保所系统设置的数据导入上限只有 2000 条。由于医疗保险系统的开发公司技术实力薄弱，系统的很多问题一直不能得到及时解决。面对这些一直困扰着大家的问题，各医院信息科的人员一直在与医保所沟通解决，但是收效甚微。有一次，医疗保险系统开发公司的人员在医保所与我们开会讨论医保接口的问题，该公司的项目经理在会上只提出医院完成接口开发的时间，根本就不考虑接口技术的合理性和各医院的实际情况，也不接受医院提出的建议，一副完全没有任何商量余地的姿态。散会后，大家不约而同聚集到我的办公室讨论如何才能改变这种不和谐的局面。在我那狭小的办公室里，我归纳了大家的意见，起草了给医保所的联名公开信，并分别于 2001 年 2 月 28 日、3 月 27 日用电子邮箱发出"关于医保系统管理的几点意见"和"关于特慢病结算管理的意见"。联名公开信反对不讲技术可行性的行政指挥，在提出了解决问题的技术路线方法的同时，指出该公司要求每年收取医院接口费的不合理性。这次我们的意见受到了医保所的高度重视，医保所开始改变以往对我们盛气凌人、生冷的态度，在组织我们一起讨论"医改"政策落实方案和技术实施方案时气氛变得友好，后来医保所医疗保险系统的升级调整也听取和采纳了我们的建议。2002 年国庆节后，应医保所的邀请，我们与医保所副所长和医保所技术人员一同前往成都医保所参观、学习、交流。此后，医保所每年都会邀请我们跟他们一起外出参加"医改"经验交流活动，与此同时，我们也经常邀请医保所信息科技术人员参加我们医院信息化建设的学术沙龙活动，与医保所信息科人员交朋友，让医保所的技术人员更加了解和熟悉医院的业务流程以及信息系统，从而使医保所在讨论和出台相关政策及接口技术方案时也能站在医院角度去思考问题。经过这样的互动，医院信息科与医保所信息科技术人员之间建立了深厚的友谊和良好的工作互动关系，带来了后来医保所信息化建设与医院信息化建设的长期合作与共同进步的和谐局面。2002 年我们协助医保所顺利上线桂林医保卡，2003 年协助医保所解决上线医保卡后引起的个人账户清算问题，2007 年协助医保所升级更换新的"医疗保险系统"，实现所有数据线上交换和线上审核，2015 年配合医保所上线新的"数字人社"系统，以及 2016 年 12 月配合新农合正式合并到医保所后的系统改造和数据迁移。2019 年 3 月 18 日桂林市医疗保障局挂牌成立，我们与医保系统的接口和数据交换工作都很顺利，而且也没有交过任何形式的接口费。我们与医保所信息部门就这样在友好合作的氛围中配合默契地推动"医改"各项政策落地。

三、"一卡通"的宿命

1997 年在第一轮"医改"浪潮的推动下，为了提高工作效率，同时也为了通过预付制方式筹集更多的流动资金，我们开始规划院内"一卡通"系统。在"一卡通"设计方案中，有实名制的，也有少量非实名制的，还有商务型 VIP 卡，所有卡都设有预交金字段，并为不同的卡制定了相应的优惠政策。然而，在当时信息技术和用卡环境不成熟的情况下，"一卡通"在推广过程中并没有实现最初的设计目标，最后变成了功能简单的院内"准公费医疗卡"，逐渐被边缘化。正当我们医院"一卡通"遇冷的时候，桂林市信息化办公室根据厦门大学为桂林市编制的《桂林市信息化发展规划》，启动了"桂林一卡通系统工程"（简称"通卡工程"）计划，这让我们医院的信息化建设又重新回到"一卡通"系统的轨道上。这个"通卡工程"是由桂林市政府主导，市场运作的一项城市信息化工程，是桂林作为国家信息化试点城市的第一个项目。该工程依托银行，通过整合、调整各方资源，实现"桂林通卡"在金融、公共事业、教育、社会保险等多个领域的应用，最终达到"一卡在手，全市通行"的目标。"通卡工程"的载体是"桂林通卡"，由桂林市万事通卡信息发展有限责任公司与桂林工行、农行、建行联合发行。"通卡工程"由桂林市财政局牵头，桂林工行、农行、建行和桂林公交公司出资成立的桂林市万事通卡信息发展有限责任公司规划建设和实施。第一期工程计划首先开通桂林市公交消费和桂林市医保消费的"一卡通"。作为医信人，我参与了第一期项目的全过程，在系统设计之初，我每月定期与银行科技部人员、万事通卡公司软件开发人员以及"通卡工程"领导一起参加系统设计的技术讨论会，经过长达半年的论证、规划和设计，决定"通卡工程"采用在线交易方式，各医院租用 DDN（数字数据网）专线连接到万事通卡公司，万事通卡公司专线连接银行、医保所和公交公司，实现连接医保交易和公交消费。卡介质设了多个扇区以满足医保账户、公交账户、个人金融账户和电子钱包消费的需要。2002 年 7 月，万事通卡公司的数据交换基础平台和各银行的系统完成开发，SIM 卡密钥也相继到位，准备开始发行"桂林通卡"。消费端读卡器为双卡校验模式，母卡由桂林工商银行管理，"桂林通卡"由工行、农行、建行发放，计划在当年发卡 3 万张以上。根据"一卡通"的接口文档要求，我们开始对医院 HIS 进行改造升级和接口开发，并做好了 DDN 专线的测试，2002 年 9 月完成联机交易测试，准备于 2002 年 10 月正式启动第一期"通卡工程"系统。然而正当系统准备上线的时候，桂林公交公司突然开始独自发行自己的公交卡，并退出了"一卡通"应用，导致最初为城市公共消费设计的"一卡通"变成了桂林医保"一卡通"。然而更不可思议的是，在"桂林通卡"上线在即的时候，原来的医保消费联机交易方案变成了刷POS 机的脱机交易方式。整个医保交易绕开了万事通卡数据中心，参保人个人账户由原来资金沉淀在医保所总账户下的虚拟账户变成了资金沉淀在发卡银行上的实体账户。正是因为这个实体账户上的沉淀资金导致了三大银行的激烈竞争，也导致了"一卡通"与当初设计的目标越走越远。"桂林通卡"变成只有借记卡功能的医保卡之后，医保门诊消费出现了医保虚拟账户和实体账户共存的现象。也就是说，参保人于 2002 年发卡前的个人账户余额在医保所的系统虚拟账户上，而发卡后的个人账户新增金额则在银行系统的实体账户上，这样导致医院的门诊要适应两种形式的结算。为解决这一问题，银行、医保所和医院三方一起，用了长达一年多的时间才把参保人虚拟账户清算和实体账户迁移的工作做完。由于银行间的竞争，我们每个收银窗口不仅要有电话线路，还要有不同银行的"桂林通卡"POS 机和普通 POS 机等多种终端外设。收银员桌面不仅乱，单边账也明显增加，收银员每天的对账工作变得复杂和困难。随着桂林市参保人员的不断增加，这个问题更加突出。为解决这一问题，我们与广西银联合作开发了以"桂林通卡"为主体的"银医通"系统。系统设计在医院信息中心机房布置一台银联前置机，并安装银联商务的 MIS－POS系统，连接我们的 HIS 和银联系统后台，窗口前端取消各家银行的 POS 机，只保留一台多功能刷卡机，这种刷卡机可刷条码、磁条卡，也能读芯片卡，窗口不再需要电话线，所有与银行的数据交换，包括黑、白名单的下载都在银联的前置机上完成。系统上线后不仅解决了收银员桌面凌乱的问题，还解决了单边账和后台对账的问题。虽然医院很好地解决了"桂林通卡"在推行过程中带来的问题，但是桂林的"通卡工程"成效已经大打折扣。医院实名制条形码"一卡通"系统上线时间错位，桂林的"通卡工程"也未达预期效果。2018 年社保卡开始发放后，"桂林通卡"作为桂林的医保卡也随之退出了历史舞台。

　　"一卡通"的主要特点是身份识别和便捷支付，自从"一卡通"概念诞生，"一卡通"的诱惑就让无数技术"发烧友"和资本为之执着。然而，我们看到的"一卡通"只是信息技术发展过程中的乌托邦，理想很丰满，现实却很骨感。直到今天我们面对的仍然是多卡环境，实用的方案也还是"多卡通"，而非"一卡通"。真正意义上的"一卡通"系统很难看到，我们所看到的充其量只是狭义的"一卡通"或"一卡通"的局部应用。广义的"一卡通"可以说从来就没有真正实现过，包括后来实施的居民健康卡和社保卡显然是"一卡通"的两根指挥棒，它们都希望自己能成为真正的"一卡通"，但是从现在的情况来看应该还不太可能。随着移动通信技术、传感技术和生物识别技术的不断快速发展，人们心目中理想化的"一卡通"终将逐渐被大众所遗忘。

四、同舟共济面向未来

在长期的"医改"实践探索中，医信人为"医改"政策的具体落地发挥了重要作用。2018 年是"医改"发生重大变革的开始之年，为彻底解决过去"医改"实践中的问题，加强医疗保障制度的顶层设计，改变过去医疗保障管理体制职能分散、政出多门的问题，提高医疗保障管理效率，整合医疗保障资源，国家医疗保障局应运而生。2018 年 5 月 31 日，肩负着人们对医保、医疗、医药"三医联动"的期待，国家医疗保障局挂牌成立。同年 11 月 15 日，广西壮族自治区医疗保障局（简称"广西医保局"）挂牌成立。国家医疗保障局成立后，在研究和推广"三明医改模式"的背景下，对医院信息化建设提出了与以往任何时候都不同的要求，医院信息化改造的频率和速度明显加快。在新冠疫情防控期间，医院的系统为了配合国家和省医疗保障信息系统切换，进行了两次大范围的系统改造和相应的网络改造。在两次系统切换大范围改造 HIS 和电子病历的同时，支撑医保信息业务编码标准化的"贯标"也反复运行了多次。其间"飞行检查"成为常态，但检查的方式方法却不同。如今检查小组的构成不再是以前医保局人员及医保局请的专家，而是市场监督管理局、审计局、医保局组成的联合检查小组。核查的内容不再是刚开始的消费数据的逻辑关系，而是深入考察医疗业务的合理性和一致性；检查过程中的数据提取不再是当年"飞行检查"的一次性提取，而是根据市场监督管理局、审计局、医保局各自提出的数据要求反复编写 SQL 脚本去提取数据。检查的时间也越来越长。最初为解决"飞行检查"中耗材"溢库"问题，各医院上线了医院耗材 SPD（供应、管理、配送）系统。面对变化中的 DRG 付费改革，医院不仅对电子病历系统、病案统计管理系统和 HIS 进行升级改造，还上线了 DRG 控费系统。医院信息系统数据交换和审核的改造也一直没有间断。

2019 年 3 月 19 日，桂林市医疗保障局（简称"桂林医保局"）挂牌后，准备上线新的医疗保障信息系统；11 月 27 日，桂林医保局通知各医院做好配合新系统上线的准备。桂林市全面进行医保系统改造正好是新冠疫情防控期间。为了配合桂林医保局新的医疗保障信息系统上线，我院信息科在配合核酸检测和疫苗接种的超强负荷工作压力下，与 HIS 软件开发商一起加班加点，根据医疗保障信息系统软件厂家的接口要求改造自己的信息系统。2020 年 4 月 29 日，桂林市医疗保障局、桂林市人力资源和社会保障局联合发文通知，2020 年 5 月 15 日桂林市医疗保障信息系统将从广西"数字人社"系统剥离，停机切换到广西壮族自治区医疗保障信息系统，要求各医院必须在 2020 年 5 月 15 日新的医疗保障信息系统切换上线前完成各种接口开发调试。这是国家医保局成立以来医院第一次大范围改造信息系统。正当桂林医保局新的医疗保障信息系统经历了磨合期后开始慢慢稳定、大家以为可以喘口气的时候，国家医保局又开始推行全国医保信息业务编码标准化工程。于是我们在 2021 年 7 月进行了为期一周的国标编码培训，并在 2021 年 11 月 15 日前完成所有"贯标"工作。这些"贯标"包括申请国家医保医师和护士代码，并将编码添加到 HIS 中，与 HIS 院内医师代码形成映射对照表；将医保疾病诊断和手术操作分类与代码、医疗服务项目分类与代码、医保药品分类与代码、医保医用耗材分类与代码、医保门诊慢特病病种、医保按病种结算病种、医保日间手术病种等医保局提供的标准代码添加到医院 HIS 中，并与 HIS 内自用的代码形成映射对照表（对码）。2021 年 8 月 6 日，广西医保局突然发文（桂林医保局 8 月 8 日转发），要求各医院改变现在与各地市医保局医疗保障信息系统对接的模式，直接与广西医疗保障信息系统平台对接，并通过省平台对接国家平台。各医院开始了国家医保局成立以来第二次更大范围的信息系统改造。文件要求在 2021 年 8 月 28 日前完成广西医疗保障信息系统平台接口的对接和网络改造。根据文件中的附件说明，相应的网络支撑环境改造由当地通信运营商在规定的时间内完成，涉及接口有 117 个。很明显，附件接口清单上那 117 个接口要在 20 天内实现联调是不可能的。无须说接口的开发，就是医院信息系统接口与广西医保局的系统联调时间也不够，后来不得已又通知延期到 10 月底完成。2021 年 11 月 12 日，桂林市卫健委与医保局联合发布通知，明确要求已完成主要接口改造的医院务必在 11 月 25 日前到医保局会议室进行现场验收，以配合即将到来的广西医保局对接统一的国家医疗保障信息平台。随后的 11 月 15 日下午，桂林医保局召开了接口验收预备会，各医院随即分批前往桂林医保局进行验收。然而，验收过程遭遇了诸多挑战，信息科与 HIS 开发商的技术人员虽携带笔记本电脑前往，但无法在线测试，仅能依靠医保软件系统开发商技术员的笔记本电脑进行现场比对。面对前来验收的人员，仅有 1 名技术员在现场的医保软件系统开发商显然应付不过来，导致验收现场秩序混乱。正当系统接口验收工作忙得不可开交之际，我们又接到了紧急通知，要求所有医院在 11 月 21 日全面启用国家医保标准编码进行医保结算。紧接着，11 月底又相继接到两项重要通知：一是自 2022 年 4 月 1 日起全面执行国家医保新的医疗服务价格；二是计划于 2022 年年底取消纸质发票，全面使用电子票据。进入 2023 年，医院再次接到新任务：要求在年底前实现医保电子凭证在挂号、诊间身份核验、医保支付、取药、取报告等多个关键业务环节以及人工窗口、自助机等服务场景的全流程应用。随着医保码就医全流程应用的逐步推进，2024 年 3 月，国家医保局又提出了在上述全流程中应用人脸识别。为此，医院不得不再次采购医保专用的人脸识别设备，并对 HIS 相应的医保电子凭证码解码、刷脸授权获取医保身份、结算结果通知等接口进行改造。2024 年 7 月，根据国家医保局的要求，医院须在 8 月 31 日前完成医保药品追溯系统接口的改造和联调工作，并全面开展扫码入库工作，实现医保药品、耗材追溯码应扫尽扫、能归尽归、能用尽用的目标。到目前为止，医保药品追溯的改造工作仍在紧张进行中。

与以往不同的是，在近几年这一系列系统改造和接口开发过程中，相关文件或通知的发布往往显得时间紧迫。虽然这让信息科的工作人员积累了不少负面情绪，但大家还是齐心协力，面向未来，积极配合，努力完成了各项改造和"贯标"任务。经过几年来的系统改造和运行磨合，系统在实现支付改革目标的技术层面上已取得了显著成效。目前，系统切换初期出现的问题越来越少，异地就医越来越简单，共济账户给群众带来了更多的实惠和方便，移动支付和刷脸支付更是大大方便了就医群众。

作为"医信人"，我们伴随着"医改"步伐一路走来，以医疗信息化的方式深度参与了"医改"各个阶段的发展变迁，见证国家在为解决医疗资源供需矛盾所做的努力，也亲身体验了利用信息化手段解决"医改"实践中遇到的问题的艰辛，目睹了"医改"过程中各方利益的矛盾冲突，从而也引发了对"医改"的深入思考。自"新医改"方案启动以来，国家虽然投入了大量的资金，在解决"看病贵""看病难"等问题方面取得了一些成效，但是离理想目标还有很长的路要走。今天我们回首医信人配合"医改"走过的艰辛历程，发现所有为之而动的信息化建设大多停留在"医改"的外围层面，很少能真正触及普惠健康的本质。我们所有的改革都是围绕着医疗和医疗过程中医疗卫生补偿机制、患者支付方式的变革和医疗运营管理体制的改革。在整个"医改"过程中，我们似乎忽略了最重要的"以预防为主，人人都是自己健康的第一责任人"的本质；忽略了我们曾经熟悉的"爱国卫生运动"和健康教育的作用。我们应该明白，"医改"的目标是实现"人人享有健康的全民保健体制"，从长远来说，医学健康和生命科学普及教育应该是提高"医改"成效最廉价或性价比最高的有效办法之一。目前在互联网上有些搜索引擎受经济利益驱动，检索中出现的不实信息和虚假信息影响了正源的医学普及教育，误导了患者获取医疗资源的选择。如果国家投入一些资金建设公益且权威的健康教育普及和咨询平台，我们的医疗改革将有可能获得事半功倍的效果。尤其是在信息技术、虚拟现实和人工智能快速发展的今天，借助国家的力量和先进的技术力量，把医学和生命科学研究的最新成果不断地从专家手中传播出去，利用现代的科学技术建立完全公益的医学知识普及教育、生命科学知识普及教育机制，全方位推进生命科学和全民卫生健康普及教育，将是我们未来"医改"成功的必由之路。

"医改"路漫漫其修远兮，我们一代又一代医信人将继续一如既往伴你同行。

HITer "打怪升级" 录

陆军特色医学中心　黄　昊

作为中国文人高山仰止的存在，苏轼是中国文化历史上一座难以逾越的高峰。据说他是个爱吃会吃的胖子，眉山这个城市能成为四川的美食地，想必受了他的影响。我喜欢苏轼，不仅喜欢其优美的诗词，更被其豁达超然的性格所折服。下面我将借用他的诗，讲述我的从业经历。

从门外汉到行家里手

> 水光潋滟晴方好，山色空蒙雨亦奇。
> 欲把西湖比西子，淡妆浓抹总相宜。

1999 年初，我被通知参加一个会议，会议核心内容就是解决财务系统的"千年虫"问题。这也是我第一次参加有院领导参加的会议，倒不是因为我多重要，实在是因为我们信息科当时就两个工程师。

"千年虫"问题的根源始于 20 世纪 60 年代。当时计算机存储器的成本非常高，如果用 4 位数字表示年份，就要多占用存储器空间，使成本增加。因此为了节省存储空间，计算机系统的编程人员采用两位数字表示年份。当新世纪即将来临之际，大家突然意识到用两位数字表示年份将无法正确辨识公元 2000 年及以后的年份，会造成财务系统的混乱。为尽快解决可能存在的财务问题，我院走上了医院信息化的建设之路。

虽然我大学毕业就被分配到了医院信息科，但是在 1999 年之前，我们信息科并没有参与医院信息化系统建设的相关工作，我也不能算是真正意义上的医疗信息科工程师。我们也不是完全没有系统，当年我们还是有个财务局域网的，它是通过同轴电缆组成的 Novell 网络，串起了几台计算机。信息科业务也很简单，就是负责住院患者的记账收费工作。现在回想起来，当时的系统非常简单，就是由收费员每日根据手工账单把患者的每一笔费用录入计算机中，出院时再汇总，生成住院期间的总费用，打印发票给患者，每月系统可以生成财务报表提交财务科。计算机仅仅作为一种记账工具，因此一个 FoxPro 数据库就搞定了。整个系统由一个工程师兼职就能完成维护及开发工作。因此，就算我当时已经工作了 5 年，也从来没有接触到这个系统。后来，因为这个旧系统出故障，且当时找不到人维修，我通过翻阅图书馆的旧书，把问题解决了，也因此受到了表扬，这是后话。

在我们为解决财务问题焦头烂额时，恰逢原总后卫生部正在全军医院范围内推广已经开发完成的"军字一号"系统，于是我们便就此开始了 HIS 的建设之路。一晃 20 多年过去了，我也从一个从事教学辅助系统的开发工程师转变为医院信息系统运维管理的工程师。很幸运，当年人手不足，我才能参与医院最初的信息化建设，见证了信息化建设成为支撑起医院业务的重要基础平台的全过程。今天，当有公司在宣讲自己的"智慧系统"时，时不时地会拿当年的财务信息化系统做对比，说明自己有多不容易。这时，我总会忍不住告诉他们，那个将系统从无到有开创的人，其实比现在的我们更有创新性。

当年，为了推广"军字一号"系统，全军搞了很多次技术培训会，任连忠、薛万国、刘海一、王桂雁、刘敏超等人，既当设计师，又是培训师。得益于军队这样的培训机制，作为用户单位的普通工程师，我们才能够接触到"军字一号"系统的底层架构和设计思路，从而让我们对医院信息系统有了整体清晰的认知。这种系统化的思维，多年来让我受益匪浅。与一些医疗机构使用了多年某公司的信息系统依然无法了解系统全貌的尴尬状况相比，我们是幸运的。

军队医院良好的学习氛围和互帮互助的机制，也让我们快速成长。在中国人民解放军总医院、西南医院、原南京军区总医院这些基地医院的帮助下，我们能够一起交流学习，共同进步。数据库相关知识，我是在西南医院培训时接触到的；在原南京军区总医院学习了财务系统；门诊"一卡通"又让我在其他医院长了见识。这种培养模式让全军能够较快地培养出一批既能做维护又能搞开发的工程师。在大家的共同努力下，"军字一号"系统迅速在全军各级医院生根发芽。

保持工作热情，保持好奇心，保持求知欲，我认为以上是我这些年能取得进步的经验总结。追溯起来，现在国内很多公司和不错的技术达人，都与"军字一号"有着千丝万缕的关系，它对中国医疗信息化行业的影响是深远持续的。

工程师要有解决问题的能力，无论是搞软件开发，还是做医院信息系统运维，其工作就是要解决用户的现实需求。这种解决问题的能力不应因为岗位的变化而丧失，更应在我们不断丰富的履历中得到增强。

刚开始搞医院信息化时，由于人手不足，我又最年轻，于是我就从事日常运维工作。我从编写代码的工程师变成了从事打印机维修、电脑维修的小师傅。当初也没啥落差感，只是快乐地围绕着临床上各种千奇百怪的问题忙碌着，展现着我是"革命一块砖，哪里需要哪里搬"的乐观精神。当然，跑临床是非常愉快的，小护士们也很喜欢向我请教问题。不像写代码，天天面对屏幕，过着枯燥且单调的生活。

每一次更换新岗位，于我而言都是一次新的学习机会。我在信息科的所有岗位都待过，从应用系统运维到程序开发再到项目管理；从数据库学徒到 DBA（数据库管理员）再到数据安全管理员。一路跌跌撞撞，在实践中发现自己知识的不足，带着问题寻找答案，进而系统地学习相关知识，微软、Oracle、网络工程师、项目管理相关资质认证倒也拿了不少。总结下来，得益于当年"人少、事多、年龄小"，我能在不同的岗位进行工作和学习，反正年轻人不怕犯错。

2000 年前后，信息科迎来了一位新主任，这也是我们建科以来第一位轮岗到信息科的科研管理干部。新主任最大的特长就是文字功底深厚，因妙笔生花而全院闻名，当年被誉为单位的"四大写手"之一。记得我提交给他的第一份报告，被他改得面目全非，基本上看不出我写的是啥，打印稿成了一份手写的报告。当初我是痛苦的，认为他吹毛求疵，我就是一工程师，把代码写顺了就行了，也没有必要写出那么漂亮的文章呀。但正是在他的培养下，我的论文写作水平有了质的提升。在做运维期间，我也有幸第一次在杂志上发表了关于日常运维的经验总结文章。这些看似不起眼的运维经验能成为不错的学术论文，首先是因为平时资料收集得比较完整，其次是总结分析得比较到位。而写作技能的养成，竟然为我未来的发展打下了很好的基础，这也是我当时没有想到的。

第一次工程师的转型

横看成岭侧成峰，远近高低各不同。
不识庐山真面目，只缘身在此山中。

2009 年，我晋升为高级工程师，也是在这时候，我出现了第一次职业倦怠。在毕业后的 15 年里，当年的同学很多都已经不再从事技术工作了，"跳槽，不断地跳槽"，成为大家当时的口头禅。我成了同学中唯一一个一直在同一个单位工作的人。这时候的我，高级职称拿到了，数据库、操作系统、网络安全、项目管理这些专项的认证也都有了。每天面对的是数据、机器、网络、系统以及不断重复的各种问题，也就没有了当初的激情。在单位这一亩三分地，我拔剑四顾心茫然。恰好，这时单位开始引入 JCI（国际联合委员会）知识体系，期望能够借助它提升医院的管理水平。按照行业的习惯，必须有个专门的机构来负责标准的落地和实施，"迎评办公室"这个临时性机构就成立了，但是缺兵少将，于是医院发出了内部征集令。我带着好奇心，主动报名参加。

做工程师时，我更多考虑的是技术如何实现，代码如何能够更简洁，算法如何做到最优，基本上不会关心管理流程和管理制度，这些都是用户科室的事情。得益于"迎评办公室"的工作经历，我才第一次真正对医院管理有了清晰而系统的认识。

当年 JCI 对于我们医院所有的管理者都是新的事物，于是我们每天集中学习，老师带着我们学习，每晚布置自学内容，我们撰写学习笔记，去通过评审的医院实地考察，再请专家来院答疑解惑，忙碌且充实。在这样高密度的知识灌输下，我的医院管理知识体系基本成型了，也能熟练地应用一些管理工具。2011 年中断多年的三甲医院评审又再次启动了，我再次被借调进办公室。这也让我比一般的信息科工程师更了解医院管理流程，比一般的医院管理者具备更多信息化专业知识。

具备了专业知识，才能更好地解决问题；跳出信息看信息，才能更全面地看清信息化方向，了解各种需求背后的诉求；掌握了管理知识，才能够拥有与用户对话的基础。在设计相关信息系统时，我会更多地先从流程优化、资源整合的角度出发去确定业务流程，再考虑程序上如何实现，有些时候甚至会牺牲程序最优，去符合流程合理合规的要求。都说先进的医院必须是高度信息化的，那么作为信息科工程师，我们更应该精通医院管理的相关知识。

为此我还闹了个大笑话：评审老师带着我们一群内审员去临床科室检查工作，走到一个护士站洗手台时，老师非常生气地批评科室护士洗手不认真。我就好奇，老师也没看到护士洗手呀，怎么看出来人家不认真洗手？明明墙上挂着洗手装置，为避免污染还用了脚踏式出液模式。于是我顺口就说："这不是有洗手装置吗？"于是老师严厉地批评我，暴风骤雨式的教育让我无地自容。原来老师从洗手装置上的灰尘看出了这就是个摆设。

我说这个小故事，是为了告诉信息工程师，贴近临床才能真正发现问题。很多时候我们坐在办公室面对数据和程序，根本无法发现前端临床的问题。服务器正常，网络正常，一切看着都非常正常，然而前端的问题没有解决。一些前端问题也许就是一个看起来很低级的错误引起的，比如网线插错了。因此，下到临床去，和用户做朋友，才更能做好信息化工作。

除了流程制度的学习，作为一名信息科工程师，我们还更应该去关注和学习最新的信息技术。我们除了完成自我的知识更新外，还需要去做信息化的宣传员。嘴里的新词、新技术也能为提升我们在医院的形象做点贡献。而且，近年来，医院领导嘴里都是区块链和元宇宙了，我们如果再费解地望着他，他怎么会高看我们呢？在医院，信息科还只是一个辅助科室，和医疗科室比起来，我们没有地位，没有存在感，收入也相对较低，甚至因为岗位待遇让我们往往不能招聘到能力强、水平高的人。如果我们自己再没有内生动力，流于平庸就成为必然。但我要说，单位是一个让我们能实现价值的平台，在这个平台上我们能衣食无忧；在这个平台上，我们能将所学变成实践，将别人的经验转化为自己的能力，我们也能成长为能人、高手。虽然，我们不能像白衣天使那样治病救人，但是我们可以用我们的技术让他们工作更高效，让他们去救更多的人，这就是我们的价值体现。

当然一个人的能力是有限的，尤其是学习这件事情枯燥又无聊，更需借助团队的力量。这个团队既有网络上因兴趣爱好构建起来的各类论坛和微信群，也有实际的学术组织和研修班。通过与同道交流，我们才更能发现自己的不足，学习别人的长处。

2000 年前后，我喜欢到各技术论坛"潜水"，去天涯社区催更，遇到技术问题，也能在那些技术论坛上得到热心同行的点拨；而如果有谁的问题能在我的"指点"下得以解决，那真是如三伏天吃西瓜，又甜又解渴。

第一次失败的授课经历

作家格拉德威尔在《异类》一书中写道："人们眼中的天才之所以卓越非凡，并非天资超人一等，而是付出了持续不断的努力。一万小时的锤炼是任何人从平凡变成世界级大师的必要条件。"这也就是所谓的"一万小时定律"。所以说，要成为专家，是需要不断地学习和实践的。作为工程师，我的特点可能是各方面的经历都有，比较全面地掌握了信息科的相关技能。但是从自己会到讲出来别人听得懂，让别人有兴趣继续听下去，这又是另一个层次的磨炼了。

2012 年的一个夏日，我应邀参加了当地协会组织的一个几十人的小规模技术交流会。活动有一项内容就是随机抽三位听众上台就某一问题进行演讲。幸运的我被抽中了！10 年过去了，我已经记不得当时自己讲了什么，只是清晰地记得，台上的我逻辑混乱，语无伦次，面红耳赤。

这也让我有了新目标，不要羡慕别人的口若悬河，要自己去练，10 次、20 次、30 次反复地练。好的演讲者，不仅要有丰富的专业知识和实践经验，还要有渊博的通识知识。我每年坚持读 10 本书，精读和泛读相结合，广泛的阅读丰富了我的讲课内容，长时间的训练也让我可以做到收放自如地讲课了。

如果说论坛交友让我能更聚焦技术性问题，那么参加"北大 CIO 培训班"则让我结识了更多志同道合的良师益友，这种成体系的知识构建和学习，对我的进步无疑是巨大的帮助。在半年的学习时间里，我和我的同学们总是在周末从天南地北聚集于北大的教室，贪婪地吸吮着北大丰沛的"乳汁"，然后再用一个月的时间快速地消化吸收，如此反复。班上的同学始终保持着昂扬的学习劲头，热烈地交流和探讨。所有同学都是上有老下有小，忙完工作忙家庭的人，集中的学习时间对每个人都是非常宝贵甚至奢侈的，因此每一个人都在认真地学习。每次大家有机会相聚时，都很怀念在北大求学的时光，不仅因为有北大这块金字招牌，还因为我们当时非常努力。奋斗的时光，总是让人有着美好的回忆。

通过学习，我对建立医疗信息人的知识体系有了更清晰的认识。不同行业信息化有不同的特点，对于医疗信息化从业人员来说，我认为至少需要具备如下的知识：第一，通用知识，包括信息化的基本知识，如政策法规相关知识等。第二，专业知识，包括软硬件操作、编程知识、数据库、网络安全、项目管理、系统架构、数据分析、规划设计等。对于从事不同岗位的人来说，他们可能具备不同的专业知识，但是通用知识应该都要有所了解。第三，医学通用知识，毕竟在外人眼里我们就是穿着白大褂的"医生"，如果我们一点儿也不懂医学通用知识，与医护人员也难以沟通。

至暗时刻

> 黑云翻墨未遮山，白雨跳珠乱入船。
> 卷地风来忽吹散，望湖楼下水如天。

苏轼喜好写狂风暴雨，这首诗把暴雨的景象真实地还原出来。我们能透过诗句，真切地感知到当时滂沱的大雨。借助这首诗，我想聊聊我们曾经遇到的一次网络安全事件。

那是一个夏天的下午，40 多度的暑热，是重庆非常典型的夏日天气。

天热，人也容易烦躁，走在能烤熟鸡蛋的地面上，鞋底都要柔软许多。我不太会出汗，因为汗还没有聚集就已经被太阳烤干了。这种天气相信没几个人心情是愉快的。

还好，房间里有空调，窗外聒噪的蝉鸣也就没有那么刺耳了。

电话响起，收费室反映，结账特别慢，窗口排起长队了，患者也有了意见。

这倒也不是啥新鲜事情，毕竟现在应用多了，且服务器、交换机也都用了一些年头了，经常会出现拥堵的情况，管理员并没有太在意这个问题。

先登录到服务器，看看数据库是否正常。键入了命令，过了一会儿，返回数据库正常，只是服务器反应比起平时有些慢。

再看看，有没有"死锁"。

确实，用户锁比较多。前台感觉慢，就反复打开新程序。杀了死锁，没有发现其他的异常。

这时候，电话开始不断地响起，临床科室开始抱怨系统慢了，医技科室也来电话，反映今天系统不正常。

一种不好的预感袭来。

选了几个不同地点的 IP 地址，这么大延时，是网络故障吗？

赶紧登录核心交换机，这时候登录已经很慢了，不正常，绝对不正常。

呼唤同事一起来帮忙，也顾不上汗水湿透了工作服。

管网络的、管杀毒软件的、管服务器的，都过来开会。先把任务分下去，各自查原因。

很快，通过杀毒软件控制台，我们发现了一些电脑感染了病毒，且还是一个刚发布不久的蠕虫病毒。不幸中万幸的是，我们的杀毒软件也刚升级不久。万幸中不幸的是，中病毒的设备数还在不断地增加。

当务之急是发现病毒源头，切断并阻止它。

我们先把中病毒的几个子网隔离开来，尽可能地减缓病毒传播。还好，这个病毒无法感染 UNIX 操作系统，服务器没事。

报告机关，请求医疗科、护理部等部门协调临床开展应急预案。

所有同事都分配到不同的区域去查杀病毒，断网、杀毒甚至重装系统。这一队在到处跑着杀毒，那一边网络工程师就在登录核心交换机，忙着调整访问策略。鸡飞狗跳，一地鸡毛。

领导从我身边走过，一言不发。

周围的蚊子也感受到强大的杀气，哼哼几声飞走了。

十几个小时过去了，200 多台被感染的计算机陆续完成了杀毒。控制台显示，病毒的蔓延得到了控制。但是，有一个 IP 地址的设备始终没有找到。看看时间，都后半夜了，喧闹的医院也只有信息科的人还在四处奔波着。值班的保安大哥也都没有了影子，估计是跑凉快的地方睡觉去了。

我决定不找了，反正我们已经断了网络，明天用不了，自然有人报故障。

报告上去，领导没有反对，只是对我们没有找到病毒来源非常不满。

看看时间，睡 3 个多小时就又得上班了。

上班没多久，谜底就揭晓了。放射科报故障，自助胶片打印机打不出胶片。现场一查，那个昨晚漏网的 IP 地址就是它，还是一台服务器。

经过询问，原来是胶片商免费提供了一套自助报告打印系统，服务器就放置在放射科的杂物间角落里。开通网络的人也没有在意，想着反正设备手续齐备，又是公司进行维护的。正是这个疏忽，导致了病毒的入侵。

事发当天，公司的运维人员对自动报告打印系统进行了升级，通过互联网下载了升级包，拷贝进服务器进行了安装。好巧不巧，病毒乘虚而入，进而在内网蔓延开来。

真相大白，一切归于平静。

天还是那么热，不过，我倒是很喜欢这种热但平静的生活。

接下来的几周，我们开始了亡羊补牢的工作：迁移服务器；重新对网络进行划分和管理；把医疗设备单独划分了几个子网，再加个防火墙。管不了你，我就把你隔离起来。

这个故事是一个较为常见的医院网络安全事件，想必很多工程师都会遇到。运气好，处理及时，也许对医疗业务的影响较小。但是如何尽量减少网络安全事件的发生呢？其实，还真有些大家都能做到的小经验。网络安全工程师虽然说是对技术要求比较高的岗位，但是一些简单的管理工作做好后，也能减少很多安全问题的发生。

第一，网络安全管理其实就是不断在和人性斗争，比如弱密码，谁都知道不安全，但是它好记，于是，屡禁不止。弱密码方便使用者，也方便别人搞破坏，所以，千万要杜绝。

第二，内网一定要分区，就像现在的城市管理一样，网格化管理，划区分治，这样分区制定不同管理策略，出现安全问题也可控。

第三，外来人员要登记，外来设备须管控，病毒查杀，漏洞扫描，端口管控，最后还得集中管理，避免出现失管失控的情况，引起不必要的麻烦。

第四，态势感知是安全标配，就像古代的瞭望塔，它能发现敌军，提供有价值的情报。如果没有，那用抓包工具去分析网络流量也是可以的，不过，这个技能对能力的要求有点高，更主要是慢，灭火还得用灭火器，你若改用喷水壶，是真费劲。

第五，安全责任要落实，安全检查亲自抓。安全运维的日常工作类似于保安，很多单位的保安都是退休的大爷大妈，实际作用有限，如果再加上精力不济，打个盹，摸个鱼，吹吹牛，那完了，大概率是会出安全问题的。在安全管理上我们也不能指望一般员工能有多高的觉悟和自觉性，必须加上奖惩杠杆，与自身利益紧密挂钩。

结　语

我们有幸生活在这样一个信息化快速发展的时代，有幸从事着这样一份能够体现自身价值的工作。信息科从无到有，再到不断地壮大，也不过短短几十年，我辈皆有义务为它的发展贡献出自己微小的力量。同时，我们为了自己，也应该利用好这个平台，把它作为自己展翅高飞的训练场，"鹰击长空三千里，且须苦练一万时"。我们为自己设立个明确的目标，三年五年，持续地前行，一定也能达到。

莫听穿林打叶声，何妨吟啸且徐行。竹杖芒鞋轻胜马，谁怕？一蓑烟雨任平生。料峭春风吹酒醒，微冷，山头斜照却相迎。回首向来萧瑟处，归去，也无风雨也无晴。

苏轼的《定风波·莫听穿林打叶声》是他经历了诸多变故后，人生观发生巨大改变，进而写出的流芳千载之作。当然和他相比，我们信息人的职业生涯不会那么辉煌，更不会有太多坎坷，甚至有时除了我们自己外，没有太多人会关注我们。但是苏轼词中那种宠辱不惊的心态，是我们所需要的，唯有如此，生活和工作才更有乐趣。

年轻的朋友，当你走进信息科，作为信息科诸多员工中的一员时，如何让领导看重你，需要你认真思考。因为只有领导看重你，你才有更多的机会去成长。所谓"脱颖而出，必先锥处囊中"，有些年轻人喜欢察言观色，打听领导喜好，进而投其所好；有些人坚持我行我素的个性，保持"工作对我如衣服，不合意换了就是"的心态。但是我用自己的经历告诉大家，年轻时受重视，靠的是苦干。作为一名新手，你没有什么经验，甚至前两三年要不断地摸索学习，根本没有骄傲的资本。因此苦干才能让你比别人更快地成长，更快地独当一面。每一名领导都需要有员工来干活，都希望员工能把任务完成好。任务完成好了，你自然会得到重视。此外，心态一定要好，也许你的领导脾气并不好，你自认为是天选之子，如果谁都看不惯谁，那紧张的办公室氛围并不利于你的成长。

但是，仅有苦干是不够的。随着工龄和经验的增长，你可能已经在工作上独当一面了，甚至也成了别人的老师。这个阶段，你更应该侧重于"巧干"。所谓"巧干"，不是投机取巧，不是要滑头，不是有好处就上，见困难就让，而是要善于总结经验，提升自己的思维及分析能力，要有敏锐的眼光去发现问题。所谓独到见解，不是你与别人格格不入，而是你能一针见血，直指问题本质，或者是能独辟蹊径，更高效地完成工作。这个"巧干"，还包括我们不仅要把工作完成好，还要把工作做出亮点，用这个"巧干"来彰显我们的价值，这样我们才能从科室众多工程师中脱颖而出。当出现急难险重任务时，如果领导第一个想到你，那么你离受到重视就不远了。

有一天也许你成了科室主任，"能干"就是你必须越过的山丘。"能干"，我理解的就是领导把科室交给你放心，兄弟们跟着你干舒心。作为一名主任，你也许已经不需要在一线战斗了，不需要跑运维，不需要写代码。但是你更需要的是制订规划、落实计划、组建团队、协调资源、发现人才。这个时候，扎实学习管理知识，培养管理能力就非常重要了。带团队，你就得包容，因为你就是兄弟们的大树，要帮他们挡风遮雨，要替他们奔走呼喊。

作为一名从事医疗信息化工作近 30 年的老兵，从走出校门的懵懂青年到如今的"江湖老手"，从普通工程师晋升到科室负责人，我算是万千医信人中的幸运儿。回顾我的职业生涯经历，也许对你有所触动，也许能够帮你梳理工作的头绪，也不枉你能耐着性子看完我的这些点滴回忆。

学以致用，知行合一

新疆维吾尔自治区人民医院　彭建明

学习篇

我大学学的是计算机软件开发及应用专业，毕业后就在新疆维吾尔自治区人民医院工作，一晃就是 20 多年，我掌握了包括穿墙布线、设备调试、交换机配置、报表编写、后台存储过程开发、编程、Oracle 数据库管理及其集群技术、Linux 与 UNIX 系统操作等在内的多种技能，从当初那个懵懂的青年，变成如今已步入知天命之年的老人。我刚进医院时，我们科室的名称是新疆医学信息研究中心，当时科室共有 6 人，负责维护两套系统：一套是门诊收费系统，另一套是住院收费系统。这两套系统功能相对简单，医生仍需手工开单，患者或住院护士则需拿着处方前往门诊或住院收费处进行划价、计费、盖章，然后才能取药或做检查。系统的目的主要是财务记账，其他均为手工。经过 20 多年的发展，现在信息中心已经有 3 个科、29 人、107 套系统（一套系统一个物理数据库），核心业务通过"线上 + 线下"基本实现了闭环管理，医院信息化也通过了国家六级电子病历和互联互通四甲评测。医院目前在按照国家智慧医院建设标准构筑信息化工程。

我非常感谢新疆维吾尔自治区人民医院这个平台，感谢医院历届院领导和科室领导对我的培养，感谢年轻时努力的自己，没有虚度青春。我掌握了诸多技术，历经世事沧桑，面对重重挫折，从医学信息领域的初学者蜕变为技术专家，并担任信息中心主任，引领团队以信息化推动医院发展，培育信息化人才，这些均成了我人生中不可多得的宝贵财富。

毕业那年公费大学生包分配，我被分配到了现在的单位。当时中国互联网刚刚起步，少数中国人可以通过电话拨号上网，速度是 56K。当时医院的信息化处于萌芽阶段，我在学校学了一些基本理论，没有任何经验，单位工作不忙，事情不多，钱也很少，我还在医院护校教授物理和数学课。当时我非常迷茫，不知道自己该如何发展，我非常感谢科室订的两本杂志：《计算机世界》《网络世界》。杂志内容很丰富，有先进的理念、先进技术、专家对信息发展的展望、信息化人才的招聘、各种信息技术培训等。我几乎每天都看，慢慢地眼界开阔了，目标也有了。我决心要成为一名优秀的工程师，掌握一些重要的应用技术。

一、学习思科（CISCO）网络

2000 年，世界互联网如火如荼地发展，中国互联网事业也在蓬勃发展。每到周末，很多培训学校都有免费试听课程，请的老师也不错，很多是从北京请来的。那时候我还没结婚，周末有空闲，几乎每个周末都去蹭课。课程的广告很诱人，记得有个广告是一个人举着一个 MCSE（微软认证系统工程师）证书说"我年薪 10 万元，因为我有 MCSE 证书"。那时的 10 万元，在今日或许已翻倍至 50 万元，故而听课的人很多，盛况空前，震撼人心。每每都是站的人比坐的人多，年龄从 20 岁到 40 岁，男女都有，每个人的眼中都闪烁着期待的光芒，嘴角微张，仿佛已经看到了未来充满希望的曙光。那段时间我陆续免费听了微软、思科、Oracle 等相关培训课程。有一天，思科培训广告吸引了我："按照美国纳斯达克最新市值计算，CISCO 市值第一，跟着世界首富你会错吗？"就学思科吧，那时候上网还不方便，计算机书十分热销，我毅然决然地购置了全套思科教程，并满怀热情地加入了新疆大学的思科网络学院培训行列。这是思科公司和中国高校合作的项目，课程设计得很好，还有好几台路由器、交换机实验设备，学员可以不限时间地做实验。每周上一次课，重点是学费还不贵。教我们的教授还专门到美国思科学院深入地学习了 1 年，教得非常好。我夜以继日、废寝忘食地钻研了 1 年，终于以优异的成绩通过了考试，斩获了自己职业生涯中的第一个专业证书——CCNA（思科认证网络工程师）。但在实际工作中，我发现单位网络很简单，只是由几台交换机组成的局域网，学到的大部分知识都用不上。我相信所有的知识都是有价值的，所有的付出都会有收获，现在用不上，只是时机还没到。

二、学习编程

在我毕业的那个年代，计算机是热门专业，但是在新疆与计算机专业对口的工作不多，大家都认为干软件编程才是真正的计算机工作者。除了软件编程这一主流方向，计算机专业毕业的我们，大多还涉足硬件维护、软件调试及打字录入等多样化的工作领域。我刚来医院工作时，医院信息系统很少，计算机很少，我的工作也不多，我做过穿墙打洞、拉网线、装电脑、修打印机、换打印机色带、教中层领导使用电脑、制作 PPT、给护校学生教物理和数学等工作。我内心始终怀揣着编程的梦想，不断自学，通过书籍与简单的实验来磨砺自己，尽管那些尝试颇为稚嫩，我也从未敢自称精通。机会终于来了，1999 年，我们医院上线第一套 HIS，前端开发工具是 Delphi 5.0，后端数据库是 Oracle 8.0.5，我在大学时就开始学 Delphi 3.0。我感觉应该能很快入手，但实际上第一次接触源代码时感到不知所措，无数行代码看得人眼花缭乱，很多概念都没有听过，如继承、游标、存储过程、触发器等。我自知身上有着诸多不足，但或许是我那股不服输的劲头，他人所能掌握的，我誓要一一攻克。给我们医院实施软件的是一家四川的公司，公司还是挺开放的，我可以看源代码，公司工程师也愿意给我解答问题，当然我也帮他们在医院做很多事情。遇到困惑不解的问题时，我总会利用工作的间隙，前往邻近的新华书店查阅资料。过了半年，我的技术成长得很快，已经能较轻松地看源代码了。某日，公司的技术总监找到我，邀请我下班后前往他们公司参与项目开发，原因是项目繁忙，人手紧缺。我当然去了，公司的川菜师傅做的回锅肉特别好吃，我天天晚饭都可以吃回锅肉，还能做自己喜欢的编程。虽然每天回家都很晚，但因为热爱，所以不觉得辛苦。2002 年，公司首次遭遇财务危机并最终倒闭，导致公司工程师撤走。我接手了 HIS 的维护工作，那段时间是我 20 多年职业生涯中最忙碌的时期。由于公司业务的缩减和重组，我不得不频繁修改代码和数据，每天下班时都感到眼睛和脖子很痛。终于熬到 2004 年，医院换了一家 HIS 公司，减轻了我的工作负担。新 HIS 公司用的系统，我也学了一些，还给省卫生厅做了一个乡村医生考试系统。我一直认为搞计算机需要有编程经历，这对于建立严谨的逻辑思维，以及今后从事技术和管理工作都非常有好处。

三、学习 Oracle 数据库

大学老师在讲数据库原理时，给我们简单地介绍了一下 Oracle，说它是大型数据库，有强大的功能，以后大家工作也许会用上。1999 年，我们医院的 HIS 就是采用 Oracle 数据库。其实那家公司开发的第一个版本是 MS SQL，当时，我们医院主管信息科的院领导（一位胸外科专家出身的院长）偶然间得知 Oracle 数据库是大型企业所青睐的对象，他坚信我们医院终将发展成为大型医疗机构，因此坚持要求公司在我们医院部署系统时必须采用 Oracle 数据库。身为计算机专业毕业的本科生，那时的我对于 Oracle 与 MS SQL 之间的区别还并不明晰。现在回头看，我特别佩服那位院长的眼光。当时新疆懂 Oracle 数据库的人特别少，系统运行一年多，出了十几次问题，每次出问题都会造成全院业务瘫痪。记得有两次数据库启动不了，我们只好从北京请专家进行修复。某次系统出现问题后，医院书记、院长、主管信息科的副院长及其他主要部门领导齐聚信息科，召开了一次紧急会议，并决定：若信息系统再次发生故障，则医院将恢复手工操作模式。主管信息科的副院长在 Oracle 数据库第一次出现问题时，就找我谈过话，我作为医院第一个计算机专业毕业的本科生，必须掌握系统维护核心技术，不能被"卡脖子"。为此，我开始疯狂学习 Oracle，当时市面上只有一套机械工业出版社出版的图书，好像是 6 本；另外就是 3000 多页的英文原版教材。其间，我被送到北京，参加了一个短期培训。我当时也颇有毅力，面对 3000 多页的英文教材，硬是咬牙坚持看了 3 遍。2002 年 4 月，我通过了 Oracle 数据库全部 5 门课程的考试，顺利拿到了证书。自 2001 年起，我便能够解决医院内的所有数据库问题，并成功协助新疆多家单位及医院解决 Oracle 数据库相关问题，因此在当地逐渐积累了一定的名气。在实践篇我会记录一些典型的问题处理方法。压力是学习的最好动力，可以让人短时间内快速成长和成熟。

四、学习 Linux

我在开始学习 Oracle 数据库时，发现很多大型企业的 Oracle 数据库都运行在 UNIX 上，在 2000 年只有 UNIX 是 64 位操作系统，64 位操作系统能管理更多内存、更多 CPU。Windows Server 2000，作为一款 32 位操作系统，其硬件要求最多支持 4GB 的内存。我们医院当时的电脑数不到 150 台，其实也够用。但我内心深处对高端小型机及先进技术充满渴望，然而从医院当时的信息化水平来看，这无异于天方夜谭。有一次看资料介绍 Linux 操作系统，其设计原理和 UNIX 一样，会 Linux 就会 UNIX，并且 Linux 能在个人电脑上运行。我迅速购入多本 Linux 相关书籍，通过大量实践深化对知识的理解。历经近 3 年的学习，2006 年，我成功为朋友单位部署了首套 Linux 搭载 Oracle 10G RAC 系统；次年，我院亦购得 IBM P550 小型机，我协同厂家工程师顺利完成了 IBM AIX 平台上的 Oracle 10G RAC 安装。后来我独自完成过 IBM AIX、HP－UX、Sun Solaris、Linux 等平台上数据库安装和问题的处理。有了 Linux 基础，我学习这些 UNIX 系统时就如鱼得水，能迅速掌握。我们所有的付出都不会白费，老天不会辜负任何一个努力的人，大家在制定学习目标时不要拘泥于眼前，要有前瞻性眼光。

五、博览群书

年轻时有时间、有精力，就是没钱，也没有智能手机、互联网等消磨时光。我不甘心浑浑噩噩混日子，就给自己制定了一个任务：每天最少看 30 页专业书。那时工资微薄，专业书价格不菲，每次购书虽感肉痛，但我始终坚守买书、阅读的初心。2002 年，我经常光顾的一家计算机专业书店向我介绍，书店可以办借书卡，年费 100 元，每次只能借一本。我非常开心，因为这个借书卡可以帮我节省很多钱。我看的专业书很杂，软件开发、操作系统、算法、数据库、存储、网络、安全、性能压力测试等都有涉及。对于工作中实用的书籍，如操作系统、数据库、编程及网络技术等，我边阅读边实践，力求深入理解其原理，并能成功实施相关实验。至于其他书籍，我则要求自己能够大致理解其内容即可。2007 年，这家书店倒闭了，互联网新媒体冲击了传统媒体。如今，年轻人偏爱在互联网上浏览碎片化的文章，称之为"营养快餐"，虽能模仿进行一些运维操作，但对深层次原理却知之甚少，遇到复杂问题便手足无措。我觉得这种"营养快餐"对年轻人成长非常不利。我非常感谢自己那些年的坚持，那些经历对我的技术工作和现在的管理工作都非常有帮助。

六、讲课锻炼

1999 年，医院人事科安排我为医院护校上课，让我教物理，偶尔教教数学，厚厚一本书一年教完，难度较小，内容基本和高中物理差不多。当时工作不忙，闲着也是闲着，就去讲课了。我一周教 4 节课，学校给我每节课 5 元代课费。年轻时我挺腼腆，刚开始上课很紧张，上完课感觉很累，身心俱疲，经常被学生开玩笑，弄得我脸红脖子粗。我一次上两节课，一节课讲新内容，一节课分析物理题目。一年后，护校参加全新疆物理统考，我教的物理成绩竟然名列前茅。我讲课也逐渐轻松自如、谈笑风生，而且说话中气十足。我曾向一位讲课极为精彩的专家请教，如何能拥有同他一样出色的口才。他语重心长地告诉我，讲课之精彩，并非单纯靠锻炼可得，而是源于深厚的学识与底蕴。2014 年，我被邀请参加北京的一次技术讲座，第一次出新疆演讲并且是在中国 IT 技术最发达的首都，我非常紧张。演讲完毕，会场内掌声雷动，众多听众纷纷上前，热切地向我索要联系方式，渴望添加微信以继续交流。有一次参加在天津召开的一场学术会议，由于有几位专家没来，大会组织者让我和黄昊主任一人发言两小时，把上午的会议全包了。尽管课件准备时间仅有半小时，我却游刃有余地完成了演讲任务。我深入浅出地剖析了许多实践案例，讲得酣畅淋漓，听众们也听得津津有味。我去过国内很多地方演讲，大家对我理论加实践的演讲方式都很认可。对于年轻的医院信息工作者，一定要耐得住寂寞，踏踏实实看书、实践、总结，和大家多交流，十年磨一剑，厚积薄发，一飞冲天，属于你的东西你一定会得到。

七、敬畏法律

20多年前，我们医院安装过一套系统，因为公司和医院有点小矛盾，为了快速解决问题，公司工程师在系统中植入了一个破坏程序。一天早上全院系统瘫痪，医院报了案。医院系统停了几天，最后这位工程师被警察带回来，在我们信息科现场恢复系统。这位工程师原是个腼腆的青年，总是带着温和的笑容，每当我向他请教问题，只要有空，他都会耐心解答。我现在还清晰记得，当时的他异常狼狈，非常憔悴，咳嗽得厉害。见他那般落魄模样，我不禁心生怜悯，未多想便悄悄为他递上了一杯水。最后，这位工程师被判了3年，新闻报道称这是新疆发生的第一起高科技犯罪。这件事深深地震撼了我，此后20多年时间，我一直告诫自己一定不能触碰法律底线，要不急不躁、心平气和地对待每一个人和每一件事。工作20多年中，我见过或听过很多医院信息科的领导、员工、公司服务工程师出事。我由衷地为他们的遭遇感到惋惜，并时刻提醒自己及同事，务必坚守法律底线，不可越雷池一步。近年来，国家连续出台了《中华人民共和国网络安全法》《中华人民共和国数据安全法》《中华人民共和国个人信息保护法》，把网络安全和数据安全提到了国家战略高度，我也经常郑重告诫大家，无论你工作或者生活如何不如意，都不能违法。

实践篇

计算机技术，是一门理论与实践并重且日新月异的技术，正如医院医生，仅凭丰富的理论无法立足，还需辅以大量实践及不断总结提炼。有些医院信息科工程师认为医院内有技术含量的事情不多，实践的机会太少，这些都影响了自己的成长。其实，机会要靠个人的主动创造。我利用一切空闲时间，阅读书籍，做实验。同时主动加班，虚心向公司工程师求教，不断总结经验，这些都是我成为优秀医疗信息科工程师的坚实基础。非常感谢新疆维吾尔自治区人民医院院领导和科室领导为我创造了很多实践机会，院领导非常愿意我去帮助兄弟医院和单位解决问题。在这个过程中，我也得到了进一步成长。

在20多年的职业生涯中，我始终坚守技术研究之路。近年来，担任信息中心主任的我，依然坚持与科室系统管理员并肩作战，共同分析并解决复杂的系统难题。计算机技术是理论加实践的应用技术，我在完成自己医院系统维护的同时，也帮助新疆其他医院、政府、企业等很多单位处理 Oracle 数据库的问题，我会挑一些比较有代表性的案例进行剖析。

一、初显身手

2000 年，我已开始学习 Oracle 数据库，但当时没有实践环境，因此我一直坚持看书。有一天核心 HIS 数据库的 Oracle 空间突然爆发式增长，按照当时的速度应该不超过一个星期，就会用光服务器磁盘空间。当时，10000 转的 SCSI 磁盘容量普遍较小，我们使用了四块各 9.1G 的磁盘组建了 RAID 5 阵列，总可用空间超过 27G。医院找了很多人咨询，都没有人碰到这个情况。在查阅相关资料后，我发现了其版本建表时的关键参数设置问题。其中，initial extent（初始扩展大小）默认为 512KB，而 Percentage increase（百分比增长）默认认为 50%。这意味着数据空间的增长公式为 $512KB \times (1+0.5)^n$。这种增长是可怕的，应该是 Oracle 8.1.5 的一个 Bug，我将所有的数据表改成了 "0"，按照理论每次数据增长都是 512K。效果立竿见影，此后一个月内，数据库空间的增长几乎可以忽略不计。我院领导很高兴，软件公司的经理更高兴。这次故障处理让我更加坚定了学技术的信心，以后工作中碰到再大的困难，我都没有放弃过。

二、医保系统优化

在工作的十几年中，我认识了很多同行朋友，其中很多都是通过医保的机缘认识的。医保收入已成为各大医院的重要经济支柱，鉴于全民医保的普及，医院对医保工作的重视程度不言而喻。

那是 2006 年的事情了，一天我突然接到一个陌生电话："你是彭工吗？我是 A 医保局的某某。你们医院的医保办主任说你负责维护医保系统，我想找你咨询个问题。是这样的，我们现在的 A 医保系统，很多医院都喊慢，尤其是大医院，收费窗口堆积了很多患者。我们派工程师去现场清理完临时数据，好上几天，很快又慢了。你们医院的 A 医保患者最多，你们从来没喊慢，我们也从没为你们医院清理过临时数据，你对系统做了什么吗？"

从他飞快的语速我可以感觉到他很急。患者被视为医院的衣食父母，而医保则是医院不可或缺的另一重要支撑。我不敢怠慢，立马回复他："是这样，我们的 A 医保系统之前也慢，收费员收一个患者，大约需要 5 分钟。我对整个结算过程进行了跟踪分析，找到了问题原因。我做了一个 Oracle 后台优化程序。每周末运行一次。现在速度一直都很快，结算一个患者不到一分钟。"

"太好了，彭工，我让系统运行慢的医院找你吧，你给他们安装一下你的优化程序，我们也会建议医院给你支付专家费用的。麻烦你了！"

"没问题。"

医保领导如此礼待，让我倍感意外与荣幸。很快几家大医院找我，我那时在单位还要值夜班，值完夜班第二天休息一天。一般我都会和来找我的医院负责人约定，在我休息的那一天去解决问题。优化程序经我院实践检验，成效显著，立竿见影。解决了医院收费窗口的排队问题，医保局再也不用去清理临时数据了。两家医院给我留下深刻印象：一家是某中医院，我为其优化完后台系统后，和信息科的领导一起去收费处看优化情况。抵达时，看一名收费员正忙着擦拭额头上的汗珠。"今天 A 医保怎么样？""今天电脑抽风了，太快了。以前敲个回车，我能喝几口水，今天忙到现在我才喝水。不过也挺好，患者的费用都已结算完毕！"中医处方特别长，所以他们的感触最为强烈。还有一家是企业医院，本来其每天门诊量不到 200 人，慢一点是可以承受的。但是一天，一个刚刚退休的大领导来看病，折腾半天都没交上钱。他找到院长反映情况，院长当场立下誓言，誓要在 3 日内解决此事。当然最后还是我去给他们解决的。

　　两年多时间，我大约为乌鲁木齐 16 家医院安装了 A 医保优化程序。顺便参观了各个医院的机房，也结识了很多同行朋友，很多至今还经常联系。后来，A 医保又换了系统。我的优化程序也就"寿终正寝"了。我也曾深思过 A 医保性能问题的解决之道，这得益于我扎实的数据库理论基础和熟练的 SQL 编写能力；身处一线，我能够全面跟踪并分析从终端至后台的每一个技术环节；更重要的是，我始终秉持着遇到问题不轻言放弃的精神。

三、解决 HIS 小型机集群性能问题

　　2004 年，新疆维吾尔自治区人民医院率先在新疆地区引入了"一卡通"医院 HIS，这套系统优化了门诊流程，在狭小的旧门诊楼接诊 7000 多人，创造了当时新疆最大单日门诊记录。随着医院快速发展，医院信息化也得到了快速发展，2005 年医院电脑数量已经达到了 800 多台。随着终端电脑数量快速增加，Windows Server 32 位操作系统内存 4G 寻址能力限制了终端数增加。我也尝试增加服务器物理内存到 8G，并且打开操作系统的参数开关，只能说情况略有好转，系统以前一周左右死机一次，修改后半个月死机一次。经过充分论证，借鉴通信运营商和银行的经验，2007 年医院购置两台 IBM P550 小型机，搭建了 Oracle 10G RAC 集群。这次后台系统升级跨度比较大，Oracle 数据库从 Oracle 9.2.01 升级到 Oracle 10.2.03，操作系统从 Window Server 2003 32 位升级到 IBM AIX 5.1 64 位，得益于充分的准备工作，系统升级过程十分顺畅。然而，新平台上线后，应用程序的运行速度并未达到预期，部分功能的表现甚至逊于原先的个人电脑服务器。医院花巨资但得到这样的结果自然是不满，我与小型机系统集成公司进行了交涉，公司技术人员信誓旦旦地许诺：小型机主要是解决并发能力和稳定性，你们医院电脑即便是增加到 1500 台也还能保持现在的性能，并且非常稳定。随着医院的快速发展，一座 24 层的急诊大楼已投入使用，终端电脑数量也随之激增，新增近 400 台，使得全院终端电脑总数达到了 1200 多台。系统不仅更慢并且还在高峰期死机，公司的工程师也没有解决办法。那时，因为我有 Oracle 公司提供的技术支持服务，我给他们发了多份性能分析报告后，他们要求我院数据库从 10.2.01 升级到 10.2.03。我们费了很大劲升级成功，但系统依然很慢并且死机。信息科压力很大，医院投资这么大居然这样频繁死机，怎么向医院交代？我几乎从早到晚都在进行研究，最终，功夫不负有心人，我成功找到了问题的根源。为了开发便捷，HIS 公司创建了一个公共用户，并在其下建立了所有其他用户表的同义词，这样开发人员只需访问这些同义词即可完成操作。Oracle 公司从 9I 升级到 10G，修改了一个系统视图，造成所有访问同义词的语句成本增大了近 100 倍，虽然小型机性能优越，但性能仍受到了一定影

响，只是降低得不明显。我咨询了 Oracle 技术支持后，把上述系统视图改回 Oracle 语法，效果立竿见影，小型机负载从 90% 多降为 5% 以下，所有应用功能性能都得到了大幅提升。

众多医院在软硬件系统升级过程中，或多或少都会遇到一些问题，其中软件出现问题的情况更为普遍，此时，树立信心显得尤为重要。这时，医院应组织相关公司进行深入的分析和讨论，同时要善于总结经验，切勿过度依赖外部公司。系统故障最受伤的一定是医院，只要坚持，最终问题一定会解决。建议核心系统平台升级后，除了做功能测试，最后也要做一下压力测试。

四、最辛苦的系统迁移

2010 年，我被邀请去新疆为一个政府单位安装一套 Linux 环境下 Oracle RAC 集群系统，并且要做数据迁移。路程很顺利，单位负责人到喀什机场接机。我到了喀什后，发现这座小巧而宁静的城市，仿佛只有一条主街道贯穿其中，街道两旁，除了零星分布的几座商场外，尽是庄严的政府办公楼，而城市中心，则是一片绿树葱茏、遮天蔽日的广场。到了单位中心机房，我了解了系统的情况：这个系统是面向全疆提供服务的民生工程，服务器和存储都是惠普的，是 Windows 环境下的 Oracle 10G RAC。系统当时的性能和稳定性都很差，几乎每天要重启好几次，高峰期业务办理速度奇慢。我的任务是备份数据，然后在 Linux 环境下重新安装 Oracle 10G RAC，以利用其高可用性和可管理性优势，最后将数据还原并优化系统性能，确保系统的安全高效运行。系统计划停机维护的时间是三天。

单位负责人和我年龄差不多，据说干这行也有很多年了，也许是系统太重要，而我只有一个人来处理问题，他一直和我讨论数据的安全性，他担心万一系统安装后，不能及时恢复怎么办？尽管当时的系统状况堪忧，但仍勉强维持着运转。然而，直至次日中午，工作仍未启动，我的耐心至此已被消磨殆尽。记忆中我第一次对甲方发脾气："你通知都下发全疆了，你现在要是相信我，我们就做！我不能给你 100% 的保证，但我会尽自己最大的努力。这样的项目我做过。"项目终于开工了，起初一切顺利，但在配置存储环节，我遇到了一个棘手的大麻烦，Linux 环境下惠普的存储在多路径产生"鬼盘"问题。新疆当时没有互联网，我打电话问了我所认识的高手，居然没有一个人真正处理过。最后我用了数学排列组合的方法，花了近 7 个小时才解决此问题。之后一切顺利，我优化了 Oracle 参数，制作了性能报表，并针对慢查询增加或修改了索引，系统运行效果显著提升。

回家路上我感觉自己快累虚脱了，但心情还可以，项目达到了自己的期望值。到了喀什机场，候机厅全是人，好几个航班晚点了，万幸的是我坐的航班正点。在候机厅，我连个坐的地方都没有，只有几把按摩椅空着，花了 30 元坐了半小时，感觉超值。

搞技术的人虽然辛苦，但也能从中获得快乐。尤其是当自己制订计划，并按部就班地去执行，即使过程中遇到诸多困难，通过不懈努力，最终圆满完成任务时，这种快乐更是难以言表。这种辛苦和快乐会让技术工程师更加努力去学习，从而更加优秀。

五、一切尽在掌控：完美的 HIS 数据迁移

2012 年，医院经过几年发展，电脑数量从当初的不到 1000 台，增长到近 2500 台，应用系统也增加到近 30 个。2007 年的小型机也慢慢带不动医院业务了，并且医院很快有一座新门诊住院综合大楼要交付使用，还有一个新院区要开张。为了保障全院信息系统稳定运行，医院新买了两台 IBM P750 小型机、IBM DS5100 存储。这时，我在新疆医疗行业已小有名气，特别是在 Oracle 数据库领域。我精心制作了 IBM AIX 环境下的 Oracle 11.2.03 RAC 安装指南，并严格按照这份指南，一丝不苟地完成了集群的安装工作。随后，我设计了详尽的测试方案，并邀请了 IBM 小型机工程师、HIS 厂商等专家，共同对集群平台进行了全面的功能测试及故障转移测试。这些都完成了，就等 HIS 数据迁移了。

这次小型机项目中 HIS 数据迁移是核心工作：数据量大，有 1.2T；HIS 关联的系统多，有 20 多个应用系统；客户端电脑多达 2500 多台，迁移时间短，预定 4 小时以内完成。Oracle RAC 集群从 10G 升级到 11G，IBM 小型机操作系统从 AIX 5.3 升级到 AIX 6.1，数据库底层存储从裸设备升级到 Oracle ASM。这里面的技术环节我都能搞定，然而，在短短 4 小时内完成 1.2T 的数据迁移，将 20 多个与 HIS 紧密关联的系统迁移至新的小型机平台，并连接 2500 多台终端电脑至新平台，这对我来说无疑是一项艰巨的挑战。我将这个项目比作一场战役，下定决心要赢得这场没有硝烟的战斗。我制作了迁移文档，并且进行了 3 个月的测试和准备，也在不断完善文档。当我把最终迁移文档交给主任时，他惊讶了，因为我计划在 30 分钟内完成这次系统迁移，而实际只用了 20 分钟，我还多算了 10 分钟。为了消除主任的顾虑，我自信满满地告诉他："没问题，一切尽在掌控之中。"

HIS 数据迁移定在了周五晚上 8 点，数据迁移之前，我组织厂家和信息中心 50 多人开了一个短会，再次明确了各家公司的任务，以及重点工作的负责人的任务，要求严格按照各家公司的迁移文档操作。我选了一家公司，依靠其数据同步产品完成实时数据同步。在 3 个月准备时间内，我帮助 20 多个和 HIS 关联的厂家做了系统切换计划，并且逐一测试完善，确保每个方案准确无误。对于 2500 多台客户端电脑，我做了域服务器登录脚本，当天我们切换后台完成之后，关闭老 IBM 小型机，重新启动客户端电脑，运行域控制服务器脚本，客户端电脑就可以链接到新 IBM 小型机集群平台。切换开始了，在精心策划和周密准备下，团队成员各司其职，高效协作，确保了 HIS 数据迁移工作在 30 分钟内顺利完成，过程中未出现重大问题，这得益于我们对迁移方案的深入研究和多次模拟演练。这次 HIS 数据迁移，我完成了技术工作，也完成了组织管理工作，通过这次项目实施，我感觉自己的能力得到了一次大的提升。

对于年轻的医院信息科工作者而言，在深耕技术多年后，切勿局限于技术的狭隘天地，而应逐步涉足管理领域，要善于传授经验，精于团队协作，以应对日益复杂的信息化挑战。

一个"闯海人"的 HIS 人生

海口市人民医院　刘　阳

记得那是 1995 年的春天，我刚刚大学毕业，正在实习期，一个偶然的机会让我认识了海南，认识了医疗信息化。这一年的五四青年节那天，一个在北方出生并长大的人来到了海南岛，我成了南下海南岛创业大军中的一名普通"闯海人"。回顾这二十九年的时光，我从一名刚刚上岛的小伙子，成长为今天皮肤黝黑的新海南人，我心潮澎湃、感慨万千。在改革开放热火朝天的时代背景下，我踏上海南岛这片热土，接触的第一个行业就是医疗信息化，接触的第一个系统就是 HIS。我与 HIS 结下了不解之缘，一个"闯海人"的 HIS 人生从此开启。时至今日，我与 HIS 依旧"爱恨交织，永生难忘"。

进入医院从身兼数职开始

刚刚步入社会，我的第一个工作单位当时叫海南心血管病医院，这是一所由我国心脏外科专家、北京阜外医院心外科郭加强教授的弟子李教授在海南省创办的民营专科医院。海南省由于地域偏僻、环境高温高湿，是先天性心脏病和风湿性心脏病的高发地区。在这所医院，我除了维护信息系统软硬件和网络以外，还负责医院医疗设备等的维护工作，以及兼职医院的财务部收费员、后勤总务科的设施设备维护技术员。我跟着我的师傅学习维修各种电子设备，负责带教我的廖师傅是医院的兼职设备维护工程师，也是无线电爱好者，遇到什么电子设备有问题，他都喜欢仔细研究一番，用现在的话来讲，可以说绝对是电子产品的"死忠粉"。所以，无论什么医疗设备、家电、电脑等电子产品出故障，我们师徒二人就摸索着一起想办法来维修。

初识 HIS 的模样

20 世纪 90 年代中期，电子产品风靡起来，使用 ADSL 拨号接入互联网，上网"冲浪"成为时髦。这个时候也是医疗 IT 的萌芽阶段。我入职后不久的某一天，一位从广东来的工程师开始教我维护 HIS，他比我大不了几岁，只是记不起他叫什么名字，短短几周的时间他就离职了。当时的系统是基于 FoxPro 2.5 的开发版，运行在 DOS/UCDOS 5.0 系统之上，终端机是无盘工作站，使用可以自动引导的网卡，并通过 Novell 网连接到一台惠普服务器上运行。这与我在大学时的实验环境非常类似，那个系统启动时的"狐狸头"标识深深吸引了我。也是从那个时候开始，我第一次接触到了 HIS，在这之后的日子里我开始了 HIS 的学习、开发和维护之路。

一位 HIS 开发者的喜悦

我就是一位普普通通的开发者，一位平平无奇的 IT 工程师，平常的工作是 HIS 的开发使用以及 HIS 和后来建设的 LIS、财务等系统的数据日常维护。随着医院心血管病业务的不断扩大和患者的持续增加，心脏手术的复杂程度也有了大幅度提升。当时的手术室在手术中所需要使用的各类消毒器械、耗材（除了药品和血液制品外）都需要让消毒供应室提前准备好，而随着手术同时开台数量的增加，以及手术复杂程度的增高，手工记账的耗材和器械的管理模式越来越复杂和烦琐，因此利用信息系统来辅助管理成为一个迫切的需求。分管医疗的于副院长第一个看出了问题所在，提出了上线系统的需求：需要一套系统管理医院手术室的各类高值耗材和消毒包。第一次接到这样的任务，首先，我用了一段时间熟悉了原有 HIS 中与耗材记账相关的数据结构和代码，边摸索，边学习。然后，经过一段时间的努力，开发出了适合消毒供应室使用的进销存管理系统，并且将耗材和消毒包管理系统与手术室划价结算系统打通，有效减轻了供应室管理人员的工作量，提高了手术划价结算管理效率和准确性。当时也不知道代码质量如何，但是我尽量使用已有的函数，减少调用，优化性能，手术室的护士们从来没说过系统慢。我作为一个开发者的喜悦溢于言表，从那时开始，晚上开发软件、维护系统、写代码、画报表，白天进行财务记账、维护硬件就成了我工作的常态。

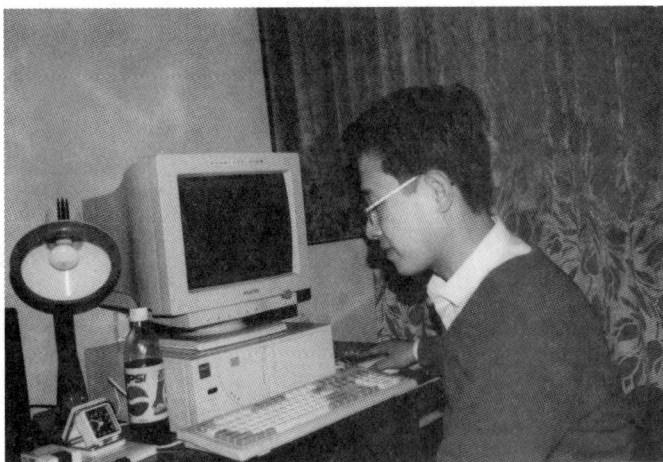

图 1　在海南心血管病医院任信息科工程师

在医院的工作和生活中，令我印象最深刻的一次是随同几位北京阜外医院来的心外科专家到全省各市、县做巡回义诊。记得那是我第一次下市、县工作，通过这次工作我真正体会到海南岛的风土人情，感受到海南人民的淳朴与善良。海南岛是一个被大海环抱的省份，相信所有来过海南岛旅游的人都对大海印象深刻。起初的时候我也有同感，但是当我来到海南的通什（后改名为五指山市）、白沙、琼中等地后，才真正感受到热带雨林的美丽，我们的黎、苗族同胞竟然生活在如此美丽的世外桃源——海南岛的中部山区。来到原始森林，我亲眼认识了有经济价值的橡胶树，感受了槟榔树、胡椒林的美，知道了海南岛有海南坡鹿、黑冠长臂猿、云豹、巨蜥等几十种受保护的野生动物，更有特有的一百多种保护植物。每天早上，天还没有亮，海南大大小小的农场就一片忙碌，割胶工人们的身影在树林中穿梭。顺着一块小铁片流出的白色液体被加工成各种橡胶制品，让海南岛得到了发展，也驱动着各行各业的进步和发展。这里的地形复杂，空气湿润，温度适宜，海南岛真是个避暑胜地。在巡回义诊的路途中，我作为医用设备的维护保障人员，走进了海南的很多偏远村寨，看到了这里缺医少药，贫穷落后。但经过近 30 年的发展，海南如今已经成为全国人民的旅游打卡地，我也衷心为海南岛的发展感到自豪。

信息系统部署，一个人的 HIS

一个人的 HIS，既有一个人的喜悦，也有一个人的哀愁。

一个人可以集系统设计师、开发工程师、维护工程师等不同的技术岗位于一身，自己设计、自己开发、自己实施、自己维护，一气呵成，喜上眉梢。一个人的悲哀，就是每当在需求分析不可行，沟通不畅，开发中遇到难题，维护中遇到麻烦的时候，会有那种不被用户理解的心痛。

一转眼，时间来到了 1998 年，受医院的指派，我被安排到了正在筹建之中的成都胸科医院，负责后勤筹建工作。带着这几年积累的经验，我在成都市待了一年。这一年中我除了为这所新医院部署 HIS、调试好服务器、测试好网络，并且对 HIS 进行必要的客户化改造和系统维护培训外，还偶尔照护一下体外循环机、心电监护仪、麻醉机等医疗设备的运行，做好设备的保障工作，在这期间我甚至学会了床边 X 线摄影。

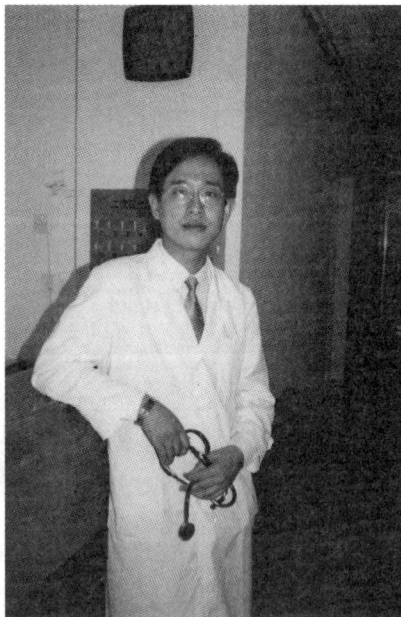

图 2　在成都胸科医院兼任放射科医生

在成都胸科医院，源于财务的工作需求，我与财务处的同事一起努力，为住院患者提供了每日清单服务和结算服务到病房的模式，广受住院患者和家属的好评。这与近几年开展的床头结算服务和一站式服务等提高患者满意度的服务有几分相似。由于当时心脏病手术费用尚未纳入医保报销范围，心脏病患者还是以自费居多，加之心脏外科手术的费用较高，时常会出现欠费和漏费的情况。虽然当时是为了让患者及时了解费用情况、缴纳欠费，避免财务坏账的发生，但是以患者为中心，为患者提供便捷服务是没有改变的。因此我在一台送药手推车上使用台式电脑和打印机组成结算推车，到病房后，接通有线网络和主机、打印机电源，进行现场结算和发票、清单打印。虽然是一个简单的操作，但是在患者眼中是医院为患者着想的重要举措。

由于医院人手紧张，放射科缺少技师，自从医院接收患者，我就开始 24 小时值班。但是如果遇上重症患者，每隔两小时就得拍两张（胸部正侧位），让我切身体会到医务人员的辛劳。辛苦的工作之余，既然来到川渝之地、天府之国，忙里偷闲的我和同事一起品尝了当地的美食、欣赏了川西美景，特别是距离医院不远的果园，一年四季都有各种各样美味的水果，还有当地知名的桃花山。但是，最让人难忘的还是这段医院从筹备到开业的时光，我一个人部署上线 HIS，兼顾维护医疗设备、辅助设备运行的经历。这段经历让我坚信，努力总有收获，风雨之后总会有彩虹。

再次清零，回到原点

结束成都的工作回到海口，由于医院整体搬迁至成都，我离开了原单位。2000 年，我选择留在我深爱的这片热土——海南，入职了海口市人民医院，成为一名专职的医疗信息工程师，再一次从零开始我的 HIS 之路。我进入市医院计算机中心团队，负责的主要工作是服务器运维管理，第一台服务器的维护从惠普开始，医院的 HIS 虽然还是在 DOS/UCDOS操作系统上运行，但这时的服务器已经升级成了惠普塔式服务器，搭载 Windows NT 4.0 操作系统，网络也从 10MB 的 Novell 网升级为 100MB 的以太网。

伴随时代的脚步，随着工作岗位要求的不断提高，我一直在努力学习。在入职海口市人民医院后的几年间，我不仅陆续取得硕士研究生文凭和高级工程师职称，完善专业知识体系，还在经受考验的过程中积累了更多经验和教训。

俗话说得好，"人的一生没有一帆风顺的，总有一些起起落落"。虽然我的第一段 HIS 人生在海南心血管病医院结束，但是新的 HIS 之路又在海口市人民医院再次开启。我的单打独斗状态从此结束，维护团队各司其职、高效协同，我与团队共同应对 HIS 的新挑战。

HIS 第二次征程

有了在海口市人民医院基层工作十年积累的经验，在 2010 年，我开始负责医院新综合大楼信息化建设实施工作，HIS、EMR、PACS、LIS……一应俱全，软件实施、硬件集成、网络组网同步展开让我倍感压力。"IT、IT"，时常"挨踢"，信息科被人们誉为"背锅侠"；考验我们的不仅仅是项目管理、软件开发、系统集成、维护巡检，还有发展规划制订、各类评级评价、安全密码应用等任务；更有开不完的各种会议，如项目例会、评审会，甚至是对信息系统的吐槽会。面对如此巨大的压力，我们这些信息人意志坚定——内心强大、我心依旧。智慧医院建设、三甲医院数字化转型都需要信息化建设先行，这让我深有体会，想要跟上信息时代的节拍，就必须充电加油、更新理念。2012 年，受当时的海南省卫生厅指派，我来到杭州市第一人民医院信息科挂职学习，半年的工作、学习，时间虽然短暂，但是让我结识了几位好朋友，我们非常谈得来。他们工作中敬业、专注的拼搏精神深深地感染了我，让我看到了自己的差距和不足，激励我在工作和学习上永不停步。

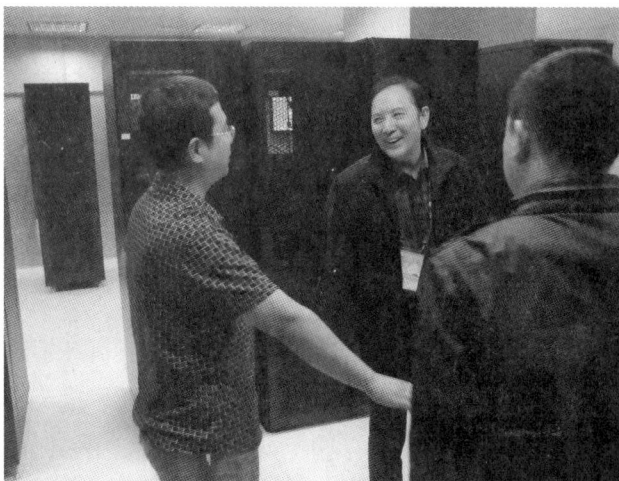

图 3　在海口市人民医院中心机房与三甲医院复评专家沟通交流

2014 年的某一天凌晨，我被医院一个接一个急促的电话惊醒，听完电话中的故障描述，我就有一种不祥的预感，初步判断——HIS 瘫痪了。我急忙从家里赶往单位，来到信息中心中心机房，经过检查发现，两台数据库主机中的一台主机离线，另一台主机负载很高，已经卡死。来不及多想，我马上启动应急预案，重启两台主机。HIS 瘫痪后的故障修复过程总让人难熬，时任海口市卫生局局长和医院院长都驻守信息科会议室，让我"压力山大"。经历过故障的人都知道，故障恢复时间和数据恢复点时间是关键环节。在这危急的时刻，出现了一位 IT 圈的高手，一位少有的能同时处理 AIX 小型机和 Oracle RAC 故障的工程师。经过两天的奋战，他修复了数据库集群的逻辑故障，HIS 终于恢复了，但是付出的代价巨大，也给了我们深刻的教训。在两天的数据库修复期间，我们利用 8：00—12：00 和 14：30—16：00 两个时间段，在门诊业务高峰时段，通过阻断住院部的汇聚交换机的方式，使用单台 HIS 数据库主机支撑门诊部应用。到了其他非门诊业务高峰时段的中午和夜间，我们通过阻断门诊部汇聚交换机的方式，使用单台 HIS 数据库主机支撑住院部应用，使业务系统在故障期间依然"带病工作"。虽然 HIS 在系统响应上有延迟，但是能保障业务系统运行的连续性和数据的完整性。在这之后，我们第一时间紧急升级了两台 IBM POWER570 主机的内存空间，使主机性能有了大幅提升。

俗话说"冰冻三尺，非一日之寒"，此次事件让我深刻地感受到日常巡检工作对于问题预警的重要性，认真的日常巡检可以有效地辅助我们提前解决处于萌芽状态的问题。此后，我们医院建设了 HIS 核心数据实时同步和离线备份两套数据备份体系，升级改造了现有数据库服务器和存储系统。加强系统运行的稳定性和数据保护的安全性，让 HIS 更加稳定地持续运行成为我们的首要工作。

近年来，随着年龄的逐渐增加和阅历的不断丰富，我有更多机会参与海南省各市、县医院的信息化建设咨询、设计工作。一次偶然的机会，我来到祖国的最南端，海域面积最大的地级城市——三沙市，参与了三沙市××医院信息化的咨询、设计工作。当踏上永兴岛的那一刻，我才体验到了祖国广阔的海疆；当走访西沙群岛岛礁的时候，我才领略到了南海的美丽。从祖国最大的经济特区的诞生，到国际旅游岛的宏伟蓝图，再到三沙市的设立，在祖国繁荣昌盛的建设历程中，海南挺直身姿，续写了祖国的壮丽画卷。作为一名闯荡海南的医疗信息人，希望能够为中华民族伟大复兴和祖国的繁荣昌盛，以及海南省经济社会的发展贡献自己的绵薄之力。

HIS 人生不能顺其自然，拼搏中期待 HIS 的再次启航

岁月匆匆又十年，我和 HIS 的故事仿佛就发生在昨天。今天，虽然我接触的工作内容更宽了、所涉及的领域和行业也更广了，但是医疗信息化建设的经历，特别是 HIS 的经历，让我倍感充实，充满自信。放眼未来，国家的发展、海南的发展、医院的发展都需要我们每一个"闯海人"、每一个海南人、每一个中国人的不懈努力，我们的事业才能扬帆远航。虽然我只是夜空中的一点微光，但是夜空中最亮的那颗星依然照亮我的未来，激励着我勇往直前。我与 HIS 的故事还在延续。

我的 HIS 人生之所以能够再次开启，要衷心感谢曾经开导过我、启发过我的各位老师，是你们真诚的鼓励和教导，无声的帮助和支持，才使我重拾信心不畏惧，面对挑战不退却，昂首阔步再出发。

每一次与 HIS 的碰撞，都是我成长蜕变的契机。在 HIS 的世界里，我学会了坚持与创新，学会了在困难中寻找机遇，在挑战中激发潜能。HIS 不仅是一门技术，更是一种精神，一种不断追求卓越、永不言败的精神。

在未来的日子里，我将继续秉承这种精神，深耕医疗信息化领域，为推动医院信息化建设的进程贡献自己的力量。我相信，在一代又一代"闯海人"的共同努力下，我们一定能够创造出更加辉煌的成就，为海南的进步助力加油、为国家的发展添砖加瓦。

HIS 人生，是一段充满挑战与机遇的旅程。我将以更加饱满的热情、更加坚定的信念，迎接每一个新的起点，期待 HIS 的再次启航，与我共同书写更加精彩的篇章。

最后，引用苏轼的这首《过大庾岭》，让我们共勉。

一念失垢污，身心洞清净。

浩然天地间，惟我独也正。

今日岭上行，身世永相忘。

仙人拊我顶，结发受长生。

年轻人在奋斗路上的方法论

联勤保障部队第九四〇医院　李　楠

《HIS 人生》是 CHIMA 近期推出的一档专栏，多位业内资深人士分享了自己的从业经历和人生感悟，其中不乏一些耳熟能详的前辈、专家，我也是抱着"追星"的心态，一遍又一遍地试图从每个人的 HIS 成长轨迹中，寻找值得学习借鉴的内容。

我只是一位普通的医院信息化工作者，能力有限，短短数十年从业经历，还达不到跟读者分享经验的层次。但是，我非常热爱医疗信息化这份事业，回顾往事，倒也不完全是日复一日，千篇一律，我试着从"年轻人、奋斗路、方法论"这个角度，与大家做交流探讨，不当之处，还请批评指正。

走出校园初入职场，不少年轻人满怀期待，想在新的平台和环境里大显身手，证明自己。而年轻人的奋斗之路，往往默默无闻，甚至是枯燥乏味的，一旦理想与现实脱节，他们就会心理失衡，抱怨领导"不识才"，行业"不容才"，开始自我怀疑，失去信心。在这个过程中，我们需要一些积极向上、实用的方法论来帮助自己及时调整心态。

基层之路：学徒时光

2006 年，我从医科院校的生物医学工程专业毕业，前往某边疆基层医院工作，2010年考研离开。基层四年，是我非常难得的一段"学徒时光"：这既是一个修炼功夫、磨炼性格的过程，将学生时代的荣光清零，重新自我定位，沉下心来，从小事、琐事做起，也是一段难得的基层一线"墩苗"经历，其间我确实没少抱怨，烦恼也很多，问题一个接一个，但从我后来的人生经历看，正是这四年看似碌碌无为的"墩苗"时光，为我后来的职场发展夯实了根基。

基层医院的一个显著特点就是"小"，巴掌大的院子，我现在都能想起来院子里仅有的几幢楼宇和整体布局。我所在的部门甚至都不叫"信息科"，而是叫"网络室"，我们室只有四个人，一间办公室，一间机房，几台电脑和服务器，这些就是我们全部的"家当"。

医院虽"小"，并没有影响我的工作热情，部门虽小，但是气氛特别好，大家分工明确，互助友爱。医院体量小，因此 IT 工作量并不大：面向科室的前端，无非就是百余台电脑，运行着几个简单的"军卫一号"程序，完成基本医疗业务流程和财务收费的信息化；面向网络室的后端，则是几台与 HIS 有关的服务器、数据库以及相关的软硬件设施等。

其中最吸引我的工作是围绕 Oracle 数据库和"军卫一号"展开的系统运维。在这个过程中，我见识了"军卫一号"数据库设计的规范和巧妙，慢慢地把在学校里学过的数据库相关知识投入实践，又在实践中补齐加强 SQL 等相关技能。

这种平衡在当年年底被打破，两位女同事因为个人原因先后离职，只剩我和另一位男同事，而他正在准备当年的硕士研究生考试。边疆的冬天本来就冷，这种人事变动让我愈发感受到寒意。

随着科里仅剩的一名同事考上研究生，我正式进入了单兵作战的阶段：一个人、一间办公室、一部电话、一摊工作。很快我就陷入了疲于奔命的状态，每天不是在科室，就是在去科室的路上。说到这里我想起一个细节，当时为了不漏接电话，在上班时间我总是习惯把办公室电话呼转到手机上再去科室，由于电话太多，手机耗电很快，以前能撑一天的电量，现在可能半天就没了，晚上下班打开通话记录，基本上全是科室的电话。

在很长一段时间里，我被这样忙乱的节奏牵着走，无论是工作状态还是心态，都出现了疲惫和波动。

现在回头看，当时我主要面对三个问题：

问题 1：工作琐碎忙乱，陷入被动，如何应对？

通过分析我发现，很多时候我在做重复的事：今天在内一科刚解决的问题，过几天在外二科还会遇到相似的情形。软件行业有一个老话题：不要重复造车轮。我感觉当时的状态就是在重复修轮子。

为了不让这些重复的琐事占据大量时间，我开始利用碎片化的时间，把科室遇到的每个故障，从发现到分析，从验证到解决的过程都写下来。这种记录不是记流水账，而是重组信息，启发思考，让信息为己所用，这样不仅让我内心的焦虑和压力得到了很好的释放，我还渐渐积累了解决问题的素材，形成了处理问题的风格，用现在的话说，这叫"在做知识库"。

知识库的不断积累，不仅让我处理问题变得愈发高效，还收到了意外的效果，我每解决一个业务问题，就把它记下来，像是得到了一块拼图。随着手中拼图越来越多，整个医院的业务脉络在我脑海中就愈发清晰，甚至一些看似不相关的拼图，会因为一个新问题的出现，突然关联起来。这在快速解决问题的同时，也加快了我的成长速度。

另外，我还做了一件有意思的事，向网吧学习，凭一己之力，把医院的电脑都管起来。

当时的情况是很多人家里没有电脑，会习惯性地蹭科室的电脑做自己的事，甚至会自行安装一些游戏软件，这在无形中增加了我的工作量。此外，医院的 HIS"军卫一号"经常会下发一些补丁和更新之类的程序，每更新一次，我就得把所有的客户端跑一遍进行安装，这个工作量也不小。

我只有一个人，不能靠蛮力东奔西走，急需一套能帮我把科室的电脑管起来，并且显著提升工作效率的软件，同时还要少花钱，甚至尽可能不花钱，因为基层没钱。有了这个目标，我就去找相应的产品，最终在医院附近的网吧里找到了思路。网吧的组网方式和应用场景，与医院比较相似，他们能做到用少量的网管，完成批量电脑的维护、应用分发、版本更新等工作，其中必然有值得借鉴的经验。

在借鉴了网吧的经验后，我开始了改造：首先，我给科室电脑安装了一款软件，相当于给系统盘加上了一层沙盘，这样无论科室的工作人员如何操作，只要重启，电脑系统盘就会恢复原样。由此，系统因为无关操作而宕机的风险就降低了很多，私自安装的软件、游戏也会自动清除。

其次，我还把网吧的管理系统（免费版）直接安装到科室，管理端放在我这边。这套系统不仅可以实现远程维护，还有批量分发、指定文件夹推送等功能，可以说是帮了我大忙。

有了这几个软件的支持，科室的电脑不会再此起彼伏地发生故障报错，更新维护的效率也提高不少，基本上让我告别了"打地鼠"般手忙脚乱的工作状态。

但是，生活就是问题叠着问题，解决了一个问题，新的问题又来了。

问题2：琐碎的运维工作"缺乏营养"，营养跟不上，如何长身体？

在捋顺了手头的运维工作之后，我发现自身的"营养"有点跟不上，手头仅有的几本书：《军卫一号数据结构手册》《数据库导论》《深入浅出SQL》等已经让我翻得起毛了，能实践的内容并不多，也不可能拿生产库去做实验。再学点什么内容呢？

基层医院的行政架构简单，机关都是"办"或者"室"，一个"办"就一两个人，网络室也被划给机关管理。这就意味着，除了完成信息化的工作外，我还要列席医院机关组织的其他活动，比如每周医院的行政查房、院周会等。这些活动看似与信息化无关，但是身处其中，耳濡目染，我慢慢了解了医院工作的重要流程和核心规章制度。这些医疗管理方面的内容，不仅弥补了我的知识盲区，而且从另一个角度阐述了一些我在"军卫一号"运维过程中在技术角度经常看到的概念。

比如HIS数据结构中的"医嘱"字典，站在IT角度，我看到的是若干表和字段。通过参与机关的管理活动，我慢慢了解了医嘱制度和业务流程。这样一来，"军卫一号"数据结构手册上抽象的、纯IT的内容，便与真实业务生产环境中的工作内容对应上了。这种对应，大大提升了我作为一个IT人的医学素养。

除了医院里的工作，当时互联网上良好的学习氛围也给了我很大的帮助。工作之余，我在ITPUB、CSDN等论坛里，追随当时数据库圈的几位知名人士，比如"盖国强"（ITPUB论坛Oracle模块的论坛主），我跟着他学了很多Oracle的知识。值得一提的是，我考研成功后，盖国强刚好来我读书的城市宣讲，我特意去听了一下，看着曾经隔着屏幕回复我，帮我解决问题，让我无比崇拜的行业大佬就在自己面前时，我意识到，这是自己努力向上带来的"甜头"。

问题 3：想到更好、更大的平台去发展，如何实现？

你没法叫醒一个装睡的人，更没法劝说一只自满自足的"井底之蛙"，它甚至都不知道外面的世界是什么样的，自然觉得"井底"的生活很好。

当时的我，就是典型的"井底之蛙"，随着我熟悉了基层的工作，我的内心开始逐渐衍生出自满和补偿心态，省出来的时间都被我用来打游戏、看足球、社交等，我不知疲倦地挥霍着时间和青春，心里还美滋滋的，青春嘛，就是用来挥霍的。

此外，我身在边疆，单位小，很少有机会去内陆大城市出差、开会，自然也就不知道外面的情况。后来，我遇到两次难得的外出机会，感受到了自己和同行、基层医院和大医院之间巨大的差距。

第一次是接到上级通知，要求各单位负责"军卫一号"业务的工程师前往某省会城市参加系统升级培训会。在会议上，我发现一件很尴尬的事：同样是来开会，同样都是负责各医院"军卫一号"的工程师，但我跟他们之间竟然"没得聊"，因为他们提到的很多系统、名词、场景等，我根本没听过，他们说的话，我也接不上，感觉自己像走错了会场。

会后参观当地大医院的信息科，我更是震惊，人家的信息科办公场所是一层楼，每个办公室门上贴着不同的标示牌：硬件组、开发组、运维组等，还有一个非常专业的机房。整体看完，我觉得自己就像一个石器时代的人，看到了工业社会的秩序和文明，这对我冲击极大。

参观完毕后，我私下里问了下："你们这边都招什么样的人？我有没有可能调过来工作？"对方说："我们这边，怎么也得研究生起步吧。"

这是我第一次被"冲击"，如果说一次被冲击是偶然，不至于引发我的关注和思考，那么，连续两次被"冲击"，让我相信，问题出在了自己身上。

第二次"冲击"来自同学聚会。我去东北出差，在北京中转。我难得路过一次北京，就在同学群里说了一声，北京的几个同学一看边疆的同学来了，非常热情，就安排了同学聚会。

聚会上，我看到了几年未见的老同学，特别高兴，但是短暂的寒暄后，尴尬又来了：这些同学，有的在申请课题，有的已经是科室的业务骨干，有的在准备出国和读研，他们的话题也都围绕这些展开，话语间，我能感觉到大家都有明确的主线和规划，都在扎实地推进自己的人生大事。那一瞬间，我似乎看不到饭桌上的觥筹交错，而是沉醉于眼前的同学们，他们神采飞扬，举手投足间，流露出奋斗者的坚定与自信，就在几年前，我也是他们中的一员，同窗学习，一起奋斗。而如今，我只能为他们鼓掌点赞，我更担心，待会儿话题如果递到我这边，我该怎么接？

两次"冲击"对我影响很大，回到单位后，尽管我还在惯性的驱使下延续之前的生活方式，但内心的变化已经悄然发生，比如，当我打开熟悉的《魔兽世界》游戏时，内心会有愧疚感，脑子里会浮现出同学聚会上的闲聊、会议上的边缘化等场景，我意识到，眼下的生活方式，最多带给我短暂的愉悦，更多则是内耗，最终我会"坐吃山空"，没法带给我想要的未来。

我开始自我批判，并意识到两个严重的问题：第一，论业务，我无非就是掌握了几个技能，而人家都有了自己的事业和方向，我和行业主流之间存在巨大的差距。第二，论规划，毕业两年多了，我还是东一榔头，西一棒槌的，由着性子安排自己的时间和精力，谈不上任何规划和设计。

如何缩小差距，我能想到最现实的方法就是考研。

在职备考是一个漫长而曲折的过程，限于篇幅，不细说了，需要说明的是，考研是一件投入成本很高的事，从当年备考到年底考试，再到次年年初笔试成绩出炉，准备复试，直至最终上岸，其间横跨两个自然年度。工作期间，考研对自身的岗位稳定性和工作状态都有影响。而且，我考研是在 2009 年，当时考研的大环境和现在肯定不同。每个人都有自己特殊的情况和处境，考研这件事，希望大家想清楚了再去做。如果要考，务必倾尽全力，不留遗憾。

读研之路

现在回想起来，读研这段经历对我从事医疗信息化工作有三个方面的提升：一是项目管理的能力；二是深度思考的能力；三是顶层设计的能力。

项目管理的能力：基层的工作更多是跑跑颠颠的日常小事，我自身的"算力"投在了很多琐碎的小事上，每天一睁眼忙到黑，但实际上对个人能力的提升是很有限的。读研时，我开始跟着导师做项目、搞课题，主要目的就是集中"算力"去做一件大事，一件更有意义的事。从设计、启动到执行、优化，最后打结收尾，其间要多方沟通协商，协调各种资源，解决各种矛盾，非常考验人，但是收获很大。

最初我是有点抵触这种做事方式的，我还是更习惯对着屏幕思考技术问题。但是，慢慢地我认识到，技术不能解决所有问题，技术归根到底是工具，很多问题的根源在于人，先搞定人的问题，技术执行起来才会顺畅。

深度思考的能力：之前在基层医院，我绝大多数时间是被动地接受工作，围绕教程来做事，事情来了就做，很少去想为什么做？怎么做？以及做了之后会得到什么结果？比如一个 Oracle 的报错代码，只要你手头有一本相应的教程做指引，跟着教程解决就是了。但是，读研以后，无论是从事科研工作，还是跟着跑项目，很多时候手头是没有教科书和路线图的，导师只给你一个想法、一个方向、一个框架，更多是靠自己去思考、实践、纠错、再思考、再实践，在这个过程中，不断逼近问题的本质。

由于我长期刻意练习深度思考的能力，慢慢地，我在面对事情时会三思而后行，比如接到一个活儿、听到一则消息，先不急着表态，但是脑子会动起来，开始飞快地、全方位地分析思考。

把一件事琢磨透了，不仅做起来顺利，而且写出来也不再是难事，一旦掌握逻辑的连续性和严密性，自然就能提高工作效率和更精准地表达自己的观点。正是这样刻意、反复地训练，我的写作能力在读研期间得到了显著提升。想让自己写出的内容形成流线形般的思维定式，就需要多写才会有感觉，在这个过程中就会形成缜密的思维方式和对细节追求完美的态度。有了读研期间打下的写作基础，我感到毕业后无论是职场文案还是专栏写作，都是顺理成章的事情。

顶层设计的能力：这方面能力的提升，主要是读研期间我有幸在类似于卫生健康委信息中心这样的卫生行政管理机构实习。其间，我参与了一项区域卫生信息平台的部署、上线和运维工作，这应该是我从"军卫一号"之后，看到的第二个医疗信息化领域的超级"大作"。之前我的工作无论难易，都是围绕一家医院、一个业务点进行的。而区域卫生信息平台，让我站在宏观的角度，把多家不同类型医疗机构的数据汇聚、整合到一起，然后再按照管理部门的要求，围绕数据开展建模、分析利用、可视化等工作，对我的锻炼和提升非常大。之前我只见过数据库，对于大规模数据仓库等概念，只是停留在书本上，这次不仅见到了实物，还能亲自上手。在帮助卫生行政管理部门建模、分析数据的过程中，我也加深了对医疗数据、医疗指标的理解，并且出于兴趣和自我提升，我还参加了全国统计从业资格考试，补上了一块短板。

除了上述三个方面的能力提升，我在读研期间还有一个很大的收获，就是赶上了移动医疗井喷式发展的好时机，又身处高校这样一个开放的学术环境，于是我每天得以浸润在"医工结合"的气氛中，让自己的思维不再局限于 IT 运维和医院信息化之中，而是尝试着理解医疗的严谨，兼顾 IT 技术的便利，从中寻找机会。

重回医院

研究生毕业几年后，机缘巧合下，我又回到医院工作。重回医院，我最大的感受有两点：

一是大医院真好，要素齐全，系统完备，很多平时没见过的系统，在大医院都能见到。我本身就是一个喜欢琢磨系统的人，这么多的系统摆在面前，我恨不得不吃不睡把每个系统都研究一遍，对我个人来说这是非常好的学习机会。值得一提的是，有了研究生阶段对于科研、写作、项目的刻意训练，再次回到医院工作，同样是看产品、跟项目，我感觉自己看待事物和思考的角度更细了，能悟到的东西更多了，思考得多了，输出的内容自然就更多了。输出的内容要保证逻辑性和专业性，这在无形中提高了我对于自己专业的要求。

二是个人职场路越走越宽了。重回医院后，我还是从信息科起步，之后还干过医务部助理员，最后转任管理岗。在这个过程中，我逐渐摆脱信息科工程师的标签和定位，努力去胜任更多的医院职场角色，而在基层医院和读研的多元化经历，为我今后的发展打下了坚实的基础。

　　以上就是我毕业至今，围绕 HIS 的职场大致经历。有时跟别人聊天，提到往事，他们总说我经历丰富。我总是笑笑说，算不上经历丰富，大家都是普通人，都是被世事推着走的。每个人都有自己不同的人生，需要面对不同的处境，做出最适合自己的选择。如果说我的经历中，有什么共性的东西可以跟大家分享，我觉得一是学徒（空杯）心态；二是多元化的思维模式；三是咬定青山不放松的那股韧劲儿。

　　愿我们一起为医院信息化建设而努力！

人生路漫漫　HIS伴征程

云南省肿瘤医院　路　健

时光悄然流转，收到老郭关于《HIS人生》一书文章的邀约，至今已一年多。这份邀约犹如一颗投入心湖的石子，泛起层层涟漪，却因种种缘由，被我一拖再拖。老郭的催稿如阵阵鼓声，敲得我满心愧疚。要知道，HIS对于HIT人而言，绝非一般。它就像一个神秘而独特的存在，时刻与我们的工作紧密交织，在医院信息化的舞台上演绎着至关重要的角色。

选择与梦想

2005年毕业于计算机系的我怀揣着对未来的憧憬和自信开启了职业规划，犹如展翅欲飞的雏鹰，渴望在广阔的天空中翱翔。当看到医院信息中心招聘条件是"须具备HIS维护经验"时，我迷茫了。何为HIS？其究竟有何功用？带着满满的求知欲，我查阅资料得知——三十多年前，医院信息化的拓荒者将医院信息系统定义为HIS，它是现代化医院运营的重要支撑，涵盖了医院管理和医疗活动的各个方面。HIS就像一个庞大而复杂的迷宫，充满了挑战和机遇，令人着迷。我花了很多心思努力钻研着，一丝一丝、一缕一缕地拆解这个迷宫的秘密。最终我放弃了省公安厅的面试，通过省卫生厅组织的笔试、面试入职云南省肿瘤医院。当踏入医院那一刻，命运之绳将我与医疗信息化紧紧捆绑在一起。那一刻，一种难以言喻的使命感如潮水般涌上心头。医院这个充满着希望与挑战的地方，也注定成为我与HIS共同挥洒汗水、书写故事的开始。

努力与信念

初入信息中心，我对医院信息化这个全新的领域充满了好奇与迷茫。我跟随前辈下科室，学习如何配置Oracle客户端，使用和维护HIS。医院2002年上线HIS，功能主要聚焦于解决财务收费以及医生开医嘱的问题，本质上更像是一个收费软件，除了HIS之外，并无太多业务系统，医院对信息系统的期待多是月底的财务报表。那时候医院电脑不打补丁，内外网仅依靠IP管控，大家对网络安全毫无概念，甚至我在学生时代研究过的"震荡波"病毒居然还在医院大肆蔓延。因我大学期间喜欢钻研黑客技术，面对如此"不专业"的职业环境，实在令人难以接受。于是我不断地提醒自己，要努力去改变这一切，开始积极深入地了解 HIS 的每一个功能模块、每一个数据流向。HIS 就像一个庞大而复杂的迷宫，充满了挑战和机遇。我努力钻研着，试图解开这个迷宫的秘密，为医院信息化建设贡献自己的一份力量。

机遇与挑战

自 2009 年新医改启动以来，信息化首次作为医改"四梁八柱"中的"一柱"出现在政策文件中，此后，中国医院信息化开启了十余年的快速发展。

就在这一年，命运的齿轮悄然转动，承蒙领导器重，我临危受命担任信息中心负责人。那一刻，我内心的火苗彻底燃烧起来了，既感到忐忑不安，又充满了斗志，决心要在这场充满挑战的征程里开辟出一片天地。我必须以更加坚定的信念、更加专业的素养，带领信息中心团队，为医院的信息化建设贡献自己的全部力量。

彼时"防统方"概念已被提出，以往用 HIS 生成医院正常统计工作量的药品使用报表的正当需求，从此变为禁止行为。彼时的 HIS 是 PB 版本，虽然通过系统更新关闭了药品统计报表，但有心之人的电脑上可能存有多年前的 PBL 文件，不能做到完全禁止这个看似简单的禁用功能，这成了当时棘手的难题，犹如一颗难以拆除的定时炸弹，让我感到深深的担忧，却又无可奈何。

医院信息化发展之快让人始料未及。在财务收费系统之外，检验的 LIS、检查的 PACS、书写病历的电子病历系统等如雨后春笋般相继涌现。各类精细化管理要求紧密围绕医院医疗业务与管理需求不断浮现，所有这些皆发端于 HIS。彼时，发达城市医院已经初步形成 HIS、LIS、PACS、EMR 四大核心系统。而我院新大楼建设和三甲评审也给医院信息化建设带来了新的机遇——HIS 升级更换，迫在眉睫！

新 HIS 上线，是一场充满挑战与希望的征程。在此征程中，我们倾入了大量的时间与精力，每一分、每一秒都显得格外珍贵。从需求调研开始，与医生、护士、管理人员以及患者倾心交谈，仔细聆听他们的需求与期望。在与医生们的交谈中，我们深刻感受到他们对便捷查询患者病历资料和检查检验结果的渴望。医生每日忙碌于诊断与治疗之间，时间宝贵，他们期望能在最短的时间内获取最准确的信息，以便为患者制订更精准的治疗方案。而护士则表达了对更加高效进行护理工作的期盼，护理工作烦琐而细致，从患者的日常护理到病情观察，每一个环节都需要高效的工具支持，他们希望新的 HIS 能够简化工作流程，提高护理效率，让他们有更多的时间陪伴和照顾患者。管理人员也有着自己的诉求，他们渴望更加准确地掌握医院的运营情况。医院的运营涉及众多方面，从人员管理到资源分配，从医疗质量监控到财务收支平衡，每一个决策都需要准确的数据支持。我们认真地记录下每一个声音、每一个建议，这些都成为构建新系统的基石。那段日子，我们真的就像一群不知疲倦的战士，心中怀揣着共同的目标，那就是要让新 HIS 顺利上线，为医院的发展注入全新的活力。大家加班加点，夜以继日，办公室的灯光常常亮至深夜。疲惫的身影、布满血丝的双眼，都无法阻挡我们前进的步伐。为提高上线成功率，我们对全院职工进行了系统操作培训考试，由院领导颁发培训合格的荣誉证书，那证书仿佛是一枚闪耀的勋章。大家都深知：新系统的上线不仅仅是一次技术的革新，更是医院迈向现代化、智能化的关键一步，大家铆足了劲去迎接这场伟大的胜利。

万事俱备，只欠东风，激动人心的时刻终于要到了。2012 年 8 月 29 日下午 6 点，我们关闭了老 HIS 的挂号菜单和入院办理菜单，强制启用新系统。那个夜晚异常平静，我们等了两小时，竟然没等到一个患者挂号，只能自己挂号模拟患者走一遍流程了。"不出意外的话，意外要来了！"次日清晨随着业务开始，Bug 如汹涌的潮水般涌来。留守办公室的开发工程师迅速投入紧张的修复工作中，他们争分夺秒地解决一个又一个问题，时间见证着他们的努力与拼搏。

那段时光，信息中心陷入了一种始料未及的境地——我们沦为了全院人员的"公敌"。各种各样的投诉似漫天飞舞的雪花，纷纷扬扬地飘下来。那场景让人压力倍增，仿佛一座无形的大山压在心头。在那个艰难的时刻，不得不感谢领导的高瞻远瞩、从容睿智。他们的大度与宽容，帮我们争取到了无比珍贵的时间，让我们能够全身心地投入系统的完善工作中。

这一份信任与支持宛如一盏璀璨的明灯，在那充满迷雾的道路上，为我们照亮了前行的方向。它不仅给予了我们勇气和力量，还让我们深刻地体会到，在困难与挑战面前，信任与支持是多么难能可贵。带着大家的期望，我们更加坚定了前行的步伐，誓要将 HIS 打造得更加完美，为医院的信息化建设贡献出自己的全部力量。

功夫不负有心人。随着 Bug 不断地被消灭，系统终于平稳运行，新系统带来的便捷和智能慢慢俘获了大家的心。在赞誉声中，我敏锐地察觉到系统的切换对药品数据的盘点有隐患。9 月底，我邀请审计、财务等部门一起配合药学部门进行新系统药库盘点，两次盘点过程漫长而繁复，其间得到了领导和职能部门的大力支持。在大家的努力下，新系统终于正式进入药品实库存管理，隐患也得以消除。

时光悄然流逝，系统上线 78 天后，随着老系统最后一个患者出院，服役十年的老 HIS 正式退役，新 HIS 全面启用！我们团队再接再厉，三个月内陆续上线 LIS、PACS、EMR、排队叫号系统、OA 系统等，在 HIS 的带领下，它们就像国王与卫士一样共同守护着医院的信息化王国。那一刻，我的心中既感慨又欣慰，我明白，号角已经吹响，新的征程已然开启。

随着系统升级到位，医院网络缺乏科学规划、私接乱搭所潜藏的安全隐患，如同被点燃的火药一般开始猛烈爆发。其中，重灾区非放射科莫属。放射科长久以来一直使用着购置设备时附送的迷你 PACS，科室内部网线如同杂乱无章的蜘蛛网般纵横交错。若要启用全院 PACS，首要任务便是将放射科、超声科、核医学科等这些"独立王国"接入医院局域网。然而，接入网络本身就隐藏着诸多风险，再加上医技人员觉得他们使用多年的迷你 PACS 十分顺手，对整合使用医院的 PACS 并不理解，这一问题也就顺理成章地成了那段时间亟待攻坚的艰巨任务。于是我们深入科室，与医技人员展开了深入而诚挚的沟通交流，耐心地倾听他们的需求，认真了解他们的顾虑，那些担忧与困惑成为我们努力的方向。经过一轮又一轮的反复论证，我们不断筛选出最可靠的方案。终于，成功地将这些"独立王国"接入了医院局域网，实现了全院 PACS 的统一管理！

后来，随着微信、支付宝相关功能的上线，新的问题又接踵而至：医院内外网物理隔离的格局被打破，未来医院网络已无法完全物理隔离。面对新的挑战，我们用了一年的时间，测试了市面上大部分的安全设备，如同严谨的鉴定师挑选着最珍贵的宝石，最后构建了属于我们自己的"独孤九剑"网络安全架构。它从互联网端到医院 HIS 服务器，总共有九道防护，如同一座坚不可摧的堡垒，守护着医院的信息安全，让医院在信息化的浪潮中稳步前行。

与时俱进　智慧医院

医院的 HIS 和网络稳定下来之后，我们继续向上求索。在 2014 年 5 月的 CHIMA 大会上我接触到全新的互联网医院理念，那一瞬间，互联网医院这颗神奇的种子落入我的心间，快速萌芽、生长。说干就干，7 月，云南省肿瘤医院支付宝未来医院闪亮上线，12 月，微信患者服务平台也紧随其后成功上线。那一刻，一扇通往奇妙世界的大门敞开了，我们正式开启了互联网医院的探索之路。互联网医院的建设，犹如一座璀璨的灯塔，为患者照亮了更加便捷的医疗服务之路。患者无须四处奔波，足不出户就能尽情享受优质的医疗资源，如同拥有了一位贴心的健康守护者。我们深知责任重大，需要不断优化平台功能，力求提高服务质量，给患者带来更好的就医体验，让他们在求医的过程中感受到温暖与关怀。

2016 年 9 月，经过一年多的精心筹备，"肿瘤云医院 App"上线。我们将 HIS、EMR、LIS、PACS 四大核心系统巧妙整合，装进了医生的口袋里。这神奇的 App 恰似一个充满魔力的魔法口袋，医生可以随时随地通过手机查看患者的病历资料、检查检验结果，如同拥有了一双透视眼，能够为患者提供更加及时、准确的医疗服务。"肿瘤云医院 App"的上线，如同在互联网医院建设的征程中树立起一座里程碑，标志着我们迈出了无比坚实的一步。

心有梦想，不惧挑战。2018 年 10 月，我院成立云南省首家互联网医院，这份荣耀如同一束耀眼的光芒，穿透了我们前行道路上的迷雾，给予我们方向与动力。同时，这亦是一场艰巨的挑战，如同背负着沉重的行囊踏上未知的征程，每一步都充满了不确定性和艰难险阻。果然挂牌后的推动工作困难重重，艰难程度远超想象。互联网医院的建设犹如编织一张巨大而复杂的网，各个环节紧密相连，牵一发而动全身。它涉及多个部门的协作和配合，从医疗科室到信息技术部门，从行政管理到后勤保障，每一个部门都如同这张网上的一个节点，缺一不可。这需要打破传统的管理模式和思维方式，就如同要冲破一层坚硬的茧。传统的观念和做法犹如那束缚的枷锁，阻碍着前进的步伐。顶着压力，我们仿佛又回到更换 HIS 的时光，我们积极与各部门沟通协调，倾听各方的声音，理解他们的需求和顾虑，共同寻找解决方案。互联网医院的建设理念与传统医院是不同的，我们遵循"陌生人文化"是互联网医院建设成功的唯一标准。当有一天普通大众掏出手机，看病如同滴滴打车、美团外卖一样方便，那意味着互联网医院真正建成了。带着这个宏伟目标，我们一步一个脚印坚定地前进，努力让医疗信息化为患者带来更加优质、便捷的医疗服务。

不知从何时开始，"电子病历五级评级"被列为待办事项。信息中心对现有的系统进行了细致的评估，发现运行七年的 HIS 已经不能满足评级的严苛要求，必须升级！新的任务，新的征程开启！

经过缜密论证，对标"电子病历五级评级"要求，须将病历整合至 HIS 医嘱界面，现有的系统无法满足需求，我们果断更换匹配的系统，并对不符合要求的其他系统逐一进行升级，过程艰难又踏实。面对目标，我们坚定而自信，随着医院成功通过五级评级，全院的医疗质量有了质的飞跃。在这过程中，我深刻地领会到"电子病历五级评级"的内涵，信息化不能仅仅为实现技术功能而服务，更应该将目光聚焦于提高医院医疗质量安全之上，成为医院发展的坚实后盾，为患者的生命健康保驾护航。

不断前行　知南课堂

随着这些年在医疗信息化建设中的不断突破和持续努力，我有幸担任云南省计算机学会数字医疗专业委员会主任委员。都说能力越大，责任越大，我们能为云南医疗信息人做些什么呢？在参加 CHIMA 网络攻防大赛时，我发现大家对网络安全有所忽视，于是普及网络安全攻防知识的念头由此萌生。2021 年 3 月 20 日，中央网信办指导下的"网络安全万人培训资助计划"正式启动；借此东风，4 月 9 日，由我们专委会主办的云南省医疗卫生行业网络安全技能培训在玉溪师范学院如期举行。规划之初，此次培训总规模为 60 人左右，但报名结束，竟然收到了 300 多人的报名表，报名人数远超预期。面对这一盛况，我们首次通过考试成绩将学员分为三个班进行分层次培训，让不同基础的学员都能获得最适合的知识滋养。这场"一波三折"的培训，让我产生了一个强烈的愿望：要为大家组织更系统、更全面的医信知识培训！在大家的一起努力下，2021 年 6 月 19 日，云南省医疗信息化人才培养与实践基地成立，"知南课堂"就此正式启动，与广大医信人携手迈上持续学习与成长之路！

"知易行难"出自《尚书·说命中》：非知之艰，行之惟艰。云南省计算机学会数字医疗专业委员会立足云南，服务云南，"知南课堂"由此得名。

第一年，知南课堂就成绩斐然。我们组织开展了 35 门课程，并集齐了所有讲师的讲义、课件、试题资源；我们迎来了 581 名学员，他们来自全国 21 个省、自治区、直辖市的 386 家医疗卫生机构，累计在线学习 1882 小时；我们构建了一套教学体系，制定了一套教研标准，探索出一套教学模式；我们实现了医院信息中心关键岗位人才能力画像的探索，研发完成了应用管理岗、信息安全管理岗和信息中心主任 3 个关键岗位的人才知识技能图谱。

随着知南课堂的影响力不断扩大，2022 学年，学员的规模从 581 名增加到 1252 名，惠及 30 个省、自治区、直辖市的 643 家医院；2023 学年，学员增加到 733 家医院的 1679人。学员规模不断增加的同时，大家的学习热情也不断高涨，组团学习之风渐起，越来越多的医院组团参学；学习效果不断提升，越来越多的优秀学员和先进学习单位不断涌现。我们从全国遴选邀请了多位杰出的拥有医疗信息经验知识的讲师，倾尽全力践行着"传道授业解惑"的使命，为大家进行一场又一场的精彩授课，带来极具价值的经验和前瞻性的思考。

在知南课堂 2023 学年开课仪式上，主任辛海燕作为优秀讲师代表进行了发言，她的那句"只要我有，只要你要，倾我所能，尽我所有"也成了知南课堂讲师的精神坐标。

截至 2024 年，知南课堂已成功组织了四个学年。教学体系日臻完善，70 余位讲师共同为学员打造了一个医信知识的"营养池"，形成了具有"知南特色"的医信人才培养体系；学员规模不断扩大，来自 800 多家医院的 1900 多名医信人参加了知南课堂的学习，这些学员覆盖了 31 个省、自治区、直辖市，在全国范围内带动了医信人的好学之风！

明年，知南课堂将迎来第五个学年，还有很多很"知难"的事情想去做，而这也是一个医信人终身学习、终身努力的美好约定！

砥砺前行　未来可期

从事医院信息化工作近二十年来，我们每天都在诉说未来的故事，每一次与 HIS 交手都是一场充满未知的冒险之旅，所幸结果总是美好的，一如医院信息化事业的发展不断向好。

未来的路还很长，今天的我们不再孤单。在 HIS 这位老朋友的陪伴下，我们共同见证了医院信息化的每一步成长与每一个变革，并且有了越来越多的同路人并肩前行。接下来，HIS 还将陪着我们一起向更高的目标出发，我们将不断开拓创新，为医院的信息化建设注入源源不断的鲜活生命力，为提升医疗质量和服务水平贡献更多的智慧和力量。

最后，让我们共同期待医院信息化更加璀璨的明天，一同书写属于我们的新篇章。

数字织梦，医路领航：HIS 与我共成长的三十年

华中科技大学同济医学院附属同济医院　张晓祥

HIS 不仅陪伴我成长，还见证了我三十余年职业生涯的辉煌与艰辛。在这段旅程中，我收获了成功的甘霖与喜悦，也历经了无数的挑战与坎坷。正是这个曲折与奋斗的历程，让我的人生之路更加丰富多彩，难以忘怀。

自 20 世纪 90 年代起，我踏入了医疗信息化这一新兴领域。本科时期，我虽主修自动化，但受时任教育部部长、我校校长韦钰老师的学科交叉理念启发，我毅然放弃了专业总分第一保研的宝贵机会，自学医学基础课程，成功考入同济医科大学临床工程专业。毕业之际，校长在派遣表上留意到了我的独特学习背景，亲自联系同济医院院长，要求我改派留校，并开出了三个极具吸引力且令我难以拒绝的条件：赴世界卫生组织（WHO）深造、担任计算机室负责人、承诺解决配偶调动问题（尽管当时我还未成家）。这些条件让我深受感动，于是我毫不犹豫地踏上了前往同济的征途，开启了与 HIS 不解之缘的漫长旅程。

初入 HIS 行业，我深刻体会到了其中的不易。医院，这个社会的缩影，其复杂性远超想象。从床位管理的精细程度远超酒店，到进销存的烦琐程度媲美大型仓储，再到临床、财务、医保、物价、运管等多个领域的交织，每一项都要求我成为该领域的"半个专家"，才能与各部门主管有效沟通，进而实现信息化的深度融合。在同济医院，我担任了 28 年的信息中心主任及 7 年的大学信息医学研究所所长，亲历了从电话网到互联网的技术飞跃，也亲历了中国医疗信息化从蹒跚起步到蓬勃发展的全过程。

这些经历让我深刻认识到，好奇心是推动我不断前行的动力源泉。它让我将生活与工作紧密相连，使 HIS 成为我生命中不可或缺的一部分。同时，"责任"二字也深深烙印在我的心底，成为我工作生活的座右铭。我始终保持两部手机待机，随时准备应对各种突发状况，确保信息的畅通无阻。

接下来，我将分享几个职业生涯中的关键节点：第一代医院信息系统的艰难上线、居民健康卡体系的创新构建、武汉抗疫期间的科技抗疫实践、同济云医平台的成功搭建。这些故事不仅记录了我的成长与蜕变，还蕴含着我对未来医疗信息化的深刻思考。希望通过我的分享，能够为同行们提供一些启示与参考，共同推动中国医疗信息化事业的持续发展。

全院级医院信息系统的辉煌启航

回溯 20 世纪 90 年代，我初入同济医院计算机室，彼时团队仅四人，却肩负着开创性的使命。我们构建的首套信息系统覆盖了科研、统计、设备管理、办公等十二大管理领域，均为单机系统，各数据库散落于各自硬盘，通过电话拨号实现数据与报表的传递，已属当时之先进。直至 1993 年，随着 Novell 网络的兴起，系统得以升级，并基于 FoxPro 扩展至药库、住房管理、水电费结算及财务等业务领域，标志着医院信息化迈出了坚实的一步。

彼时，全国各大医院正竞相角逐三甲评定，卫生部更是前瞻性地提出"三特"评定标准，由同济医院领衔制定，并在中国医科大学附属第一医院率先实践。院领导亲赴调研，目睹 IBM 在这家医院打造的全院级信息系统后，深受启发，毅然决定斥资 800 万元（这在 1997 年堪称巨款）引进类似系统，以推动同济医院信息化建设的飞跃。

为此，医院组建了由主管信息化的于院长领衔的 14 人信息化专班，历经严谨考察与选型，最终选定"军字一号"系统（后称"军惠系统"），该产品由惠普资助军队研发。同济医院作为部队向地方推广的首家大型医院，得到了总后卫生部部长傅征的亲自接见与全力支持。面对实施难题，总后卫生部、惠普与达因公司携手成立达因军惠公司，共同推动地方市场的拓展，开创了军民共建的新篇章，掀起了一股军惠系统的应用热潮。

在院领导的大力支持下，我着手组建、壮大计算机中心团队，全力投入系统适配、数据初始化及人员培训工作。然而，全院级信息系统的上线之路并非坦途，部队与地方医院在管理理念与流程上的显著差异，使得项目初期便面临诸多挑战。业务需求如潮水般涌来，与达因军惠项目组的分歧日益加剧，双方就需求实现与优化路径各执一词，项目一度陷入僵局。

我们认为绝大多数业务需求都是合理且应当被实现的，关键在于如何设计和优化流程。然而，达因军惠项目组持有不同观点，他们认为应通过加强培训来使医院适应现有系统，理由是部队医院通过简单发放光盘和短暂培训就能在三个月内完成系统上线验收。就这样，尽管住院系统部分上线，但随后项目陷入了停滞，大量亟待解决的需求被告知难以实现，双方因此产生了激烈的冲突，这种紧张局势在一年后达到了顶点，达因军惠公司开始逐步撤离项目现场。

达因军惠公司的撤场策略，显然意在通过此举向医院施加压力，迫使我们放弃大部分修改需求，并试图借此机会修改合同条款。面对业务部门主任对需求变更的殷切期望，以及管理部门负责人对流程优化和管理水平提升的迫切要求，我陷入了深深的困扰与反思之中。如何在这样复杂的局面下，既保证项目进度不受影响，又能满足各方需求，成为摆在我面前的一项艰巨任务。

这段经历让我深刻认识到，信息化建设不仅仅是技术的堆砌，更是管理、沟通与协调的艺术。为了破解这一难题，我开始了更为深入的思考与探索，力求找到一条既能平衡各方利益，又能推动项目顺利进行的可行之路。

面对困境，医院高层迅速反应，召开常委扩大会议，领导们在细致听取了我的汇报后，迅速而果断地提出了三条应对策略：一是采取法律手段，起诉达因军惠公司，强制其履行合同义务；二是联合高校力量，组建跨学科研发团队，从零开始重新研发系统；三是集中医院现有的人力物力资源，由计算机中心主导，自主完成系统的研发与上线工作。我沉吟片刻后毅然选择了第三条路，这是一条最为艰难且需承担全部责任的道路。我之所以放弃前两条路，是因为我坚信"强扭的瓜不甜"，且"远水解不了近渴"，我们需要的是快速响应与自主掌控。

医院党委的刘书记以其开明的态度和深厚的管理智慧，给予了我极大的支持与鼓励。他不仅是一位管理专家，还是信息化的忠实拥趸。在得知我的选择后，他询问了项目预计的完成时间，并严肃地提出了如果研发失败可能带来的风险。面对这样的挑战，我毫不犹豫地立下了军令状，承诺在十个月内完成研发并成功上线，否则甘愿接受免职的处罚。那一刻，我深知自己的决定既源于年轻时的血气方刚与冲动，也承载着对医院信息化美好未来的坚定信念。

常委扩大会议在我充满决心与担当的声音中画上了句号。回望过去，正是那份年轻赋予的无畏勇气与不计成本的全情投入，支撑着我们渡过重重难关，也正是凭借着坚定的信念与不屈的勇气，我们一步步走到了今天。

回到科室，待心情逐渐平复，我才意识到这项工程的复杂与庞大。首要难题便是缺乏源代码，这意味着除了护士站系统可以保持不变外，门诊、财务、药房、号源管理、出入院流程、后台划价等系统核心模块都需要从零开始编写。幸运的是，数据表结构设计得相当合理，这为我们在现有基础上进行扩展提供了便利。

然而，人员组织方面的挑战更为艰巨。由于时间紧迫，外部招聘已非最佳选项，我们决定在医院内部挖掘潜力，进行人员调配与培训。为此，我紧急召集科室全体成员，进行了深入的动员工作，强调了我们即将面临的 300 天艰苦奋战，并率先提着行李住进了科室，与同事并肩作战，共同投入这场夜以继日的 HIS 研发工作中。

在紧张的研发期间，医务处的郑处长亲临科室慰问，看到我们废寝忘食、夜以继日地工作，他半开玩笑地说："你这是要准备离婚的节奏啊！"没想到这句话后来竟被传了出去，甚至有人信以为真。主管医疗的徐院长得知此事后，特意找我求证。我笑着澄清道："其实说是分居也不为过，我全身心投入工作，与家人相处的时间自然少了许多。但请徐院长放心，我深知责任重大，也感激您的理解和支持。"在得到徐院长的肯定与鼓励后，我更加坚定了带领团队克服一切困难，圆满完成 HIS 研发任务的决心。

经过 300 天的艰苦奋战，我们不仅完成了系统的研发，还实现了全面上线，并通过持续迭代不断优化，赢得了各科室的广泛好评。特别是财务处，从最初的质疑到最终的满意，见证了我们团队的成长与努力，在表达对收入体系满意的同时，提出了希望构建支出体系。

于是在此基础上，我们进一步构建了 HRP 系统，实现了预算、经费账户、资产台账、刷卡消费等功能的全面上线，推动了医院财务管理的电算化进程。2000 年初，同济医院有幸被卫生部信息中心评为"医院信息化十大示范基地"之一，为中国医疗信息化事业贡献了一份力量。

达因军惠公司意外得知我们已成功上线系统后，主动寻求合作，希望与我们握手言和并共同解决他们面临的难题——六十多家地方医院系统无法顺利上线的困境。基于此，我们自然而然地成了他们的研发基地，协助这些医院顺利实现系统上线。

军队方对我们在地方医疗信息化推广方面的努力给予了高度评价，特别是任连仲先生莅临同济医院进行调研指导，对我们的十月奋战表示了由衷的赞叹，并对我们构建的 HRP 系统给予了极高的评价。这一认可不仅激励了我们团队，还为系统后续的发展奠定了坚实的基础。

任老和我们还以同济医院 HRP 系统的成功经验为蓝本撰写了用友公司的技术白皮书，该白皮书发行了十万册，成了行业内的重要参考资料。

我和任老经常提及并深以为然的是，我们之所以能够完成那些看似不可能完成的任务，是因为我们站在了巨人的肩膀上。"军惠"不仅仅是一个系统的名称，更是一种精神的象征，一种文化的传承。它孕育并培养了一代又一代的信息化人才，推动了我国医疗信息化事业的蓬勃发展。在这个过程中，我们深感责任重大，同时也为能够参与其中贡献自己的力量而感到无比自豪。

居民健康卡体系创新构建

在国家"十二五"规划的宏伟引领下，中国医疗健康领域迎来了前所未有的变革浪潮。2010 年，卫生部高瞻远瞩，决定在全国范围内精选 50 家医院作为电子病历试点单位，旨在探索建立贴合中国国情的电子病历系统。医院的积极性空前高涨，首批即公布了 96 家试点，次年再增 92 家，在全国范围内迅速掀起了电子病历建设的热潮。我带领团队也在积极申报，经努力，同济医院有幸跻身首批试点单位之列，这一进程不仅推动了医院内部的信息化建设，而且引出了电子病历共享与交换的重大课题。

在此背景下，卫生部信息中心作为卫生信息化架构设计的主管单位，完成了"十二五"卫生信息化建设工程的规划编制，初步勾勒出了我国卫生信息化建设的宏伟蓝图，即"3521 工程"。这一工程涵盖了国家级、省级和地市级三级卫生信息平台的建设，强化了公共卫生、医疗服务、新农合、基本药物制度、综合管理五项业务应用，构建了健康档案和电子病历两大基础数据库。而居民健康主索引作为这一工程的关键环节，其重要性不言而喻。

面对这一历史性的机遇，全国各地从事医疗信息化工作的朋友们纷纷献计献策，我也积极和同事投身于这一伟大事业之中。我编写的湖北省健康一卡通建设方案得到了省卫生厅的高度认可，并被推荐至卫生部。恰逢卫生部统计信息中心正在设计居民健康卡体系，我的方案与其思路不谋而合，于是我有幸参与了整个研究项目。研究后期遵照卫生部统计信息中心孟群主任指示，组建场景落地团队，由同济医院信息部门人员和卡机具生产厂家工程师组成，要求一个月内在卫生部搭建起一套从居民健康卡的生产、密钥管理、发卡到受理应用的演示环境。

接到任务后，我迅速组织了 12 名技术人员，他们怀着激动的心情，奔赴北京，开启了为期三十天的建设之旅。在这段紧张而充实的日子里，我们与卫生部统计信息中心紧密合作，共同制定了居民健康卡的技术标准、数据交换协议及使用规范，也论证了健康卡授权体系的安全性，为后续的全国推广奠定了坚实的基础。我们攻克了一道道技术难关，无论是软件开发还是硬件调试，都力求精益求精。在孟群主任的统一指挥下，我们与友商携手并进，如期完成了全套演示环境的搭建工作。

经过反复演练与精心准备，我们迎来了卫生部部长陈竺带领的各司局长的观摩。陈竺部长对我们的建设思路给予了高度评价与认可，并勉励我们向全国推广。那一刻，我们激动不已，仿佛看到了居民健康卡在全国遍地开花的壮丽景象。

在 2012 年 3 月 5 日的全国两会专题发布会上，陈竺部长郑重宣布将向全国居民免费发放居民健康卡。这一消息如春风拂面，吹遍了医疗信息化的每一个角落。我们备受鼓舞，立即投入系统实际运行场景的改造工作中，同时协调硬件厂商批量生产自助设备和刷卡机具。

为了减轻群众的负担，免费发卡，我们精心遴选银行进行洽谈，通过银医合作项目的方式发卡，由银行出资，发行的健康卡为银行联名卡，兼具支付功能。在设计过程中，我们充分考虑了银行的利益，确保了双方的合作共赢。

经过三个月的紧张筹备，各项工作圆满完成。厂商们将硬件设备安装到位，中国银行制作出了全国首批居民健康卡，并制定了发卡流程和开通了湖北省受理网点。万事俱备，只待国家密码管理局下发密钥和卡管系统。

居民健康卡发布会的筹备工作同样至关重要。我们精心策划发布方案，力求向全国展示一个完美的示范。我们向省卫生厅厅长焦红汇报了筹备情况，并得到了她的肯定与支持。在她的带领下，我们再次前往北京，向陈竺部长进行了详尽的汇报，并最终决定在同济医院举行发布仪式，由陈竺部长颁发全国首张居民健康卡。

关于首张健康卡的颁发对象，我们进行了深入的探讨与筛选，以期找到最具纪念意义与宣传价值的人选。经过多次讨论与遴选，我们最终确定了陈玉蓉作为这一殊荣的获得者——她是 2009 年 "感动中国" 十大人物之一。陈玉蓉的故事感人肺腑，作为一位患有重度脂肪肝的母亲，为了挽救儿子的生命，她每日坚持不懈地暴走十公里，风雨无阻，历经七个月的努力成功捐肝救子。她用自己的实际行动，深刻诠释了母爱的伟大与无私，是这一荣誉当之无愧的获得者。

2012 年 8 月 12 日，我们接到卫生部通知，国家密码管理局申报通过。我们立即派同事赴京押运回密钥机和卡管系统。8 月 15 日，在省市领导、各界人士的见证下，同济医院正式举行了居民健康卡首发仪式。该活动由中国银行鼎力支持，整个城市都洋溢着喜庆的气氛，街道上布满了宣传标语。陈竺部长将我国第一张居民健康卡颁发给陈玉蓉女士的那一刻，各大媒体争相报道，这一历史性的时刻被永远定格在人们的记忆中。

当看着自助设备前络绎不绝的患者排队领卡时，同事眼中闪烁着欣慰的光芒。这里有他们辛勤的汗水与成功的喜悦。在此，我要向这些日夜奋战的同事致以最崇高的敬意与感谢，也感谢和我们一道拼搏的友商们。

由此，全国发卡序幕正式拉开。各地从试点到全面铺开，健康卡发行步入正轨。卫生部统计信息中心成立了健康卡处，主抓卡的标准、建设和推广应用。中国卫生信息学会也设立了居民健康卡专业委员会，我有幸被推选为主任委员。我与委员们一起研讨推进卡的发放进程，奔赴各地授课指导，共同书写着居民健康卡的新篇章。

经此一役，我与我的团队同事亲历和见证了医疗信息化领域的发展与变革，更是积累了我们个人成长的宝贵经验。回顾这一过程，它不仅锻炼了我们的专业技能，还培养了我们的团队协作精神与解决问题的能力。

在与卫生部统计信息中心、友商及银行等多方合作中，我们学会了如何在复杂多变的环境中沟通协调，如何在压力下保持冷静与高效。每一次的汇报与演示，都是对我们综合能力的一次检验与提升。而陈竺部长对我们的高度评价与认可，更是对我们工作最大的肯定与激励。我们深知，这不仅仅是一张卡片，更是连接医疗机构、患者与健康管理平台的信息纽带。

随着居民健康卡的广泛应用与不断创新，我们也在不断学习与成长。从实体卡到电子健康卡，从单一功能到多元化服务，每一次的迭代升级，都体现了我们对医疗信息化未来的无限憧憬与不懈追求。如今，站在新的历史起点上，我们更加坚信，居民健康卡将在医疗信息化领域发挥更加重要的作用。而我们也将继续秉承初心，勇于担当，不断创新，为推动我国医疗卫生事业的蓬勃发展贡献自己的力量。这段共同成长的历程，将成为我们人生中最宝贵的记忆，激励我们在未来的道路上，继续前行，不断超越。

武汉抗疫亲历的几段感人故事

在武汉抗疫期间，我和我的信息化团队亲历了这段难忘而充满挑战的时光，见证了这座英雄城市从静默到复苏的全过程。那是一段既艰难又充满希望的时光，每一天都充满了不确定性和挑战，但正是这些经历，让我对生命、对人性有了更深刻的理解。

时光回溯至 2020 年初，一个令人难忘的冬天，新冠疫情的突然来袭，让整个社会和医院内的氛围变得异常紧张。疫情如风暴般席卷而来，大家都感到了前所未有的手足无措，面对这种全新的、具有高度传染性的病毒，每个人心中都充满了不安与迷茫。在那个信息尚未完全明朗，国家相关部门尚未发布具体抗疫政策的特殊时期，医院领导迅速行动，果断制订了初步的防疫方案，为抗击疫情奠定了坚实的基础，也展现出了领导的非凡决断力与责任感。我在这里给大家分享几段感人肺腑的小故事。

1. 疫情防控，有召必回

腊月二十九的夜晚，紧接着便是大年三十，疫情越来越严重，多数外地同事已踏上归乡的路途。我接到紧急通知，匆匆赶往医院。整个武汉城似乎被无形的阴云笼罩，街道空旷寂寥，商铺大门紧闭，往昔繁华的景象已不复存在，取而代之的是一片异常的沉寂。在单位内部，大家主要通过电话进行工作调度，而那些已返回老家的外地同事，纷纷来电询问是否需要返回。

次日，各项任务纷至沓来，武汉市疫情防控指挥部筹建、医院发热门诊扩建、住院部改造以及疫情数据中心建设，处处都需要人手，人力资源严重匮乏。我紧急向院领导汇报，并请求召集人员返回武汉，同时请示市指挥部开具了五十多张特别通行证。随着工作量的增加，我们甚至将召集范围扩大到了友商的工程师们。

每当回想起那些平时默默无闻、关键时刻挺身而出的同事，我的心中总是充满了感动。特别是借调到国家卫健委的同事庹兵兵，他当时正在湖北松滋的老家过年。他多次请战前往前线担任志愿者。当得知指挥部人手紧缺时，他迅速与我取得联系，表达了坚定的决心。面对他的热情，我同意他返回武汉，加入疫情防控指挥部的志愿者队伍。庹兵兵从松滋驱车 300 多公里，途经多个关卡，历经近 8 个小时的艰难跋涉，终于抵达武汉，驰援火神山的信息化建设。

包括庹兵兵在内，我们共派出四名工程师支援火神山。他们的工作繁重而复杂，包括调拨信息化终端设备、跟踪建设进度、接受远程支援、梳理业务流程、解决项目问题、协调系统联调测试、组织现场实施运维以及保障信息化物资等。他们每天要高强度工作 16 至 20 个小时。在火神山信息化系统上线运转后，他们又立即转战雷神山医院进行支援。庹兵兵说："在这个特殊时期，没有人考虑休息，更何况我还是一名党员。我们只想尽快完成两座'山'的信息化工作，救治更多的患者。"在完成雷神山的任务后，庹兵兵又进驻武汉市防控指挥部，参与新冠疫情大数据中心的建设。

团队的同事李金在光谷和中法新城院区一直忙碌着。住院部的三区两通道改造任务紧迫且繁重，由于改造内容繁多，涉及网络布点、终端部署、门禁系统、重症监护病房、院感无线视频监控、医患视讯沟通、三院区部署远程会诊系统等，人民群众因恐惧疫情而足不出户，又恰逢春节假期，召集不到施工人员，工程一度陷入困境。李金充分发挥本地人的优势，回乡动员邻里乡亲，迅速组建了一支 20 多人的施工队，最终在预定时间内完成了改造任务。

团队的同事田坚一直坚持在抗疫现场。发热门诊两次扩容改造，中法新城院区病房信息化基础改造，还有方舱医院信息化设备部署，都可以看到田坚的身影，他加班加点地完成各项改造工作。就在中法新城院区突击改造期间，田坚主动向党支部递交了入党申请书，作为一名普通职工，面对如此重大的疫情，他只想贡献自己的一点力量，尽早完成改造。院区改造和方舱医院建设完成后，田坚又坚持在一线，多次进入发热病房进行运维工作，和硬件部所有同事一起保障了三个院区和方舱医院信息化设备的运维，体现了信息团队中年轻人的担当。后来这些同事的事迹都被光明网和《楚天都市报》报道过。

2. 募集物资，共筑防线

疫情突如其来，筹集防护物资迫在眉睫，尤其是奋战在一线的医务人员，他们急需防护服、护目镜、口罩、手套等关键装备。然而，由于物资短缺，一些诊室的医生甚至不得不面临"裸看"的困境。国家紧急调派的 30 多支同济医院救援队伍，自带的防护物资也仅仅能维持一周的使用量。一封封物资告急的求助信接连不断，院领导紧锁的眉头和设备科长熬红的眼睛、嘶哑的声音，无不透露出形势的严峻。

在这关键时刻，我们意识到，物资的募集不应分部门、分你我，而是每一个员工的共同责任。我迅速在信息部门群里发起倡议，组建募捐物资小分队，并号召队员们通过各种渠道向全社会求助，真实描绘我们面临的困境，呼吁大家伸出援手，共同抗击疫情。

"一方有难，八方支援"，在重大灾难面前，中华民族的家国情怀和奉献精神再次得到彰显。我们在微信群、抖音等社交平台发布求助信息后，立即得到了社会各界的积极响应，其中不乏来自海外的援助。我们强调，尽可能捐赠物资，如果一定要捐款，我们会引导其汇至指定的物资供应点，确保资金能够转化为实际所需的物资。就这样，从防护物资到医疗设备，再到计算机网络设备，源源不断的援助物资被送往同济医院。

我至今记得第一批防护物资到达时的激动场景。那天，同事李金兴奋地汇报，我们联系上了一些社会公众人士，他们在上海成功筹集到了 9000 套防护服、5 万个口罩和 1000 个护目镜。面对紧迫的时间，我们与相关部门协商，拦停了原本前往青岛集散地的货车，改道直奔武汉，并成功获得了市疫情防控指挥部的特别通行证。历经 14 个小时的长途跋涉，这批宝贵的物资终于安全送达同济医院，那一刻，大家激动得热泪盈眶。

医用防护服的需求量巨大，医务人员每进入一次隔离区就需要消耗一套。在疫情初期，防护服极度短缺。小分队四处联系防护服厂家，最终在湖北省仙桃市找到了一家生产工业防护服的厂家，他们库存尚有 5 万套防护服。虽然防护效果不如医用防护服，但在医务部门确认其可行性后，我们自筹资金，驱车 200 多公里将其运回。

与此同时，信息部门的 IT 物资也面临短缺。由于物流停运，设备难以抵达武汉。在这个关键时刻，科室的一位同事不顾个人安危，冒着被感染的风险，开车前往武汉各售货商处，勉强收集到了一些急需设备。此外，还有很多爱心企业向我们捐赠了设备。这些企业家在疫情面前展现出了无私奉献的精神，这是我们国家企业家精神的重要体现。有家广州的 IT 公司通过大学联系上我们，从广州运来了一卡车货物。这些逆行者，除了用"英雄"来形容，我想不出更合适的词汇。新冠疫情保卫战的胜利，除了医护人员的英勇奋战，背后更是这些无名英雄的默默付出。

其实，不仅我们在行动，社区的公告栏上也贴满了手写的倡议书。它们如同无声的呼唤，诉说着前线医护人员的艰辛与坚持，呼吁着每一位居民伸出援手。夜幕降临，社区的灯光依旧明亮，物资筹集的活动仍在继续。人们自发组织起来，有的负责登记，有的负责搬运，还有的通过网络平台发起募捐，将这份爱心传递到更远的地方。

这场抗疫物资的筹集活动，不仅是对物质需求的回应，还是一次心灵的洗礼。它让我们看到了人性中最光辉的一面，感受到了团结的力量。这是一场关于抗疫物资筹集的温暖行动，它如同一股暖流，穿透了寒冷与恐惧，温暖了每一颗心。

3. 抗疫指挥，保障先行

我记忆的深处，始终镌刻着一段难忘的经历——那是我和同事完成的最重要且最具挑战性的任务。2 月 19 日，我接到光谷院区唐院长安排的任务，在光谷科技馆刚搭建的方舱医院紧急部署信息系统。在现场，我亲自督战，每一个细节都力求完美，直至所有工作部署妥当，已是深夜 2 点半，我驱车踏上归途。

途中，我又接到王伟院长的电话，他的语气中带着一丝焦虑与期待。他提到，上午 8 点半将在同济医院召开一场疫情防控布置会，询问我是否有可能连线七家抗疫单位，共同举行一场线上工作会。我迅速将车停到路边，告诉他给我十分钟时间，我尽快论证后回复。毕竟，距离开会仅剩六个小时，而摆在我面前的，是七家单位还没有统一的视频会议系统，各自用的远程会诊系统终端也都不相同，也没有后来很方便的腾讯会议平台。

我立即行动，紧急联系相关同事，将他们一一唤醒，并组建了一个微信群进行语音讨论。同时，我也邀请了相关视频终端的厂商加入讨论。经过紧张的讨论与论证，我们得出了一个现实的结论：在五个小时内，在武汉搭建一套完善的会议指挥系统几乎是不可能的，时间紧迫且物资匮乏。

面对困境，我们并未退缩，而是迅速制订了一个临时方案：先让有库存的视频会议厂家尽量提供设备，每个同事驾驶一辆车，携带一套终端设备，形成一套流动的临时会议系统。只要哪个单位需要加入会议，我们的车就迅速前往，确保会议的顺利进行。方案一经确定，大家便迅速行动起来。我也及时向王伟院长回复，表示我们可以采用这种方式举行会议。

在单位会议室，我坐镇指挥，亲自参与显示大屏和视频终端的安装与调试工作。然而，在即将清场的时刻，尚有两家抗疫单位的联调工作未完成。面对这突如其来的挑战，我迅速冷静下来，指挥那两家单位改用手机热点连接线路。虽然画质有所降低，但声音依然清晰可闻。就这样，在最后一刻，我们成功完成了调试工作。

清场后，我独自一人在现场做保障。虽然会议过程中出现了少许卡顿和一次断线的小插曲，但我迅速启用电话免提并配上话筒进行过渡，确保了会议的顺利进行。

会后，我们深刻总结经验教训，重新设定并优化了方案。我们选择了稳定可靠的线上会议平台，并进行了多次测试，确保会议过程中不会出现任何问题。同时，我们为各个大医院和方舱医院配备了必要的硬件设备，如高清摄像头、麦克风等，以保证视频画面的清晰度和声音的流畅性。此外，我们还配备了适合窄带带宽的移动终端和 5G 基站，以应对一些特殊的适用场景。

我们与国务院办公厅、中共中央办公厅的联络人约定，今后会议召开务必提前一小时告知详细的会议参加单位和时间表，便于我们有充分的准备时间。就这样，我们成功保障了数十次重要会议。当我们在电视新闻里看到领导们在视频上布置工作、慰问一线的医务工作者、探望医院重症患者、与方舱医院的轻症患者交流时，我和同事的脸上都露出了自豪而欣慰的笑容。

在持续的抗疫斗争中，线上视频会议成了指挥部与各个医院、方舱医院之间不可或缺的沟通桥梁。每一次会议，都是对抗疫工作的一次全面审视与深入剖析，更是对全体抗疫人员精神风貌的一次深刻展现。随着疫情形势的不断变化，指挥部不断调整和优化会议内容，增加了心理健康辅导、防疫知识普及、医疗资源调配等内容，为抗疫人员提供了全方位的支持和帮助。这段经历不仅让我深刻体会到了团队协作的力量，还让我感受到了在困难面前不屈不挠、勇于担当的精神。

4. 云上医院，医心相连

在武汉严格限制进出的艰难时刻，疫情的阴霾笼罩全城，日常医疗体系遭受了史无前例的冲击。市民因严格的疫情管控措施而面临就医难题，尤其是非新冠疾病的诊疗需求被大幅压缩，严重威胁到民众的健康。与此同时，身处抗疫最前线的医务工作者，尽管英勇奋斗，却也难以兼顾其他疾病的诊疗工作，分身乏术。面对民众迫切的就医需求与医疗资源紧张的矛盾，医生纷纷提议开展线上问诊服务。

在我带领的信息部门完成发热门诊和住院部的紧急改造后，我们迅速将工作重心转向互联网医院的建设。首先，我们与 HIS 厂商携手成立技术小组，共同探讨并确立了建设思路。我们既要追求短期内的快速上线，以满足当前的迫切需求，又要考虑未来的可持续性发展。鉴于我们采用的是微服务架构，我们决定实现线上线下的一体化。于是，我们提出了以下建设目标：①易用性：确保医生无须额外培训即可使用。医生在诊间看诊时使用的医生工作站与线上看诊时使用的虚拟诊间站应保持一致，唯一的区别在于线上患者通过视频对讲进行交流。②功能完整性：线上平台应包含线下工作站的所有功能，以方便医生进行居家远程诊疗。同时，医生在医院内也可继续使用工作站，无缝衔接线上线下工作。③物流整合：与顺丰、邮政等物流服务商实现对接，并与患者手机看诊 App 融合，使患者能够像使用美团等 App 一样实时查看配送情况。

明确目标后，我们迅速展开行动。信息技术部门与 HIS 厂商共同组建技术团队，负责平台架构设计、系统开发与集成，确保系统的顺利开发与上线。门诊部则牵头组建业务需求团队，团队成员由各科室主任及骨干医生组成，参与功能需求的制定，确保线上诊疗流程贴近实际、便于操作。同时，临床团队还负责制定线上诊疗规范，以保障医疗质量与安全。药学部则与顺丰、邮政等物流服务商合作，组建物流团队，实现药品及医疗物资的快速配送。此外，我们还与技术团队合作，打造用户友好的移动端界面，提升患者服务体验。

然而，工作过程中我们也遇到了不少困难。由于大家白天都要忙于抗疫和信息保障工作，会议大多在晚上进行。整个工程的协同管理也都在线上进行，工程师们都是居家办公的。软件方案的书写、开发、调试、测试以及迭代都是在线上进行的。经过 20 多个日夜的不懈努力，我们成功上线了互联网医院，并欣喜地看到问诊量持续上升。

在友商们的共同努力下，互联网医院上线第一年患者问诊量就达到了 40 万人次，第二年更是跃升至 135 万人次，第三年则突破了 200 万人次大关，赢得了医生和患者的一致好评。

互联网医院打破了空间的限制，使患者即使在家也能获得专业医生指导。特别是对于慢性病管理和复诊患者而言，这一模式大大减轻了往返医院的负担，保障了他们的基本医疗需求。同时，医生也能通过线上平台灵活安排工作时间，无论是在家还是在医院，都能无缝衔接线上线下诊疗，提高了工作效率，降低了交叉感染的风险。

互联网医院的建设不仅促进了医疗资源的均衡分配，使优质医疗资源能够覆盖更广泛的人群，还在疫情防控期间为缓解实体医院的压力起到了关键作用。它不仅解决了市民的实际困难，还为医护人员提供了新的工作方式，展现了科技在应对公共卫生危机中的巨大潜力与价值。可以说，互联网医院的建设不仅是对传统医疗模式的一次革新，还是对未来智慧医疗发展的积极探索与实践。

构建同济云医的创新之路

2013 年，同济医院积极响应国家及湖北省的发展规划，启动了多院区建设的宏伟蓝图，在武汉三镇的多家分院相继奠基。面对如何高效统筹管理这些分散而又紧密相连的医疗分支机构的新挑战，医院确立了"同品质一体化，创建国际一流医院"的战略愿景。在此背景下，我们首先将目光投向了全球医疗领域的标杆——梅奥诊所，对其采用的 EPIC 公司的系统进行了深入剖析。随后，借由分院启用的东风，我们决定依托云原生技术的先进架构，打造一套全新的医院信息系统，旨在实现既定的管理目标，并在系统成熟后逐步推广至总院。这便是同济云医系统构建的初衷与缘起。

经过与业务部门的广泛沟通与调研，我们最终明确了以下五大管理目标：

（1）一体化管理：实现人、财、物的全面整合与精细化管理，既保持统一的财务与资产台账，又兼顾各院区的个性化分户账及运营状况监控，确保统分结合，灵活高效。

（2）生态协同：各个分院是互补而非竞争的关系，通过设立共享服务中心，促进业务协同与资源共享，同时向下延伸服务范围，覆盖更多层级医疗机构，形成强大的医疗生态网络。

（3）服务标准化：鉴于患者跨院区就诊时面临的流程差异与学习成本，我们致力于统一各院区的就诊流程、标识系统、导引路径等，简化就医流程，提升患者就医体验，确保一次培训，全院通用。

（4）智慧后勤：打造集采购、配送、供应商管理及科室直采（类似淘宝模式）于一体的后勤服务平台，实现精准高效的物资管理与服务供给，为临床科室提供强有力的支持。

（5）固化管理：鉴于新开院区管理者背景多元，管理文化冲突可能成为发展障碍，我们依托同济医院百年文化底蕴，将成熟的流程、制度、业务规范融入软件设计，把管理固化在软件流程里，确保每个环节紧密相连。今后每开设一家分院，仅需通过标准化流程配置、设备联网、组织层级设定及员工权限分配，即可迅速投入运营。

在明确了管理目标后，我们要说服领导更换系统，虽然当前使用的系统满意度比较高，且医院又是国家的信息化示范基地，但毕竟系统使用 15 年了，架构老旧，很多功能拓展具有局限性，可以利用这一历史性机遇建设新一代的信息系统，实现科技赋能来拥抱未来发展的 20 年。在征得领导们同意后，接下来就是要做好 IT 规划了，经过大家的反复讨论，我们明确了信息化的"五化"建设思路，首先是一体化，HIS、EMR 和 HRP 必须是同源构建，形成平滑的业务流和互操作，避免多个厂家多张皮的建设方式。其次是平台化，当时正值阿里和京东上市，人们正在品尝和分享着模式创新所带来的红利，我们设想是否可以形成多租户的模式，把一定区域的医疗机构都放到平台上，共享医疗专家、设备和服务等资源，建立患者门户和医生门户并形成联通。再次是互联网化和区域化，当时各行各业都在提"互联网＋"，我们考虑做线上线下一体化的互联网医院，患者可以随时上下切换，医生通过浏览器使用医生工作站，在诊间看的是实体患者，而在互联网诊间看的是视频患者，用同一套服务去实现，界面和操作习惯都一样，对于异构的系统对接也都相同，医生会更喜欢去使用。除了考虑 C 端服务外，更要考虑 B 端医疗机构的向下帮扶，这要打破原来单体医院传统设计的围墙，建立共享服务中心，形成各级医疗机构的业务协同。最后是智慧化医疗体系，我们想通过规则引擎和 AI 等技术，为医生提供强大的辅助工具，帮助医生提高诊断的准确性和效率，为患者提供更好的医疗服务。

IT 规划除以上的内容外，我和我的团队又讨论确定了几个技术关键点：

（1）技术选型采用云原生微服务架构的开源体系，这样能很好地适配未来的信创要求，一旦国家要求强制执行，改动不会太大。

（2）架构必须能支持大开发和高可用，毕竟同济医院的业务量在全国是排前五的，何况未来的 20 年有可能会发展到 20 家甚至 30 家分院，这么多分院用一套云平台，平台必须非常稳定，否则后果不堪设想。

（3）由于不知道未来会不会有合资医院、医联体医院，甚至二级医院，因此设计上要充分考量不同法人的管理模式，以及不同等级医疗机构的物价适配问题。

（4）建设的云平台能够支持多租户，采用机构入驻接入的方式，所有系统均为一套，每个分院不需要重新建设，这样不仅可以节省建设成本，而且可以大大缩短建设周期。

我们随即进入了落地执行阶段。起初，我们团队倾向于自主研发，并对计算机中心的同事进行了动员，鼓励他们进行技术转型。毕竟，大家在 PB＋C 领域已深耕多年。因此，我们安排了一场为期两个多月的封闭培训，旨在让大家掌握当前的互联网架构和开发技术。

然而，培训结束后，我们发现仅有少数人能够胜任编码工作，而培养架构师和研发骨干仍需时日。显然，依靠自身团队的技术转型来构建这样一套全新的系统并不现实，且时间紧迫。于是，我们决定将技术研发的重任交给外部合作伙伴。

因此我们决定通过招标定制研发的方式推进项目。回想起数年前的电子病历建设经历，当时的情境与此颇为相似。那时，各家医院都在招标电子病历书写产品，而我们经过深入讨论后，决定构建一体化的广义电子病历 EMR 系统。尽管市场上尚无此类产品，但我们坚信这一方向是正确的，并坚持将医嘱闭环、病历书写、集成平台和医疗质量等以同构的方式纳入招标范围。后来的实践证明，我们的决策是正确的，系统建设取得了显著成效。

基于这一成功经验，我们再次选择了招标定制研发的道路，希望通过与外部合作伙伴的紧密合作，共同打造一套符合我们需求的全新信息系统。

招标工作陆续展开，由于新院区建设招标的特殊性，招标只能参照传统的建设模式进行，因此中标价格仍与传统建设方式的造价相当。这无疑为中标企业和我们都带来了巨大的挑战。最终，一家来自浙江的上市企业成功中标，其董事长郑重承诺将对该项目进行重点投入，不辜负同济的信任与期望。

经过深入协商，我们与中标企业达成了以下共识：在本地注册成立项目公司，并组建一支基于云原生架构的研发团队。该团队将由经验丰富的行业专家、架构师、分析设计师等精英组成，并优先考虑具备军惠系统设计理念和熟悉数据结构的工程师加入。双方均需有充分的心理准备，认识到该项目可能带来的投入与亏损。中标企业不应期望通过本项目实现盈利，而应着眼于未来市场的拓展，通过树立标杆项目来弥补当前的投入。

项目完工后，中标企业必须将所有源代码和说明书无偿移交给同济信息化团队，并承担起培养同济医院人才的义务。

自 2014 年初起，武汉逐渐汇聚了一支超过百人的研发团队。根据业务领域的不同，我们将其分为数十个研发小组，从调研分析到设计开发测试，每个环节都紧张而有序地进行着。我仿佛又回到了当年首次参与全院信息系统建设时的状态，全身心投入工作中，甚至吃住都在单位。

考虑团队是在医院现场研发的特殊性以及新院区开业的紧迫性，我们选择了敏捷开发模式。这种模式以人为核心，通过迭代和循序渐进的方式进行开发，具有效率高的优点。然而，对于管理者来说，这种模式也带来了较大的心理压力，需要时刻保持对进度的把控和对团队状态的关注。但正是这样的投入与努力，才确保了项目的顺利进行和新院区的如期开业。

经过一年半的不懈努力，我们的产品终于初具雏形，那一刻我们既激动又忐忑。2015年 10 月 8 日，武昌光谷分院作为首家上线医院正式开业，我们肩上的任务与压力异常沉重。上线第一周，我们就收到了 1700 个需求反馈，我们迅速对这些需求进行了紧急程度分类并公示，同时加班加点进行研发和完善。在此期间，光谷分院的刘院长和主管廖院长给予了我们充分的理解和大力的支持。

随着时间的推移，需求数量逐渐累积到了 3000 个。经过四个月的艰苦努力，我们终于看到了希望的曙光，需求数量开始减少，并在半年后趋于稳定。

2016 年 10 月 8 日，汉阳的中法新城分院也迎来了开业的日子。与光谷分院相比，我们这次显得从容了许多，因为这次主要是检验我们的多租户模式。我记得徐院长一大早 6 点半就来到了医院，他惊奇地发现各个服务窗口都畅通无阻，当天的挂号量更是达到了 4900 人。徐院长非常高兴，亲自来到信息部门慰问我们。看到一切平稳运转，我们悬着的心也终于放了下来。

这期间老家一再通知告急，父亲已经病危多天了。我坚守到下午 4 点，确认系统一切正常后，向徐院长请假赶回江苏老家。徐院长听后非常关心，特意派白院长送我到医院门口，并一再叮嘱我路上小心。

然而，当我赶到当地医院病房时，父亲已经离世 11 个小时了。我深感悲痛，自古忠孝难两全，这也成了我一生中无法释怀的遗憾。虽然我在工作中取得了一些成绩，但失去了与亲人最后告别的机会，让我内心充满了愧疚和痛苦。这段经历让我更加珍惜与家人相处的时光，也让我更加坚定了在工作中尽职尽责、不负所托的决心。

在两个分院顺利上线后，联合团队的士气高涨，我们满怀信心地规划着 2017 年本部医院系统的切换工作。然而，就在这时，一个突如其来的情况让我们措手不及，伙伴公司的财务出现了问题，员工的工资无法按时发放。我立即着手调查，发现项目的回款速度远远跟不上支出的速度，公司已经垫付了近两千万元的资金，而董事长的信心也开始动摇。

面对这一困境，我一边安慰并说服董事长，一边积极寻找解决方案。我想到了高瓴资本的张磊先生，我当时是高瓴资本的医疗信息化行业顾问，我曾向他介绍过美国的 EPIC 公司，并表达了对国内类似公司的看好。张磊先生对此非常感兴趣，于是我趁机向他详细介绍了我们的医疗信息化项目以及多租户平台模式的发展方向和盈利模式。

张磊先生听后非常兴奋，公司的团队人数迅速增加到了 300 人。在 2018 年，我们顺利地完成了本部医院的系统切换任务，并构建了同济云医的新模式。随后，我们将整个机房迁移到了电信云机房，这既降低了机房运营投入，又提高了机房的稳定性。

通过构建同济云医，我们在国家卫健委"十三五双满意活动"的收官总结中取得了优异的成绩，在国家卫健委综合医院"患者、医务人员双满意"总分排名榜中位列全国第一。媒体报道说我们实现了多院区一体化管理"五统一"，即统一人员管理、统一财务管理、统一物资管理、统一质控管理、统一患者服务资源管理；构建了线上线下一体化的互联网医院，实现了与线下同质的诊疗业务闭环和医疗质控措施，降低了患者就诊时长；构建了医技服务一体化平台，实现了放射、心电、病理、检验等共享服务中心的构建，降低了人力成本，提高了资源利用效率。

我和我的团队也因此荣获了医院协会的医院科技创新奖和省科技进步二等奖。这些荣誉既是对我们过去努力的肯定，也是对我们未来工作的鞭策。我们将继续秉承初心，为医院和患者提供更好的服务。

回顾我的职业生涯，我当了 28 年同济医院计算机中心主任和 7 年华中科技大学信息医学研究所所长，我深感自己已将全部的精力、情感与时间，毫无保留地倾注于医疗信息化这一事业之中。对我而言，工作与生活早已融为一体，难以割舍。在这个领域里，我倾注了无尽的心血，每一个项目的成功上线，每一次技术的突破，都凝聚着我的汗水与欢乐。在时间的流逝中，我逐渐习惯了这种工作与生活交织的生活方式。虽然忙碌，但内心充满了充实与快乐。我深知，自己选择的这条道路虽然充满挑战，但也有着无限的可能与希望，我会义无反顾地继续为医疗信息化事业甘做一颗铺路的小石子。

HIS 一生，期待你的华丽转身

武汉市中心医院　左秀然

结缘医疗信息化已有近 15 个年头。记得初次接触 HIS，我为了弄懂它的含义而上网检索它的概念，从当初的陌生到现在深刻思考 HIS 的未来，这既是一个一路陪伴的过程，也是一个不断成长和认知升级的过程。在一次次的时代变革中，我们不断地重新认识 HIS，每一次变革都让我们对它刮目相看。我们曾对它寄予厚望，期待它是万能的，能解决一切问题，也曾对它失望，让我们反思甚至质疑它的生命力。但每一次时代变革都是它涅槃重生的机会，让它获得新生，我们也在这个过程中，重新定义 HIS，从它的名字中去挖掘内涵，不断深挖它的潜力。我们用人脑的智慧不断提升它，而它也给了我们丰厚的回报，让我们能在当今时代享受到以前想都不敢想的智慧医疗，这也验证了事物曲折式发展、螺旋式上升的哲学观。

一、初识 HIS：源起财务，终结"手工时代"

我在大学就读于信息管理系统专业，初识 HIS 时，把它理解为附加了"Hospital"的 MIS（管理信息系统），是医院的管理信息系统。相对于那些经历过医院手工操作时代的前辈们来说，我算是后来者。我很幸运能在前辈们开荒式探索的成果基础上继续探究医院信息化建设之路，为此感激不尽。

初识 HIS，它已经是医院手工操作时代的终结者。由于最初 IT 环境的局限性，HIS 用最简单的工具，一步一个脚印地将医院挂号、收费、发药、入院、出院等环节从手工操作带到电子化时代。HIS 的起源，在许多医院最初是从财务收费业务开始的。在涉及财务交易的环节上，HIS 实现会计、财务电算化，这是早期 HIS 建设的唯一目的。

记得刚上岗时，医院 HIS 的图标是一个闪烁着金光的小太阳，我们的用户在使用中给它赋予了特别有生命力的名字——"太阳花"系统，仿佛冥冥之中预示了 HIS 后来的发展有无穷的能量。当时医院信息化在以财务为核心的主线下，维持着相对平衡稳定的状态，那时我们信息中心七八个人便可以实现全院 HIS 的个性化开发以及运维工作。那个时候，我感觉日子可以这样安稳地过着，似乎掌握了 PB 开发，就可以解决一切，但又隐约觉得这不是未来。

二、重识 HIS：柳暗花明，撬动智慧医疗

后来，医院启动了以电子病历为核心、以集成平台为支撑的新架构医院信息化建设。传统 HIS 大一统建设的方式和理念即将打破。国家医改的推动释放了人们对医疗服务的需求，同时在提升医疗服务更加可及的政策引导下，医院业务量、科室规模、医护规模随之壮大，驱动产生了对临床诊疗业务信息化管理的需求。医院在那时启动的新架构信息化建设项目就是在这样的背景下产生的。

而 HIS 在这个阶段，其含义更加包容、开放，除了医院财务管理所需，同时整合电子病历、LIS、PACS/RIS 等临床业务系统，以集成平台为支撑做统一管理。在这期间，原有 HIS 的诸多业务按集成需求被拆解为医嘱增、删、改，记账冲减等诸多服务组件，提供的服务接口统一部署在集成平台，由其他系统调用。在这个阶段，关于 HIS 的走向有着不同的声音，HIS 是即将终结还是将以新的形态存在？现在看来，两种声音没有对错之分，在不同时期，人们对 HIS 有着不同的理解，因此有了两种不同的思考。

在这个阶段，我有幸参与并负责 Ensemble 集成平台实施工作，建设该平台的医院是当时国内第一家开展集成平台建设的医院。以集成平台为支撑的异构系统集成架构，让我对 HIS 有了新的认识。我曾在大学时期通读过一本清华大学出版社出版的 SOA 理论类书籍，在此时恰好付诸诸应用，SOA、WSDL、BPL（Business Process Language）等概念，从字面理解到工作实践，让我总是感慨"原来是这样"，也再次启发了我，知识需要提前积累，到用时才能挑选。当好奇心被勾起，人们就有了对其深入探知的需求。我对在 Ensemble 上开发完成第一个场景时激动的心情，仍印象深刻。我创建了 NameSpace，开发了基于数据库表的查询服务 Web Service，部署生成 Business Operation，开发了另外的网页程序部署 Business Service，并调用此 BO。同时为了验证 BPL 的工作机理，对于一个简单的输入参数查询的功能，我通过 BPL 进行了统一配置调用，最后执行程序提交调用，最终在 Message 管理界面看到从发起到 BO 执行的全过程绿色消息流，为此我兴奋至极。我弄懂了集成平台的工作原理，同时负责检验信息系统的实施，我再次感受到将集成工作这件事情做好的意义。电子病历系统与 LIS 检验申请单的集成，检验仪器的单、双向接口与 LIS 的集成，报告单与电子病历系统的回传集成，让上下游数据充分共享，提高了工作效率，为后续推进无纸化业务奠定了基础。

让我记忆犹新的还有我们的临床用户。血液科主任主动申请血液科作为临床电子病历系统的试点科室，因为他深知临床工作信息化是必然趋势，这在当时很多人还不清楚电子病历是什么的年代，尤其可贵。作为临床专家，他在试用的过程中，给予了诸多指导和建议，我们一起分析需求并完善应用。而门诊电子病历的推广则呈现了另外的局面，我们要克服的困难不只是新系统推广的难度，还有一些老专家对电脑操作不熟等问题。曾记得，为了应用门诊电子病历系统，有头发花白的老专家用像"捉虫"一样的速度学习键盘打字，我到现在仍觉得无比感动。正是在这样的用户群体支持下，医院信息化逐步走向智慧医疗。2011 年，我院也因信息化工作先行成果，成为武汉市智慧城市智慧医疗试点单位，

并以试点为契机创新移动医疗、三网融合智慧病房、婴儿防盗物联网等应用。我再次感受到 HIS 以包容开放的姿态，在新的时代打破传统 HIS 的局限，驱动医院信息化，开启智慧之路的远大前景。

三、深识 HIS：认知升级，畅享无限可能

"一切过往，皆为序章"，这句话用来描述 HIS 的发展尤其适合。医院信息化每个阶段的努力都为下一个时期的更高级智慧设下铺垫，犹如刘慈欣描述的"三体"世界中，每一次文明的毁灭都为下一次更加高级的文明作出了贡献。随着互联网时代、大数据时代的到来，我们对 HIS 的潜能有了更加深刻的认识。互联网医疗的兴起，让我们认识到医院信息化建设已到了要"打开围墙"的时候，医院信息系统在外延服务接入及保障信息安全方面面临着新的挑战，但满足以人民健康为中心的医疗服务要求的创新步伐不能减速。2015年，医院尝试建设互联网医院，到现在互联网医院已成为临床专科开展工作的必选支撑，临床专科在发展过程中更加主动地运用这些手段发展学科，这就是新时代带来的用户思维的变化。

我曾短时间兼职管理过互联网医院的工作，在推进这项工作的过程中，也深刻体会到普及信息对称的重要性。我们在还无法让业务科室非常透彻地了解新生事物是什么的时候，首先需要换位思考，让他们知道我们有什么，在未来我们可以做什么，待其有了相应的场景需求，便有了应用的机会。

量变到质变的过程是漫长的，质变爆发的力量却是不可低估的。我院的信息化经历了这 20 多年的发展，我们认识到，一直"沉睡"的数据才是宝藏。数据的积累沉淀、时代变革的新需求，促使着我们对医疗信息化思考方式进行变革，也驱动着新型信息技术应用医疗健康服务场景的快速迭代。快速精准诊断的需求驱动了人工智能辅助诊断、临床决策支持的产生，医院运营管理精准掌控人、财、物等资产状态的需求，催生数字孪生医院的应用，用数据动态反映物理世界实体的状态，并且期望在虚拟的数字世界里，通过人机交互感受体验，以及预测行为的结果。新需求、新技术、新场景三者的互相促进与提升，不断刷新着我们的理念，升级着我们的认知。我深感自己是幸运的，在这个时候参与医院新院区的建设。高水平智慧化的定位，让我们在理念上有足够的空间来开展智慧医院的设计，也有机会将信息技术整合应用到这个院区，打造一个绿色、环保、智能、智慧的新医院。

我曾思考，国内的百度、国外的 Google 搜索，为什么仅凭一个搜索框，就能有如此大量的长期用户。结论就是用复杂的技术提供极简应用，用海量的数据形成可以随时获取的知识。对于现在的自动驾驶智能汽车，我们如何看待它？它是一个智能终端，还是一辆附加了智能属性的汽车？近期火遍全球的 ChatGPT，既让人惊叹又令人畏惧：它积极的一面，让我们看到了人工智能、大数据、高性能计算带来的革新，我们每一个人既是数据知识的贡献者，让 ChatGPT 基于人的各类活动所产生的海量数据进行快速学习，同时我们也是使用者，应用 ChatGPT 能快速得到我们想要的结果，甚至能对未来事物发展进行预测；

而它消极的一面，是我们曾一度认为人工智能不会有感情以及自主思考的能力，但 ChatG-PT 却出现了具有自主思考能力的趋势，让我们担心其未来有失控的威胁。可是，如此"高大上"的应用，其底层却是开源的，这更加放大了这种威胁的存在。我们思考其对 HIS 发展带来的影响。毫无疑问这种技术会赋能 HIS 的智能化水平，例如，医生查房佩戴智能耳麦，可以随时与 ChatGPT 对话以获取最新的医学知识或请它给予临床决策支持方案，患者不需要打开多个医院的微信公众号，可以直接与 ChatGPT 对话以获取各医院的最新资讯、服务评价等，类似可以想象的场景数不胜数。但是，在这种不可阻挡的趋势中，科技伦理变得越来越重要，因为每个智能决策支持的建议最终都需要由人来确定。

回望 HIS，一路走来，虽然曾经存在迟疑和纠结，但这并没有阻止 HIS 的发展。随着时间的推移，HIS 已经发展得枝繁叶茂。未来 HIS 是否会成长为参天大树，让我们共同期待！

一位信息主管医生的自白

厦门大学附属第一医院　赵　敏

"阳康"后，由于工作被第二次按下了暂停键，我才得以静下来慢慢回味数十年来走过的路。

高中时，我一直想学的是计算机，但出于家族等多方面考虑，我最后学了医。后来我成了一名医生，能做到努力、认真、负责，然而总觉得不是那么喜欢。2010 年，我对从医产生了巨大的倦怠，同时希望可以好好陪伴儿子成长，于是我产生了转换轨道的想法，之后就"阴差阳错"进了医院信息部门。

一、初入信息化领域，推行电子医嘱落地

我一直以为信息部门是掌握"现代武器"的高精尖科技部门，转入后才发现其与想象存在巨大差异。那时，部门日常工作就是修电脑和打印机，稍有技术含量的就是维护以收费为中心的 HIS，升级 Word 版的电子病历系统、LIS 和 PACS。

初入部门，我做的第一个项目是启用医生端电子医嘱系统，淘汰当时医生手写医嘱由护士转录的模式。在这种模式下，转录时甚至需要变更医嘱以适应收费项目，同时为了避免转录时出现错误（医生字迹需要有经验的护士才能识别），还需要一名护士进行核对。一份原本一个人可以胜任的工作彼时需要三个人来完成，花费了患者三倍的等待时间。当时我对医院信息化推进难度的认知也较为肤浅，低估了完成时间。在实操过程中，我发现医院信息系统并不是单纯的流水线作业，有非常多特殊情况下的特殊应用，需要我们在合法合规的情况下适应临床使用，同时这也是对医院流程和管理的一次重塑。这个过程非常艰难。举一个简单的例子，当时 16 点以后的长期医嘱必须先开，同时还需要用临时医嘱来开具当天需要用的剂量和次数；医生开完医嘱，护士校对后收费，因此会被系统自动收费三次。护士来电反馈他们需要进行退费两次，操作非常麻烦。之前自己手写医嘱时不觉得有问题，咨询了法律专业的朋友才知道这种医嘱没有任何法律法规支撑，在发生诉讼时就是按照三次计算，与收费次数无关。于是在后来推行电子医嘱时，我们特别加用了术语，创造性地在长期医嘱中使用了"首次"来规避法律问题，后台则根据"首次"数量来收费，医生也不用另外开具临时医嘱，避免了多收费的麻烦。再后来，我们又创新使用了医嘱模板等处理方式，提高医嘱录入效率。

那段时间，我几乎每天都奔波在跟医务、护理、药学、财务及临床医务人员协调的路

上，甚至是在帮他们进行"调解"，这也得益于我在临床一线的实践经验和"人脉"。在艰难推进中，预估 1 个月可以完成的项目，整整耗时 6 个月才基本满足临床需求。在这次推行过程中，以前转录、校对医嘱"规定动作"的护士岗位在电子医嘱推行后便不被需要了，于是校对护士这个岗位被废除，她们必须回到一线工作。这也是我始料未及的：这个优质的副产品精简了岗位！在这之后，我重新对电子医嘱系统进行了一次复盘，这个系统的推行绝不能只让信息部门单打独斗，必须是哪个部门使用，就由那个部门的管理者来牵头，多部门进行综合设计，这是一个多部门积极协作的"大动作"。

二、把使用者放在首位，推动信息部门转型

2014 年，我被医院委任为信息科的主管，这时我开始对信息化项目进行了制度和规则方面的大刀阔斧的改变。首先，我推行了"1 + 2 + N"的信息项目规则："1"代表使用科室；"2"代表信息科和承建公司；"N"是这个项目涉及的所有科室。秉承"谁使用谁提出需求"的原则，刚开始推行的时候非常困难，大家意见非常大，觉得信息化工作是信息科的事，我们提出的所有制度和要求都是在增加他们的工作量。于是我耐心地跟领导和使用科室解释：要想信息系统设计得好，满意度提升，那一定要把使用者的需求放在首位，只有符合他们需求的信息系统，才能成为大家满意的信息系统。幸运的是，领导非常支持，同时因为我从事临床很长时间，各方面得到了大家的肯定，慢慢地制度和规则也就推行下去了，并且在五年内取得了良好效果。直到今日，每当我们收集新的信息需求时，各职能部门和临床的同事都非常积极地配合，他们提出的意见建议都非常中肯且适合我们的需求。

在完成信息化项目的流程改造后，下一个我要解决的是数据口径统一性的问题。例如关于门诊、急诊人次的统计问题，客服部要求统计的是到院就诊的人次（无论挂号是否收费）；医务部要求的是按照科室划分门诊、急诊人次；财务部要求根据挂号类别区分已收费的门诊、急诊人次，等等。这导致在一段时间内门诊、急诊人次的统计出现不同的数据，对于医院整体发展非常不利。经我向院领导汇报并与各个科室磋商，最终决定把统计口径和统计数据分开，统计口径由质管部负责（质管部负责医院所有对外数据呈报，同时也是科主任目标考核的制定者），这样避免了多头管理导致的统计差错问题。信息科根据质管部审核过的口径进行相关数据统计，最终形成统一格式的报表。统计数据规则改变后，我据此把"1 + 2 + N"中的"2"定义为质管部和信息科，把统计口径的事宜前置，由此我们感慨道：信息工作绝对是一个综合工作，起决定作用的是管理部门和使用部门。

近 10 年的信息成果得益于我们始终把使用者放在首位的思维。我们的值班电话经常收到一些与信息管理"无关"的需求，可能只是管理方面的问题，而大家希望由我们出面解决。做信息化工作能得到一线工作者如此信任，我感到非常欣慰。

10 年前，我们科不到 10 人，所以我努力把科室人员从烦琐低端的工作中解放出来，做项目管理。为了达到这个目的，我把所有的硬件维护外包，因为其费用相对低廉，同时效率也很高。作为使用方、管理方以及外包公司这三方合作之间的枢纽，我们项目管理人

员需要对信息需求进行梳理，同时需要设计技术方案，然后交由承建公司开发。同时我跟第三方公司进行了拉锯式谈判，说服各公司把我院打造成闽西南甚至全国的研发中心，由我们无偿提供产品的规划和设计，而软件厂商承诺在我院现场配备相当数量的人员，一方面共同开发新产品，另一方面替我们进行日常维护，缓解我们人力不足的问题。我们甚至请第三方公司接管白天值班电话，只有出现多系统复杂原因的故障，才会流转到当天信息科值班人员那里。这样把信息科人员从低端繁杂的工作中解放出来，让他们能真正从事软件设计工作，使所有的信息系统都精益求精且符合使用者和管理者需求。

我始终认为信息科是一个专业技术部门，这个部门需要从业务、科研、教学等全方位开展。最近几年，我对信息科进行了全面的转型升级。业务方面，我要求工程师必须熟悉临床业务管理制度。当然，我也以身作则，对医院的业务和运营管理的熟悉程度也非常高，同时我们还积极布局科室的科研发展。近几年，医院为信息科配备了卫生统计及大数据研究的人才，也带动了我们的科研发展。近 3 年，我们申报省级、市级课题 5 项，获得市科技进步奖 1 项，发表 SCI 论文十数篇，授权发明专利数个，同时拥有 30 多项软件著作权，这些都是部门转型的硕果。

匆匆 13 年弹指而过，我实现了当年高考的心愿。也许，下一个 10 年我又会去往新的领域，但是在信息科工作是我人生收获最大的 10 年，感恩一切。

HIS 人生，HIS 半生

浙江省人民医院　　陈朝晖

大学毕业，我回到了家乡浙江温州——一个著名的江南小城。当时的小城正处于改革开放的前沿，民间经济基础还算不错。但不得不承认在那个年代，家乡人们的文化、科技意识不强，以及相关的城市基础设施建设还非常薄弱。好在当地有一所还算不错的医学院校，有一批"敢为天下先"的医院管理者。毕业三年后的 1992 年岁末，一个偶然的机会，我遇见了时任温州医科大学附属第一医院副院长谷定英，一位出身医学世家、对信息化情有独钟且有志创新的医院领导。在他的激情和执着感召下，我用所学的"隔壁专业"的知识（我大学所学的专业本来是"生产过程自动控制"）把几台个人电脑用同轴电缆连接起来，并在 Novell 网络平台操作系统环境下使用数据库写下了我 HIS 人生的第一行代码。从此，我开始了 HIS 探索、开发、建设的人生旅程，开弓没有回头箭，一往无前。

20 世纪 90 年代医院信息系统建设伊始，要想让使用人员（当时主要是财务收费及财务管理人员）从几十年传统的财务平衡思维转向信息化流程逻辑，从拨动算盘转向敲击键盘还真不是一件容易的事。同时又要避免当时国内部分医疗单位"大手笔"地一次性采购几十台计算机，装好后却无相关软件配套，只能当打字机使用的尴尬局面（那个年代，一台"286"个人计算机的价格差不多可以买下温州市区一套 60 平方米住宅），谷院长为我们定下了"小步快走"的原则。这也成为之后温州各医院信息化建设的总指南，充分体现了温州模式下的"精打细算"。

与大多数医院信息化建设的历程类似，我也是从财务收费系统迈步启航的。第一个开发并上线的系统（现在看来应该叫"功能模块"吧）是"住院收费结算"。"需求"对当时的使用部门和人员来说是一个非常让人迷茫的词。同样地，对于我这个根本没搞清楚什么是"借方""贷方"，且从来没有住过院，身体倍儿棒的毛头小子来说，要写出一套与医院财务管理相关的应用系统软件，也是一个不小的挑战。为了了解医院相应的业务操作和管理流程，我一头扎进了医院的住院收费处。每天跟班学习记账、催账、打算盘、做汇总报表，顺便也学会了如何与各类患者沟通交流。财务人员手工记账、结算、汇总等日常工作的强度，以及他们的责任心都深深地印在了我的心里。也正是因为这段经历，在日后一次与同行交流中，兄弟医院的一位财务人员有点好奇地问我："你到底是收费处的还是搞电脑的？"这个问题还真让当时的我小小地骄傲了一下。上班时间跟着财务科的老师们学习医院日常业务流程，下了班我就要把思维转回自己的"世界"。如何让一台配置 80286 CPU＋1M 内存、14 英寸 640×480 分辨率 CRT 显示器的无盘工作站运行得更加流畅，如何使 dBase Ⅲ 这样的"小微"数据库（表）记录十万条以上的数据，如何利用滚筒式打印机打印发票以节省设备配置成本，如何保证印刷好的空白发票在套打时不串行……很多在现在看来根本不是事儿的事情在那时都是"攻关课题"。在当时的系统软硬件基础上，任何一条不精准的程序语句，或者一个没有及时关闭的文件接口都有可能导致系统因内存溢出而出现意想不到的结果。开发测试过程中，我还遇到过一个奇怪的现象：当 dBase 数据文件（表）中的字段超过二十个，同时记录数超过 2000 条后，如果对含有小数的数值字段进行全表求和计算，会偶发性地出现求和结果与实际结果存在一个精度位的误差。比如计算收入表合计金额时，可能会有正负 0.01 元的误差，且该现象的出现与 DOS 版本、电脑主机板 BIOS（计算机主板控制程序）版本均相关。这可让我这个刚刚动手写软件代码的"小白"痛苦了很久。DOS 版本还好办，但主机板 BIOS 版本可不是能够随意变换的。半个多月后，在一位自控专业师兄的指点下，我终于找到了问题根源所在：16 位计算总线的天生缺陷。通过对这个问题的解决，我知道了软件开发不仅需要熟悉日常工作流程规范并能够进行逻辑优化，还要懂得如何规避设备系统软硬件环境的 Bug。历时六个多月，在各方共同努力下，住院收费系统的第一个版本于 1993 年 7 月在温州医科大学附属第一医院顺利上线。当我看到收费人员平均每人每日汇总报表时间从 60 分钟缩短到不足 10 分钟，每位患者出院平均结算时间从近 20 分钟变成不到 5 分钟时，心中的成就感油然而生。

门诊收费系统的开发建设同样要面对很多现在看来根本不是事儿的困难。与住院收费系统不同，门诊收费系统首先要解决程序操作效率的问题。当时一位熟练的门诊收费人员每张发票平均的出票时间约为 3 分钟。在那个并不要求使用身份证的年代，要想减少操作时间，第一个要解决的问题是如何准确快捷地输入并记录患者的基本信息。经反复讨论评估，谷定英院长大胆提出参考银行的做法，采用磁卡技术管理患者信息。或许现在很多人听到这个不以为意，以现在的眼光看，磁卡这项"落后"且"不安全"的技术已经成为历史的记忆。但如果把时间"回拨"到 1994 年，中国银行长城卡、中国工商银行牡丹卡在全国的总发行量刚刚过百万，普通的储蓄用户手中还只是纸质存折，持有磁条式银行卡在那时是时髦的象征。为了保证银行卡信息的安全，当时市场上允许公开销售的磁卡设备仅可对磁条卡第二轨信息进行读写操作。如果咨询三轨读写设备，就会立刻招来周围警惕的目光。确定了技术方案，我们立刻动身来到素有"中国电子第一街"之称的深圳市华强北路。在那个没有搜索引擎的年代，我们只能采用"人工"的"智能"方式：到当地翻电话黄页，收集电子市场宣传页，沿街走访商铺寻找磁卡及卡具的合作伙伴。几经周折，我们终于找到了源头生产厂商。这时还要解决设备接口问题，因为那时设备出厂并不像现在这样随机附带完整的驱动程序与接口函数，DOS 环境下更没有什么"即插即用"的现成便利，一切都得自己动手按厂家提供的设备"指令集"编写相应的数据通信传输模块。

1995 年 7 月 1 日，采用磁卡技术的门诊收费系统正式启用。就诊磁卡的使用同时替代了在温州沿用了二十余年的"公费医疗记账单"，还"误打误撞"地为温州市公费医疗（即现在医疗保险体系的前身）管理信息化建设铺了一块"奠基石"。虽然没有资料证明这是多大范围内的"首家医疗就诊卡系统"，但至少在浙江省可以说是"开先河"的。在此后的三十余年时间里，磁条式就诊卡技术几乎被全国 HIS 采用。门诊收费系统启用后，医院收费人员每张发票平均的出票时间缩短为不足 30 秒。不过在系统刚刚启用的时候，我接到了门诊收费处关于"电脑太慢"的反馈。经现场反复评估测试，我找到了原因：手工收费开票时，从患者把收费凭据、现金等递入窗口开始，收费人员清点现金、找零并填写票据，在差不多三分钟的时间里几乎是从头忙到尾。门诊收费系统启用后，收费人员清点现金、找零并通过键盘输入相关信息后需要等待打印机打印票据，虽然实测平均出票总时长为 30 秒，但最后等待时间差不多只要 10 秒。原来是"忙惯了闲不下来"，看到这个结果，大家都开心地笑了。不过谷定英院长仍然带领我们分析使用场景，讨论优化策略。经反复努力，我们通过采取减少打印字符数、合理降低打印字符点阵、控制打印头字车行程等方案将打印时间缩短到了 7 秒钟。

　　随着应用的不断扩展，全院各临床、职能等部门逐渐体验到了信息化带来的新动力，各种需求随之而来，药库/药房管理、电子药品划价、电子检验报告单等。其中电子检验报告单项目是我接触到的第一个直接与医疗设备产生数据交换的项目。当时医院使用的检验仪器基本上是进口的。供应商只能提供原生产厂所在国文字的技术文档，无法提供任何联机接口。我们就参照技术文档中的提示，利用设备上仅有的串行打印机接口读取数据并逐一对照，找出对应关系并转换成通用数据记录，最终组合成医生可以读得懂的电子报告单，终结了由检验师手填报告单的历史。代码自己写，数据线自己焊。那时候"玩"HIS除了键盘之外，电烙铁、螺丝刀、万用表、逻辑测试笔一个都不能少。用一个时髦的说法：那个时代，一个不会用电烙铁的程序员做不了一个合格的医疗信息工程师。

　　对各应用软件系统进行规划开发建设的同时，我们的硬件基础设施也随着医院信息化整体建设的推进而逐步完善。正式的专用服务器、独立的核心交换机、规范化的信息机房一一呈现。我的寻呼机号码也被列为医院所有应急号码的首位。我们的 HIS 软件也被当时温州所有的市级医院借鉴和接纳。从那个时候开始，虽然每一步都非常小，但我们每一天都在努力前行。

　　随着新世纪曙光的临近，我也迎来了 HIS 建设生涯中的第一个重大转折点，即"Y2K问题"，又称"千年虫问题"。20 世纪中期，计算机系统（包括芯片、操作系统、应用软件等）因制造成本问题，年份只使用两位十进制数来表示，所以当系统涉及跨世纪的日期处理运算时，就会出现错误的结果，进而引发各种各样的系统功能紊乱甚至崩溃，这种情况倒逼我与团队伙伴们对整个信息系统从软件到硬件进行全面升级。核心数据库及服务器操作系统升级为 UNIX + Oracle，负载均衡服务集群与 SAN（Storage Area Network，存储区域网络）架构存储阵列柜取代了单机运行的服务器硬件平台，Windows 操作系统与 Power-

Builder 开发环境组合成为客户端应用平台的主流，三层结构的信息网络交换体系初具规模。应用软件包括了门诊挂号收费、住院收费、门诊医生、住院护理、公费医疗管理、药房药库、电子检验、检查报告单（当时还算不上是真正完整的 LIS 和 PACS）等。

2006 年正值医院信息化建设又一个快速发展时期，我正式加盟温州医科大学附属第二医院。随着医院管理理念与服务意识的进步，医院信息系统建设也从一开始的"以收费管理为中心"转向"以患者服务为中心"。改善医疗服务质量、优化管理与服务流程、提升人民群众就医体验、提高医院竞争力成为这一时期医院建设与发展的主要目标。信息技术无疑是实现这一目标的重要推进力。所幸的是不仅我院的领导全力支持信息化工作，而且还有一群志同道合的 HIS 队友与我相伴。温州医科大学附属第一医院、第二医院信息中心近 30 位技术人员共同协作、共同开发，完成并上线了电子病历、电子医嘱、预约挂号、医生移动查房、院感管理、手术准入等多个信息子系统。我们先后推出了患者先诊疗后结算、门诊药房预配候取、检查检验报告单自助打印、病区护士站结算等多个便民服务举措。两个医院的信息团队还"顺便"开发了自己的人事管理系统，如"职工一卡通"（含职工诊疗、门禁、停车、就餐等功能）等应用系统。我们的软件自主开发模式也成为当时医疗业界的标杆。

医院信息化建设带来便利快捷的同时，意外也不期而至。领导的支持、医院同事的理解，以及科室团队伙伴们"同仇敌忾"的气势是我们战胜所有困难的坚强后盾。但信息化建设总会伴随意外发生。2012 年 5 月，硬件故障造成主数据库服务器的突然死机，我们不得不启用容灾应急系统。但容灾应急系统配置略低，无法满足医院高峰期业务运行的需要，只能协调部分业务避峰分流，因此影响了全院的医疗工作。谷定英院长（时任温州医科大学附属第二医院院长）向全院公告，主动担责："我院信息系统发生故障，作为主管院长，我负领导责任和主要责任。目前信息中心的同志们正全力处理故障，请大家现在不要再给他们压力，让他们集中精力，全力以赴……"正是有了院领导的支持、理解和信任，我和队友们才得以放下心理包袱，竭尽全力，经过 72 小时"至黑至暗"的时刻，终于排除硬件故障并恢复了所有数据。

2013 年，随着智能手机普及和移动 3G 数据网络的建设，智能手机已经不再是"高档"的时尚玩具，移动应用服务开始兴起，移动浪潮汹涌袭来。小伙伴们那些"不安分"的小心脏被注入了新的"兴奋剂"。身为温州医科大学附属第二医院信息技术中心主任的我却多次否决了同事着手移动端应用开发的建议，并固执地要求技术人员把主要精力放在院内自助设备的开发方面。几位青年同事没有因建议被多次驳回而放弃，坚持不懈地开导和说服我，终于把我这个保守的"前浪"重新推回了时代进步的大潮之中。在此之前我和队友们都没接触过 Android 系统的开发，也不知道在一共只有 4G 内存的手持设备上能"玩"出什么新花样。大家努力收集各种资料，夜以继日，终于实现了"把患者手机变身成医院服务自助机"的目标。一年后我们自行研发的第一个基于 Android 平台的移动护理系统上线。又一年后，基于企业号的职工移动服务平台和基于服务号（生活号）的患者移动服务平台先后开通启用。之后的数年中，团队连续保持并刷新全国医院移动服务、移动支付的最高纪录。在此期间由谷定英院长推荐的《微信思维》一书激发了一直只关注代码堆叠的小伙伴们产品设计的理念。每当回想到这个场景，我心里总会充满自豪和感谢。自豪的是我们团队仍旧站在医院信息化建设的时代前列；感谢的是如果没有这些执着、不离不弃的队友，我肯定早已成为那个被拍死在沙滩上的"前浪"。我曾经向同行们炫耀："我是浙江省最幸福的信息技术中心主任！"

信息化建设在医院发展过程中的重要性越来越被认可，信息技术中心所承担的任务自然也越来越多，责任也越来越重，从信息系统软硬件平台建设扩展到全院智能化相关的配套项目建设。通俗地说：只要是 220 V 电压以下的，或者是涉及 RJ45 插头的设备或项目都必邀信息技术中心参与。安防监控报警、消防监控、停车收费、楼宇自控、手术教学直播等都成了信息技术中心的业务范围。曾经有兄弟医院的同仁和我开玩笑：你们的手伸得这么长，让我们怎么办……只是当时还没有"内卷"这个词。

2017 年，已经离开医疗信息行业两年的我依旧割舍不下心中那份 HIS 情结。为了那份对 HIS 的热爱，在家人的鼓励和支持下，已是"知天命"的我毅然转身告别家乡小城，"重启"自己的 HIS 人生。

在刘欢《从头再来》歌声的伴随中，我离开家乡，来到了位于杭州的浙江省人民医院。集成平台、微服务、新 HIS、新模式……对当时的我来说，一切都是全新的。在家人、领导、朋友们的支持和鼓励下，我和新团队一起迎来了全院 HIS 整体切换的重大工程。反复调整和优化各个流程，经过无数个日夜的打磨，我和队友们一起"闯"过了国家卫生健康委员会医疗健康信息互联互通标准化成熟度五级乙等、电子病历系统应用水平六级、医院智慧服务三级等各项测评。其中 2019 年 12 月在浙江省三级甲等医院复评中，我们的信息化工作被作为医院特殊亮点列入了浙江省卫生健康委员会评审专家组的评审结论中。

三十年过去，弹指一挥间。我有幸随着中国医疗信息化的建设入行、起步，在领导的支持、队友的协助、家人的鼓励下一路前行、一路成长。我的 HIS 人生算不上跌宕起伏，但也一直"痛并快乐着"。"雄关漫道真如铁，而今迈步从头越。"21 世纪是生命科学与信息科学的时代，医疗信息化建设也正逐步从"以疾病治疗为中心"向"以健康促进为中心"转变。已经"奔六"的我初心未改，继续沿着 HIS 人生之路勇往直前。

与医院信息化发展相伴成长

南昌大学第一附属医院　曹　磊

2003 年大学计算机专业毕业后，我一直在江西医学院第一临床医学院（当时和江西医学院第一附属医院是两块牌子一套人马）带教学生，因为我五笔打字速度快，所以经常被借调到各个部门打字输入文件，也被借调到信息科一小段时间。我在信息科的工作就是接电话、处理各种问题，在学校带教学生过程中我经常要到医院汇报工作，那时计算机中心办公室、机房和医院党委办公室在同一楼层，每次我路过计算机中心办公室时，技术人员就不停地接着电话、跑上跑下处理问题，那时觉得信息科的工作是很枯燥、很烦琐的。

2013 年一个偶然的机会，医院通过竞聘上岗的方式选拔多个部门的负责人，原信息科科长快退休了，我刚好是计算机专业，于是就尝试竞聘信息科科长的职位，没想到居然成功了。接着我带领这个年轻的团队，建设和管理南昌大学第一附属医院（2005 年 9 月 28 日，江西医学院与南昌大学正式合并，医院更名为南昌大学第一附属医院并沿用至今）的信息化建设工作。

HIS 升级换代的阵痛期

我刚接手信息科时，正值医院 HIS 升级换代，上一代的系统还是使用 PowerBuilder 工具开发的，适用的操作系统是 Windows 2000 和 SQL Server 2000 数据库。随着医院的发展、业务量的增加，操作系统存在硬件资源瓶颈和 SQL Server 2000 无法使用大内存的问题，后台数据库使用大量储存空间处理日常事务，造成系统频繁锁表、业务卡慢等现象，非常影响临床使用。医院拥有上一代 HIS 源代码，在我们两三个技术人员手上完成本地化、个性化需求的开发和修改，发展和使用了六七年时间，升级换代后的 HIS 替换操作熟练的上一代系统，刚试点上线了三五个病区就难以推进，阻力非常大，原来我的"机会"在这里……

为了打开局面，快速推进系统上线工作，我们为先上线的科室替换早已到报废时间的旧电脑，新电脑成本支出不算到科室，先搞定了试点的科室，其他科室还未进行培训和练习。为了不影响科室的正常业务运作，我和技术人员每天背着投影仪、提着笔记本电脑到临床科室进行培训和指导。我们的现场培训、蹲点指导把临床科室的积极性和配合度也调动起来了。在我们的共同努力下，HIS 升级换代工作终于在三个月时间里完成了。我在这个过程中慢慢摸熟了 HIS 功能流程和临床科室的业务需求，深深体会到为什么说换 HIS 是医院"伤筋动骨"的大事了。

当时 HIS 和 EMR 是分开的两套系统，两套系统的电子医嘱模块是既重要又紧密联系的。上线之初系统间的数据共享和交互接口非常多，接口衔接容易出现问题，医院各部门间经常相互推诿和"扯皮"。为此，我们针对电子医嘱到底是归属 HIS 还是 EMR 展开了很长一段时间的讨论，最后基于我们完全掌握的 HIS 源代码和数据库结构，决定将电子医嘱模块放入 EMR 中，通过接口和应用整合的方式整合电子医嘱模块，HIS 负责费用、账目及库存等管理，问题统一由信息科协调处理，实现"问题到信息科为止"。

"伤筋动骨"之后的恢复期

HIS 上线的阵痛期过后，进入了稳定运行的恢复期，在各种报表、业务流程、功能点基本实现并逐步完善过程中，我一直思考如何提升全院的信息化水平，探究破局之法。

2014 年，发生了一次既偶然又必然的事件。年终总结会上汇报上一年的门诊量，门诊办和财务科提供的门诊量数据不一致。其主要原因是统计口径不一致：一是统计的时间节点不同，以收到费用发生时间为例，财务报表结账时间从当日 0 点到次日 0 点，而收费人员的交账报表时间从当日 16 点到次日 16 点。二是统计的条件范围不一致，财务科是根据费用进行计算的，门诊量为挂号量减去退号量，而门诊办计算的门诊量是挂号量加上退号量，因为退号也是收费人员的工作量。其实还有更多原因，如挂了一个科室的号，医生看完患者未做任何处理的，患者看多个医生的，转诊其他科室接诊的，等等。每个业务主管部门所要求的统计口径都不一样，我们也为此讨论过很多次，到底应以哪个数据为准呢？领导经常跟我们说统计口径要一致，哪怕错也要错得一致，我们和门诊办、财务科一起讨论、梳理，最后确定了各个报表的统计口径和出处，确保统计数据的准确性。

系统上线后存在各种各样的问题，当时我们全面梳理医院业务流程，深感信息化"道阻且长"，将问题归纳为五大痛点：①临床信息缺乏有效的资源整合——信息孤岛、查不到、查不准；②临床质量管理缺乏有效辅助手段——院感、质控、药物监测不到，患者资料不能使用唯一身份识别，临床诊疗不能形成闭环；③人、财、物缺乏精细化管理——物流、财务、人力资源业务缺乏闭环管理的手段；④运营管理缺乏高效的信息抓手——运营数据不能有效提取、分析、客观评价，不能为领导提供决策支持；⑤临床辅助信息系统陈旧——系统更新换代慢，满足不了临床发展需求，跟不上医院临床医疗的发展。如何提升全院的信息化水平，唯有"行则将至"。

稳定运行的思考期

面对这些痛点，我意识到医院信息化建设缺乏整体思维和全面的顶层规划。医院信息化建设早期，医院根据各科室的发展和需求采购软件系统，信息科负责系统的上线、实施及后期的运行维护，采购过程中缺乏使用科室和管理部门的充分参与，系统功能虽然相对完善，但应用不全面，也缺乏有效的互联互通；使用科室经常抱怨信息系统不能覆盖全院的业务，出现无法全流程共享、操作不便捷等问题；管理部门不能一键统计需要的业务数据，反而需要登录不同的系统、不同的模块去统计数据；用户对于信息化的需求已经从基本的业务处理提升到全面的信息整合和辅助决策上，对信息化的要求提高了。

我们走出去学习先进医院的经验，由分管领导带领我和骨干成员去参加医院信息化论坛、CHIMA 大会等，学习国家卫生和计划生育委员会及国内医院信息化知名专家解读中国卫生信息规划、电子病历标准评价体系，及国内、国际医疗信息管理和软硬件平台，切身体会到了国内最先进的管理理念、医院信息化系统和软硬件技术。我们总是要踮起脚、仰着头看别人家的医院，因此感受到了巨大的差距和无形的压力。那时我们白天参加会议学习，晚上进行讨论。分管领导和我们一起讨论医院的信息化现状，梳理存在的短板和不足，讨论哪些项目和技术适合引进建设、当年的建设任务和人员分工，以及后期应拟定三年的中期目标及五年的长期规划。

医院组织中层干部第一次大规模实地考察各医院的信息化建设情况。由院领导带领十多个中层干部，集中到上海、温州、无锡、南京等地的知名医院学习，查看或体验自助就医、无纸化建设、移动查房车和 PDA 的使用、电子签名和指纹签名、围手术期闭环管理、用药用血及高值耗材的闭环管理、人力资源管理系统、临床数据中心和数据挖掘技术的应用和功能流程，深入了解先进医院的信息化业务流程、应用效果和建设情况。通过实打实的学习和实地考察，分享优秀案例和总结先进经验，我们分析医院信息化建设的痛点，组建临床科室信息联络员，成立医院信息管理委员会，群策群力提升全院的信息化水平。

全面建设的冲刺期

通过学习和考察，我找到了医院与国内先进医院的差距和不足；通过对医院业务流程的全面梳理，我找出了医院信息化建设的痛点。面对这些痛点和差距，我该怎么解决呢？通过头脑风暴和客观分析讨论，我和同事探索医院信息建设新模式。医院信息化建设有传统按需模式、现代总集模式和总包模式三种主流模式。我们分别对这三种模式的优缺点、成功案例、投入和运行情况等进行综合评估，将医院重要的部分系统、项目和集成服务交给一家实力较强的 IT 公司去实现，共同规划医院信息化建设，进行顶层设计，形成战略合作伙伴关系，力图找出我们突围破局的信息化建设之路。

信息化不仅仅是软件系统的建设，关键还在于信息化理念的树立。从事医疗信息化工作的人员要用发展的眼光看待信息化建设，临床医务人员、医院管理人员也要以信息化的理念去看待身边的一切。因为医疗信息化的发展离不开医务人员和医院管理人员的参与，只有医院管理人员以及医务人员都能认识到信息化建设的意义时，信息化建设立足的根本才扎实，才能有长足发展的动力。我逐年设定建设目标，完善业务系统功能，"打怪"升级。我们通过检验 ISO 15189 实验室现场评审、三甲评审现场检查，建设门诊及住院驾驶舱，通过仪表盘形式展示临床业务数据，建设移动 BI 和短信平台，在上班前把前一天的门诊人次、住院人次、出院人次、手术人次等数据推送到院领导及职能科室负责人手机上，让管理层及时掌握医院各项运行指标，为院领导及职能科室提供有效的管理依据和决策支持，让信息化建设更有成就感。

我记得我们合作开发的微信公众号率先在省内上线时，我院还特意举行了上线发布会——"微信扫一扫，就诊更便捷"，通过微信直接查看医院、科室、医生等介绍，用手机轻松完成预约挂号、费用查询、检验报告查询等就诊流程，让患者也能享受到信息化建设的成果。后面我院还开发了支付、就诊数据实时查询、院内导航、医患沟通、诊疗事项提醒、满意度评价等功能，就像把医院放到了人们的手机里一样，患者只需轻轻动下手指，便可随时体验到高效、优质、方便的医疗服务。当然现在回过头去看七八年前的那些功能，都是简单的初期尝试，但它们给我带来了很大的满足感和成就感，也让我的认知层次提升了。

信息化建设的提升期

为了向国内先进医院看齐、与国际医院接轨，我结合医院信息化现状，制定了医院信息化中长期建设目标，本着"统一规划、分步实施、急用先建"的原则，以逐步迭代的方式提升医院信息化的整体能力，以期打造国内一流的智慧化医院。

我带领团队深入医院的各病区、药房、医技部门调研，了解系统运行和应用的实际情况，查看各个业务流程，组织召开讨论会、协调会。我们针对医务处、护理部、药学部、急诊科、影像科等科室相关问题，进行全院信息化流程的再次梳理及优化，从检验CNAS15189 论证、国家电子病历系统功能应用水平分级评价、互联互通标准化成熟度测评，再到智慧服务评级，进行功能梳理，流程再造，对标、对表改造信息系统，逐步提升医院信息化建设水平，提高各个医疗环节的安全性和患者使用的便捷性的同时，也让医务人员、医技人员和管理人员对信息化建设有了更进一步的认识。

自管理信息科以来，我发现患者不清楚很多便捷的就医流程。如何让患者了解我们在信息化上做的便捷性工作，给患者的就医带来方便？很多开发的功能和流程，临床医生不熟悉，如何让临床科室掌握信息化的新技能，提高医务人员的工作效率？如何让管理部门了解报表数据的来源和出处，理解信息化工作，给医院管理带来实实在在的帮助？为此，我们一直在思考如何让患者、医师、护理人员、医技人员、药房人员和院领导了解信息系统的功能和流程，新项目、新技术的应用等。我一直提倡通过拍摄短视频宣传信息化工作，短视频是个神奇的东西，2020 年发布的第 46 次《中国互联网络发展状况统计报告》显示，我国手机网民有 9.32 亿，短视频用户规模达 8.18 亿。拍摄短视频是一项充满挑战、充满创新的工作，为此，我安排了一位形象好、有宣传头脑和创作热情的女工程师做导演，牵头设计和策划每期短视频的拍摄和制作工作。我们一起讨论每期的内容，包括创作主题、文案策划、角色选配、背景配乐、视频拍摄、视频剪辑、视频审核等。刚开始时，我们用一部手机完成这些工作，到后来购买了一些网络素材、道具、拍摄装备和剪辑工具等，我们的短视频就这样如火如荼地拍起来了，其间我们陆续拍摄了党的生日、祖国生日等主题，以及信息科年轻人的各项技能，每期的阅读量和点赞数有几百到几千不等。

医院集团化建设探索

我们医院是第一次尝试建设新院区。信息化建设和基建完全不一样，不是简单的花钱和代建就可以。从筹建高新区分院，到后来筹建象湖院区，信息化建设前期主要围绕"统一医保、统一人员管理、统一财务体系"和"独立医保、独立人员管理、独立财务体系"两种模式进行探讨。每个院区的运营方式可能是不一样的，有政府交钥匙工程，也有医院自筹资金建设，还有将在运行的医院作为紧密型医联体由医院代管等多种模式。每个分院的运转模式，医保报销机制，人、财、物怎么核算，决定了分院的信息化网络如何联通、信息系统和数据采用什么方式共享、机房如何规划和资源如何配备等问题。

医院集团化多院区快速发展。老院区运行的还是我初识的 HIS，该系统不具备多院区设计框架，同时新院区比老院区体量大，业务量也是翻倍增长，原有的系统架构和业务逻辑也限制了医院多院区的发展，难以支撑整个医疗业务。最后我们权衡利弊和出于整体考虑，决定在新院区建设多院区一体化系统，建成运行后再平移回老院区，最终实现多院区一体化管理的整体建设思路。

我们在集团化医院整体建设思路下，构建集团化多院区的统一的基础数据字典、用户管理体系、集成平台和临床数据中心及基础网络架构，统一调度各院区的医疗资源，优化业务流程，让患者、医务人员少跑腿，信息多跑路，提高工作效率，降低运营成本，提高医疗质量、服务能力和管理水平。

学科建设

我最初接手信息科时，科室只有 11 人，工程师整天忙于接电话、换鼠标键盘、维修电脑和打印机、安装操作系统等，对临床业务不了解，对软件技术不精通，临床科室使用时一碰到问题就对我们抱怨。管理人员不关注数据和报表，一遇到"信息"两个字就认定是信息科的事，经常拿"没有做不到，只有想不到"来鞭策我们。而现在的信息处有 40 人（2016 年，医院内设机构设置进行调整，信息科升格为信息处），管理计算机中心、智慧医学中心和大数据分析中心三个部门，是一个专业技术部门，是一个学科，这个学科需要从专业技术、科研、管理等方面全方位发展。

这些年，我将科室人员重新定位，让他们从琐碎工作中逐步脱离出来，提升为项目管理师、网络工程师、数据分析师等，对信息处进行转型升级，我们每周组织业务学习，督促工程师参加计算机软考，经常派工程师到国家级、省级卫健委和一些先进医院信息部门学习，提升自身的专业技术水平和业务知识。我要求工程师们必须熟悉业务，熟练掌握临床业务流程，成为这一行的专家。我带领信息处获得国家级荣誉 26 项、省部级荣誉 43 项，发表论文 101 篇，其中 SCI 论文 12 篇；授权专利 26 项，其中发明专利 10 项；获得各等级软件著作权 38 件。个人取得国家级、省级荣誉 16 项，主持、参与省部级项目、市厅级项目 16 项，SCI、EI 及核心期刊发表学术论文 20 篇，获得专利和软件著作权 15 项，其中发明专利 3 项。

HIS 人生，正如《听闻远方有你》这首歌曲所唱的一样，"我走过你走过的路，这算不算相逢"。十年的带教生涯，十年的医信人历程。从事信息化建设工作的十年是我收获最大的十年，下一个十年如何发展？我也许会在信息化领域更上一层楼，也许会在新的领域进入新的人生阶段。

HIS 结缘与"芯"思考

泰安市中医医院　徐吟佳

你有什么样的梦想就去选择什么样的平台，年轻人，不要犹豫！在一片不适合的土壤里，任凭你如何挣扎，梦想都将是一场空。你要么选择一个平台，要么有能力突破，给自己打造一个平台。

应南方医科大学顺德医院信息中心郭扬帆主任邀请，我写作此文，谨以此纪念我的 HIS 人生。

国庆节，泰安，雨。

清晨，我哼着李清照《声声慢》改编的曲子，构思着郭扬帆主任交办的任务。雨打在伞上，青黛烟雨里，有江南的韵律，如这秋雨，飘过了，就有了"山花蕉叶暮色丛染红巾"的景致。

——题记

初出茅庐，懵懂无畏

那一年（1994 年），在结束了一项省教育厅关于"XTD - 2000 学生体质评价电脑"的科研课题之后，我的职业生涯与计算机数据库、软件研发结下了缘分。学生体质评价课题的研究始于 1992 年年底，距离我毕业不到两年时间。

这个课题是山东体育学院一位刘姓教授申报的，确切讲是山东省教育厅审批的。课题内容涉及学生身高、体重、肺活量、跑、跳等指标，对学生体质进行单项评价、群体评价，得出评价性结论。

忘记何缘故了，这个课题落在了我的手上。至今想起当初的懵懂、傻大胆，即便我此时此刻敲着键盘打着文字，也在为自己当时的年轻傻气捏一把汗，心依然还在剧烈跳动。当初刚迈出大学校门，我根本不懂课题研究基础条件是什么，如何实现技术路径，核心算法是什么，如何编程表达，最后结果输出是什么，技术文档该如何整理，科研团队该如何组建。我在一切毫无头绪中把活儿接了。

因此，该拒绝时大胆拒绝。拒绝不了，就当是天降大任的考验，开心为之。

很显然，这是一项基于数据库的课题，建立指标数据库，录入指标量，使用算法得出结果，与正常值比对，得出结论。

而当时的我，研究思路陷入误区。掌上型电脑评价仪，关键词"掌上型电脑"一下子让我的思维钻进了牛角尖儿，把研究的基础起点放在"芯片级"上，也就是"单板机（Z80，M51）+液晶显示器"上。首先要激活液晶显示器，在单板机（M51）上编程调试，然后烧片封装，完成一套电脑系统的开发。今天想来，这怎么可能呢？这是需要多大的团队，多少资金才可以完成的系统工程。

在 20 世纪 90 年代初期，我所在的单位虽有产品研发，但工作环境充其量是"小车间级别"。狭窄的空间，高层次人才缺乏，视野无法开阔，思路更谈不上突破。

我走了近半年的弯路，走走看看，敲敲打打，夜以继日，不到 25 岁的年纪，头发一把一把掉落。那时的自己，只要一听到山东体育学院的刘教授要来，就急得无法入眠，不知如何面对他。苦熬几个月后，在液晶显示屏上显示"汉字"这件事还真被我搞成了：16 点阵、32 点阵。如何编写代码，单片机驱动液晶显示汉字，其理论被我学得门儿清，"芯片级"探索思考奠定了以后我对计算机工作原理理解的基础，要知道无论信息技术如何发展，万变不离"芯片"本质。这可是 1993 年、1994 年，20 世纪 90 年代是"汉卡"的战国争雄时代，那个年代只出了联想的倪光南、北大的王选等，那可是院士级的专家。

我特别喜欢一句话：当下的结果是 1~2 年前的选择红利。如果当时我没有坚持下去，选择了放弃，也许就没有了现在的人、事、心境了。

巧遇恩师，脑洞大开

虽说课题研究方法不会很难，但这就好比是盖大楼，我偏要去砖厂造砖一样，思维错位了。

没有导师启发我到底该怎么去做，出差中关村成了我汲取知识的"好课堂"。

一走进中关村，我顿时振奋起来。20 世纪 90 年代北京中关村的电子行业飞速发展，用"日新月异"来形容一点儿不为过，这里真是工作之外的"第二所培训学校"，去一次长一次见识。那一段时间坐绿皮火车去中关村出差是我最幸福的事，完全忽略了硬座、夜车之苦。寻寻觅觅，寻觅我的灵感，还有心灵深处的那种与时代奔跑的愉悦劲头。

终于，我在中关村偶遇正在创业的北京工业大学叶兆春教授。他电话联系某经理，介绍我的研究课题，推荐我购买所需的基础研究设备，其中就包括掌上型振中电脑。掌上型振中电脑，类似"大哥大"这么大，内集成新的数据库，不过只能提供 A、B 两个数据库，应该是原数据库的低配版。我如哥伦布发现新大陆一般，发现这才是我课题研究的基础条件，没有这个硬件基础，我自己有多大能耐造一台集成数据库研发的微电脑系统呢？

喜从天降，如获至宝。有了新的微电脑（当时振中电脑公司的产品），我可以在 PC 机上安装软件并进行研发。同步通信后，我在振中微电脑上展示课题指标，得出评价结论，于是一套适合该电脑的"学生体质评价电脑软件"终于完成。刘教授几次下南京，做模具，进行微电脑、微打印机的封装，终于完成该课题的任务。

坚持不懈，书写 HIS 人生

不轻言放弃。当时的困难看似过不去的坎儿，现在回头看，那都不是事儿。用我一位小伙伴（现在是市中心医院信息中心主任）的话说，"做一次提高一次"，共勉。

这一段经历好几次在我梦中出现，我现将自己的经历与大家分享。

成就自信。1994 年 9 月，该课题在山东大厦由省专家进行鉴定，彼时刚好是我毕业满三年的日子。记得当时我说爱喝牛奶，几位领导就把牛奶让给我喝，还给我发了当时最时髦、最流行的康巴斯石英表。站在专家面前讲述技术报告的那一年，我刚满 25 岁。用当年我的主管领导的话说："小徐 25 岁就站在台上向省里的专家讲课题研发、成果，也是非常厉害的。"所谓苦并快乐着，真的是很感恩领导给予机会帮助我成长，感恩困难焦虑迫使我开阔了眼界。

技术收获。了解了"芯片级"程序如何驱动显示屏幕，每一个字在显示屏上显示（16 点阵、32 点阵）占存储多少个字节。这对以后的 HIS 工程项目，特别是给医院做方案，例如每日收多少处方，配几台桌面电脑，配多大容量的服务器，具有重要意义。

思维收获。自身努力很重要，借力也很重要，当一件事情自己努力到山穷水尽仍无解时，一定是方法出了问题，他山之石，可以攻玉，拜师吧。真的很感谢叶教授的指点，人家是真的懂啊。

留有遗憾。我是背着家族使命第一个考学进城的女生，父辈们总是说，你们考学出来，进城两眼一抹黑。我骨子里总有一丝丝的后悔，如果当初敢于"北漂"，我今天又会是怎样呢？

职位小升。1994 年年底是我工作的第三个年头。因有了这个课题，休息半个月后，领导找我谈话，初拟组建心电监护仪研发组，由我牵头，领导特询问我的想法。这莫非就是他人说的提拔？综合考虑后，我放弃了同门相似的产品路线，放弃了心电类工作，决定开启门诊收费软件、住院结算软件的研发。回头看，我和我的小伙伴们都是当时的小卒，人生至此，我依然深深敬佩当年的他们。

骨子里小小的倔强，让我从电子医学仪器专业转向了今天的 IT 行业。我的职业生涯开始与 HIS 结缘，从此与计算机技术、网络技术、数据库技术和医院管理、医院运营模式打起了交道。这一步的迈出，一走就是 30 年，小小的城市，小小的我，与中国信息化 30 年同步而行。

30 年的 HIS 历程，今天和你们——祖国四面八方的 IT 精英共话 HIS 人生，我非常荣幸！

对 HIS 从业之苦，我深有感触。在人生前行的路上，在自己工作的领域，总有存在的问题要解决，我喜欢这样的思考，只要不断问自己问题，并不断解决问题，总会有新的目标要达成。借丘吉尔的一句话：一个人不在于他喜欢做什么，而在于学会喜欢正在做的事情。

年轻的 HIT 才俊们，加油吧！

HIS 重生，让"芯"开放、共享

行业进步，观念先行。相比纯谈技术，一种理念的转变给行业带来的热点效应以及对行业的影响都将更深远。因此，我的观点是：HIS 重生，让"芯"开放、共享。正因有开放、共享的战略格局，方有 HIS 第二次生命。

窗外的银杏落叶纷飞，金黄满地，不能自由地在这初冬美景里尽情欢愉，那就在家里开启一场心灵之旅吧！阳台上的一棵多年生君子兰，缘于我的"勤快照料"，叶芯烂掉了，好端端的一片片叶子瞬间黄了。在我用消毒刀片细心切除坏掉的"叶芯"组织时，脑子忽然蹦出"芯"这个画面，联想到电脑的 CPU（中央处理器）、DPU（数据处理器），又联想到我在职业生涯之初接触的 A/D"芯片"地址译码，数据总线连接…… 大千世界的连接是多么美妙，人类又是如此智慧，总是在解决存在的问题之时，爆发出绚烂的能量之花。

继我的两篇文章在 CHIMA 平台发布后，我收到不少同行的咨询、探讨，抛砖还真可以引玉，能为 HIT 事业的发展尽绵薄之力，我甚感欣慰和惊喜。

感恩 CHIMA 这个平台，聚广大 HIT 人才，专家和精英们分享的专业思考、职业故事，激发了小城一隅的我瞬间的灵感。

飞鸿踏雪泥，天下觅知音。探寻 HIS 之道，我阅读薛万国主任《什么是医院基础信息系统》这篇文章；探寻未来 HIT 之路，我阅读陈金雄主任的互联网医疗系列文章。我试图从他们的文章中找到同频的思想范式，去学习、去探究。

在信息技术飞速发展的伟大时代，互联网联通世界，连接你、我、他。中国台湾作家林清玄说得好，"天地间相隔千里的心，都可以在咫尺相聚"。我们要深信：这世界没有真正的边缘。HIS 重生，让"芯"开放、共享，这就是探寻 HIS 的本质和 HIS 明天的意义。

一、"芯"的定位——HIS 中用于提升数据处理效率和安全性的关键技术

HIS 接口说、HIS 封闭等问题，以及中国医疗信息化成为当前行业爱也不成、恨也不能的"烫手山芋"，但它又是智慧医院这棵大树或者说中国 HIT 苗壮成长离不开的技术。越是在"核心"的技术上进行自我革命，产生的蝴蝶效应越是明显。"风可以吹起一张纸片，但无法吹走一只蝴蝶，因为生命的力量在于不顺从"，HIS 自我革命方有行业的活力。这就是探寻道的意义。

知来者路，方能笃行务实、行稳致远。HIT 行业亦如此！

HIS 30 年的技术沉淀伴随着 HIT 行业的发展，现已经有 100 多套子系统与之关联。追踪、管理伴随着医院人、财、物所产生的管理信息，涉及医院管理者、医护、患者、费

用、药品、耗材、检验及检查设备等方面。

薛万国主任在一次"新一代医院信息系统研讨会"上强调："医院信息系统是一个超级复杂的系统，整个系统由面向不同业务的上百个子系统构成，并处于不断扩展的动态过程之中。同时，由于业务协同，子系统之间还存在着千丝万缕的联系与互动。"这次讲座开篇就精准地进行了 HIS "芯"的定位。

目前，无论医院信息化建设水平有多高，电子病历级别有多高，智慧医院做得有多好，一旦 HIS 崩盘，那将导致医院运营全部崩盘，可见 HIS 处于医院信息化建设的"芯"的地位。

2019 年 10 月，我在朋友圈即兴发布了一段文字："关于 HIS 的今天、明天模样的思考。"有朋友咨询我，未来 HIS 发展走向如何？我伸出五根手指，认为未来 HIS 的发展将是"五指叉开"的模样。

HIS 是在医院信息化起步就萌生的信息化产物，从收费诞生，到划价、收费合一，到开方、核方、发药，到医嘱、配药，到药品管理，再到耗材追溯。HIS 一路成长、丰满，直至成为"不老女神"（20 多年不变）。HIS 的身价从十几万元到几百万元，运维保养费用每年 30 万 ~100 万元，甚至"娘家陪嫁人"一路相随（工程师或驻场或入职）。但凡有意"嫁"给院方的产品（其他软件系统），都要看这位"女神"是否愿意张开接纳的接口（"接口说"）。若"女神"脾气好，你可以磨合安稳落地；若"女神"稍微发一下脾气，任你是高山还是大海，那定是刀枪不入的，动不动让你跟着她"发烧"，窒息也是完全有可能的（HIS 不稳，地动山摇）。未来 HIS 这位"女神"，一身"肥膘"（与之关联的异构系统有 100 多个），定是要"减肥"的，还将插上腾飞的翅膀（互联网 + 产业链）。HIS 主干要逐渐弱化，每一根枝条（智慧医院下各子系统）要更加繁茂、粗壮，这位"女神"变成"国际名模"势不可挡，从闺中（内网）走向互联网，从"小城姑娘"转变为"国际名模"（业务由院内逐步延伸至院外）。

基于 HIS 的迅猛发展，探寻新方法注入新活力，赋能 HIS 重生重构成为新研究课题。无论是刚起步时的艰难，还是今天"看似渐弱"，实则是由于枝丫茂盛而忽略根系的维系，HIS "芯"的地位依然稳固在那里。

30 年中国 HIT 发展归结为 IT（信息技术）时代，那今天建设、发展已经进入 DT（数据）时代，医院围绕"以患者为核心"的服务本质——诊疗和结算不变，变化的是围绕诊疗将质量提高，将服务提升而不断涌现的创新模式。

这是未来医疗行业必然的发展趋势。陈金雄主任多次在讲座中提到："以治疗为主到以健康为主，以线下为主到线上线下并重，以院内为主到院内院外并重，从片段式治疗到全程在线化，从经验医学到数据和 AI 驱动。医院怎么办？简单一套应用系统肯定远远满足不了要求，那就必须用高度的业务'理解 + 抽象'、领先的技术架构，以及高度开放的信息集成，以此为基础，整合各种各样的应用系统，才能更好满足不同医疗机构各种不同业务的需求。"

很显然，传统 HIS 远远无法担当此重任，但又占据重要的"芯"地位，探究 HIS 变革路径和方法非常有意义。

二、以数据思维剖析"芯"的本质

拨开迷雾见月明。

引一段王才有主任在《医疗信息化发展的新常态、困境与破解》文章中的一段话："当前医疗信息化发展进入一个新的发展阶段，面对这些新的发展困境和问题，是否有新发展理念来破解发展难题呢？只有把握和认识到医疗信息化发展新的本质问题和内在联系，创新发展思路，才有可能进入持续发展的正常状态——新常态。"唯有剖析 HIS "芯"本质，精准掌握其规律，方可获取新的发展观念和思路。

医院的本质无非是面向患者的诊疗和结算，其他工作都是围绕这个核心展开的，是诊疗和结算的配角。医院客观实体业务场景的"模数转换 A/D"，即将实体业务场景通过医院信息系统映射成数据形态进行存储。那么，围绕在医院"诊疗、结算"这个事件中的主体有哪些？其中的联系是什么？模数转换机制是什么？薛万国主任在"什么是医院的基础信息系统"讲座中已经非常清楚地进行了描述："医院基础信息系统的最小构成应包括患者管理、电子病历、计价收费三大板块。"其中，"电子病历"可再缩小成"电子医嘱"这个概念，这三者存在大量动态更新的数据，且双向密集交互属于紧耦合，不宜采用异构方式集成。从信息系统的集成形态看，相比系统点对点的网状结构，星型结构的集成工作可大幅简化流程。星型结构的中心点就是基础信息系统应该存在的位置，这就是数据核心，是构成 HIS 最小的三大核心模块数据架构。这就是庞大智慧医院的"芯"。

当前受"互联互通 + 达标过级"的政策驱动，部分三甲医院引入集成平台，我一直没有找到有关集成平台是如何在系统与系统之间进行点对点的对接集成的答案，也不知其标准、数据管理的效果如何。之前听到关于集成平台的应用描述，集成平台接入医院各个系统之间，在应用上无非多了在运行的集成平台的服务器，还有人戏称"你们都说信息化需要投资，假设领导给你们一个亿，看你们可以造出什么样的系统来"。这或许是真正的 HIT 专家的声音。看来资金和集成平台（技术）还是有局限性的。

从数据价值视角看医院是怎么围绕诊疗和结算产生数据的。按照企业数据化的分类，我们把数据分成行为数据（诊疗）和交易数据（患者），其他统计、分析数据由此数据源产生，这里不做赘述。

剖析 HIS 数据源的视角印证了医院现实的运营模式。一是行为数据，指我们所关注的客观存在的行为的数据，比如，人的行为、产品的行为。在 HIS 中的行为数据产生的客观主体主要是医生和患者，产生行为数据的是医生，而患者只是医生行为数据的生效者，也就是交易数据让行为数据成为价值数据，进而产生医生的业务价值。诊疗行为数据流由 HIS 采集，通过医生开具医嘱、处方、检验检查申请、治疗处置等诊疗行为，形成医嘱表、处方表、医技表、治疗处置表，并以数字形态计算、存储，药事、医技、护理各个岗位都能获取医生诊疗行为数据，在对患者处置行为事件发生时，产生交易数据。缴费凭证、结算凭证的数字形态产生，相应地使医生及各岗位行为数据产生了医生业务价值。而行为数据、交易数据的数字形态，都以患者主索引为存放单元，医生是产生行为数据的源头，其他岗位产生分支数据源，其中医院引入的"不合理用药，不合理计费"系统都是为诊疗行为数据服务的。二是交易数据，这非常重要，是关于财、物、责任的记录，是严谨的、不可篡改的，如患者交易记录、票据、合同、财务凭证、出入库记录的单据，印证了药品、耗材与患者结算的交易数据的关联性。

以数据源视角印证"诊疗和结算"是医院客观运营模式的本质。数字化医院或者智慧医院的"芯"就是 HIS 构建的数据架构，甚至可以包括应用代码。如果把智慧医院系统比作计算机系统，那么 HIS 就是 CPU，一体化、读写分离、应用与数据分离、接口分离等都可以比喻成 DPU，这都是从 HIS 中的运行稳定性、功能可扩展性等方面进行改进的，其数据源本质都是类同的。

倘若 HIS 在技术上维持传统技术架构，而在观念上认识不到位，不进行自我批判、自我革命，将是智慧医院发展的"大梗"。比如 HIS 研发已经到了瓶颈期，升级也是修修补补，更换 HIS 也是"前妻披婚纱"，依然面貌如初。该存在的问题一样存在，解决不了的问题还是解决不了，花费巨大投资甚至比不上小公司 HIS 在应用上的专而精。

如何解决医院内各信息系统"重复造轮子"资源浪费的问题？这在当前数据封闭，无法发挥数据资源的价值情况下成为一大挑战。我们要以"芯"定位智慧医院 HIS，进行开放、共享的探讨研究。

三、让"芯"开放、共享的几点建议

进入 DT 数据时代，对于处于智慧医院"芯"地位的 HIS，开放、共享成为当下要探究的重点。

观念的定位。开放、共享是当前国家层面的战略，封闭自固不能成为大国，HIS 厂家亦如此！当前 HIS 从厂商到行业专家都要进行自我研判，认识要准确、到位，方向要把握好。HIS 厂商已经进入百花齐放的时代，HIS 无论是研发的边界还是应用的价值视角都黯淡下来，产生的经济和社会效益很难有热点。不如开放、共享技术空间，拥抱其他医疗产业链产品，共同取暖。

技术的定位。围绕患者管理、电子病历（医嘱）、结算交易之间紧耦合的特点，有人提出微模块化，有人主张做"大 HIS"。无论做微结构还是做"大 HIS"，作为智慧医院"芯"地位，HIS 必须实现开放和共享才会有生命力。对于开放、共享的程度，在保证各方利益的前提下，我们还要在健康发展前行的路上继续探索。唯有开放，比如源代码、数据结构、事件或接口，才会有重构，才会有行业技术渗入、研判，才会有相应产品不断迭代。"你给别人机会，你也有重生的机会"，在这个开放、共享的伟大时代，虚拟 HIT 领域也不例外。

数据价值的视角。HIS 经过 30 年的发展，各家医院都沉淀了大量数据，而医疗大数据的利用价值极低。医院管理者无法通过昨天的影子知晓明天的样子，这是医疗大数据的

空白。数据能力更是互联网医疗的核心，推动"互联网＋医疗领域"的发展，数据的作用毋庸置疑。我们呼吁 HIS 应实现以患者为单元的核心数据的开放、共享。

高度市场鉴别力。市场客户是最稀缺的资源，医疗专业领域信息系统与消费领域不同，它是需要深厚底蕴、先进技术和应用积累的，没有长时间积累是很难在此领域立足的。开放、共享的质量和持续发力，将会是医疗信息产业领域的一场盛宴。

审视 HIS 的今天，探究 HIS 发展之道，实现 HIS 开放、共享的明天。

赋予 HIS"芯"新能量，让"芯"开放和共享，智慧医院之花才会更加夺目。

重构 HIS"芯"系，探讨开放、共享之道

重构 HIS"芯"系，这是 HIT 领域时代的声音。

2023 年的春天，IT 界又增欣喜。

ChatGPT 已经问世且成为"兔年春天"的热点话题。

李楠主任的文章《"ChatGPT＋医疗"的应用场景的探讨》，探讨了"ChatGPT＋医疗"融合打造医疗 AI 的应用场景，HIT 事业将"柳暗花明又一村"，未来发展空间无限。

可当下的问题怎么解决呢？我一直思考并多次和身边资深、智慧的信息专家们讨论，目的是探寻 HIS"芯"开放、共享的路径和方法，让这一庞大智慧医院的"根"得到维系并散发新的活力。

党的二十大报告指出："问题是时代的声音，回答并指导解决问题是理论的根本任务。"既然 HIS"芯"地位在 HIT 领域如此重要，问题又那么突出，倘若解决尚存在的问题，将会绽放多么绚烂的能量之花。

CHIMA 委员群每日的热议、专业精英的声音诠释了大家对专业的热爱，但又表现了对庞大复杂系统尚存问题的无奈。子曰："吾尝终日不食，终夜不寝，以思，无益，不如学也。""不如学也"，与其知而无解，日日耗费精力去思和想，不如学习也。我最近读了《架构整洁之道》这本书，如遇知音，有同频共振之感，从前人或者说权威人士大量的理论工具、实践经验中，去发现你所探寻的当下的问题规律，找准你需要的最终的突破口。在存在的问题需要解决之际，在新破局能量之花绚烂的那一天，回首今日之声音，医疗信息工程师们该会多么享受、多么骄傲自己的职业之美啊！

让我们一起探寻 HIS"芯"开放、共享技术之道吧！

一、从系统运行机制视角寻找突破口

智慧深藏在当前的 HIS"芯"里，无论是"芯"的运行机制，存在的堵点、痛点，还是行业领域权威专家发出的关于"芯"的声音，方法来自我们的独立思考、知识储备以及行业权威人士的理论指导。

王才有主任在讲座中说过一句经典的话："医生看屏幕还是看病人，你问我该怎么做，我也不好回答怎么办。"问题到底在哪里呢？就借我们一双慧眼，开启大脑思维，从系统

视角看清楚这一 HIS"芯"的纷扰。一套信息系统包括三部分：UI、业务逻辑和数据库。

HIS"芯"定位理念以及构成"芯"的功能模块与患者管理、电子病历、结算交易三大板块存在紧耦合关系。其中的电子病历与"芯"之间可以存在松耦合关系，这里暂不赘述。本文探寻的"芯"中的电子病历聚焦在电子医嘱这个模块上。

从业务逻辑视角来看，"芯"中的业务逻辑分成门诊业务、住院业务。从服务患者视角来看，门诊、住院患者群及服务流程存在清晰的服务边界。从管理层面视角来看，门诊业务和住院业务的管理聚焦点存在清晰的管理边界。从数据库存在的数据视角来看，诊疗行为数据、结算凭证数据存放在独立的数据表中，代表门诊、住院各自独立的实体运营的数据化形态，门诊、住院数据表间存在清晰的数据边界。

那么与"芯"紧耦合的联系源在哪里呢？答案是医院资源。准确地讲是参与诊疗行为和结算凭证的人、财、物，人包括管理者、医生、护士、患者，财、物包括药品及耗材等资源要素。这些要素的数字化就是系统建立的数据资源字典。

数据资源字典的架构是"芯"重构、开放、共享的切入口，是关键的一步。现实世界中的各种实体以及实体之间的各种联系机制，可以用关系模型来表示。信息系统实现了医院的数字化，数字化医院以关系型数据库模式储存。关系型数据库（Relational Database）是一种基于关系模型的数据管理系统，使用表格（表）来组织和存储数据。其中，表格的每行或每列对应实体业务关系。比如医嘱表的生成，医生诊疗行为的发生将医生行为、患者信息、药品及处置信息的相互联动写入医嘱表中，完成这样的诊疗行为必须保证资源数据表的完整，这就是资源数据库的建立，或者是信息系统的字典建立，也是信息系统"生命的起源"。无架构的字典，系统就是僵尸；或者从实体画面角度分析，假设医院没有医生，虽然药品、耗材等构成了医生诊疗行为的基本元素，但是医院有生命力吗？

因此，我们从数据形态、数据元素和元素间关联在内的数据视角来看医院发展水平，这是非常客观公正的。对于 DT 时代的医院管理，数据思维理念基本没有形成，当今医院信息化为领导者的决策提供工具，国内 90% 的医院大概是查询运营的仪表盘，这远远不够，甚至差得太远。这体现了与"芯"紧耦合的联系源非常重要，是重中之重。医院资源字典数据库和业务逻辑数据库有清晰的资源数据边界。

理清"芯"中的业务逻辑和以数据库为视角的门诊、住院间的关系，资源字典库在系统业务逻辑库的清晰边界、HIS"芯"的开放共享之道就非常明确了。资源字典、门诊系统、住院系统三者是不是就可以剥离开放、共享了呢？余下的，请各位技术精英张开智慧的翅膀，去想象、去思考、去践行吧。

二、从数据产生的视角再寻突破口

从数据库中数据产生的视角来看，医院数字化建设的过程可以抽象为构建一个"有智慧的数据大脑"，也可以表达为医院客观实体业务场景的"模数转换 A/D"，即将实体业务场景通过医院信息系统映射成数据形态并进行存储。在整套信息系统的操作中，参与写入数据库的主要有医生诊疗行为、护士护理行为、患者身份注册和缴费行为等。而其他形成报表、对系统的监管行为，甚至信息中心后台工程师的提数行为都是读出数据行为。但从对数据库写入、读出的角度，或者对数据库写入、读出的功能考虑，我们可以得出结论：数据库的写入、读出之间有清晰的功能边界。

当今时代，数据资产价值在沉淀了近 30 年的 HIS 数据资产中发挥作用了吗？甚至有人更换 HIS，但患者基础信息如果不移植，数据资产概念基本就没法建立，这需要一场头脑风暴的刺激，唯有创新的案例落地，方可推进医疗信息化数据时代的前移。

既然写入、读出行为之间有清晰的功能边界，完全可以将写入、读出数据行为作为一个突破口。如果 HIS"芯"只完成写入数据库的操作，识别操作者语义完成 A/D 转换，以确保基本功能的数据准确。而读出数据库工作，没有关注数据角色的人员需求，将数据交给数据资产利用方，这就降低了 HIS"芯"的需求依赖。

以数据产生的视角寻找解决之道，这是不是 DT 时代 HIT 专家该有的智慧呢？

三、重构 HIS"芯"的对策及方法

做一番事业，做一名合格甚至优秀的专家，必须实事求是，坚持问题导向。问题是时代的声音，回答并指导解决问题是理论的根本任务。审时度势，眼下对问题的解决之道就是遵循"解决问题最好的办法是让问题不存在"。

这是极难的现实考验，但又是有规律可循的方法。

1. 极难的现实考验

极难的现实考验之一是当前评价 HIS 以系统可以实现的功能为标准，而非数据思维，这就造成了传统 HIS 以外行视角来看是可行的，就像《架构整洁之道》中提到的一条比较悲观的理论认为，只有权威和刚性才能带来强壮和稳定，而这不是技术思维。

极难的现实考验之二是看不见、分析不了的"保密"。引用《架构整洁之道》的经典描述：一套不稳定但紧要的在线系统，这套系统变量名非常随意，依赖逻辑错综复杂，层次结构乱七八糟，监控系统一片空白，但经常会有一些外围需求要开发，就会"牵一发而动全身"，几乎每次外围系统上线，这里毛病、那里毛病，重复再重复，多次的"调整—改正—上线"。作者凝练的经验结晶，多少印证了 HIS"芯"甚至更多行业的子系统。试想一下，有多少系统都有此"通病"呢？而作为信息技术专家，你能看到多少呢？代码重构，数据质量治理，几乎是不可能指望的。在完成标书约定功能或者约定不清的任务后，系统基本就暂停了。市场压力，代码协同工程的安排，都不可能再有人愿意把代码编排成像魔方一样的艺术品，并且这套"保密"的代码你根本看不到！这是技术失灵、行业停滞的原因之一。

2. 有规律可循的方法

庞大而复杂且持续 30 年尚存原貌的 HIS"芯"，原谅我不可能面面俱到，但回首过往，审视当下，还是引用《架构整洁之道》作者说的："经历了这么多应用和系统的构建过程，我最意外的领悟是，软件架构的规则是相通的！"

凡有经验的医疗信息工程师都可以清楚其中的边界线，你的慧眼就像一把雕刻刀，可

以把边界切分得很有艺术性。理论的根本任务是回答并指导解决问题，这就是我抛砖引玉的小小心愿。那就让我们重构 HIS"芯"系吧，软件之所以"软"，是因为具备极强的可塑性。

医院资源（数据字典）开放、共享。数据库和业务逻辑是隔离的，数据库系统仅仅是实现 A/D 转换的细节，而数据是非常重要的，资产不是属于哪一个公司的。因此，要建立医院级数据资源（数据字典）必须引入开放、共享的数据入口，引入的业务逻辑能共同对其读、写操作，彻底将 HIS"芯"系的数据字典作为医院的数据字典副本处理，从"根"上解决本质问题。我们天天谈数据治疗，生产数据的"源头"解决不了，你在下游"治水"，不是空谈白费力吗？

希望在医院招标引进、合同签署时，将关于 HIS"芯"数据字典开放、共享入口的内容写进约束条款，这是开放、共享之道的关键切入点。在这一点上，医院信息中心要发挥作用，不能让决策失灵。

3．门诊、住院业务剥离

在"互联网＋医疗健康"有关技术、软件产品迅猛发展的今天，在开展医院门诊业务如此之难，大量资金耗费、浪费之时，在医疗服务不能跨过"院墙"畅通实现诊前、诊后服务的怨声里，门诊与住院业务相剥离的最好解决方法就是"让问题不存在"。

4．管理手段发力

以系统功能完成、数据资产利用、数据资产作为评价功能完成的合格标准，这三者之间的关系应梳理清楚，取消仅以功能完成作为衡量系统是否合格的标准，而是将数据是否实现利用作为考量系统合格的标准，这是不是 DT 时代 HIT 专家该有的智慧呢？

四、重构"芯"系——HIT 之树未来的模样

使用未来的 HIT 会产生什么样的应用场景呢？

从业务逻辑视角和数据库及数据库操作读、写模式视角来看，HIS"芯"重构后，将会绽放 HIT 事业的绚丽之花。未来重溯应用场景"门诊互联网＋系统"，如电子病历系统、结算系统，或许某一天结算系统终将和医保结算系统融为一体，这要解决多少现实繁杂和大量重复的工作。遵循数据治疗之道，数据价值利用方有发力的空间，领导才有精力去做更有管理艺术和创意的工作，思考医院的本质：诊疗。这就是人们总是在探索，解决尚存在的问题之后绽放的绚丽之花。

未来无限，ChatGPT 已经问世。再对照最高级别智慧医院的评级标准，我们技术人员就知道当下的路该怎么走，也明白我们的探讨是多么有意义了。

我非常赞同这个观点：互联网医院将催生技术和模式的创新变革。未来公立医院区域级的互联网化必将是趋势，这将是医疗模式的新变化。

当下很多互联网医院的软件产品还是不错的，在角色操作使用、数据价值利用、医疗创新模式等方面都有很好的表现，"互联网＋"各种生态链必将是 HIT 的春天。

党的二十大报告提出的开放、共享理念告诉我们，技术思维要不断紧跟时代步伐，不

断拓展认识的广度和深度，敢于说前人没有说过的话，敢于干前人没有干过的事情，解决问题方可推进时代进步。

向传统和习惯挑战，塑造创新思维无疑是一条艰难的路。当下的信息专家肩负时代使命，应转变思维模式推动行业的进步，吾辈愿意为之。正确地做事还要做正确的事，这是 HIT 的专家思维。我相信这一天很快会到来。

推动 HIT 行业发展，让我们一起发声，享受职业之美吧！

汇集众智，探讨新一代 HIS "芯" 的实现路径

一年春作首，奋斗正当时。当前，高质量发展、新质生产力成为时代主旋律。作为一个科研技术工作者、CHIMA 委员，吸纳众意，汇集众智，认真履职尽责，激扬奋进力量是我的追求，也是我的责任。

2024 年的春天来了，生活在北方的我们正拥抱一个繁花盛开的世界。

根向下生长，花儿向上开放。汉代刘安《淮南子·原道训》："万物有所生，而独知守其根。"根是树木生长、茂盛的来源。万物纷杂繁多，无论如何变化，都要返归其根源、依照其根本、守住其根基。

由南方医科大学附属顺德医院郭扬帆发起的编写《HIS 人生》，将天南海北的朋友们汇聚在一起，每一篇的 HIS 人生故事，都在追寻、追忆过去 30 年中国医疗信息化艰辛的历程及发展成果，这些努力拼搏并希望行业有所创新、有所突破的朋友们，希望他们的故事以及这些故事背后的理念、技术和精神，能够唤起更多的关注、思考。

我也是应郭主任的引领着手码字，开始书写我的 HIS 人生故事。我和《HIS 人生》编委会团队，寻找自己的青春岁月痕迹，同时思考当今及下一代医疗信息化的发展路径，为行业发声，感觉非常有意义。

一、萤烛末光，增辉日月

古人云："冀以尘雾之微，补益山海；萤烛末光，增辉日月。"尘雾虽薄，可补益山海；烛光虽微，可为日月增辉。安居小城的我，从与 HIS 职业结缘，到以 HIS 建设视角看医院管理模式变化，我用几个词来总结医院的本质：诊疗和结算。如今的数字经济、数据价值、大数据、人工智能，以及医疗信息化行业的病历评级、智慧医疗、智慧服务、智慧医院评级、互联网医院、医疗大数据等新技术的应用逐渐成为时代热点。借用《为数据而生：大数据创新实践》（周涛著）一书中的一段引言比喻这"盛世繁花"非常贴切，大概意思是这样的：忽如一夜春风来，千"数"万"数"梨花开。很多 IT 行业人员似乎感受到了春意的召唤，抖抖身子，摇身一变就变成了大数据的专家。

一树繁花，便是天涯。

作为在这条赛道上的奔跑者，感恩 CHIMA 平台和同行的支持，我能以微烛之光为行业发声甚是荣幸。经过深度思考，我认为行业进步在于观念先行。相比纯谈技术，理念的

转变对行业的影响将更为深远、更有意义。本人从几个维度探讨重构 HIS"芯"技术路径，抛砖引玉，等待同频的声音、同类产品市场的落地。我蛰伏观察一年，在 2023 年看到了同心声的厂家，武汉、西安某公司开源 HIS，北京某公司打破了传统 HIS 坚冰，重塑HIS 产品。新一代开放、共享的声音越来越响亮，甚感欣慰。

二、涓涓细流，汇成江海

通过 CHIMA 平台发表文章、聆听专家讲座、与多位工程师在线交流等方式，结合当前 HIT 软件应用场景分析、软件质量研判等调查，我汇集众智，列出当前 HIS 发展的难点。我们坚持问题导向，才有扬帆之时。

重构 HIS。郭扬帆主任的《实用 HIS 上线指引》，历经两年在 2023 年年末写完最后一章，共有 33 章，用他自己的话说"取意 33 重天"，用以说明 HIS 上线过程之艰难。上线难，运维难，升级难，功能扩充难，更新换代更难。以此之难，试图唤醒行业更多的思考者。处在智慧医院系统"芯"地位的 HIS，已经到了非重构不可的关键节点，期盼着崭新的生态艳阳天。

系统画像。当前七零八碎的系统很多，导致医生使用系统变得十分烦琐，他们点击这个界面，退出再点击另一个界面。系统和业务磨合不连贯、不流畅，系统断点太多，医疗效率不高，这说明医疗信息化建设者根本没有信息技术、数据思维。大量封闭系统的存在犹如哑巴，唯有厂家自己才能明白，以致厂家将工程师换掉，又要重新写代码，致使稍一改动，问题就百出。有人这样比喻，各家医院信息化建设的土壤就像一块块盐碱地，每块地只能先到者来种，后来者种不了，产业生态无从建立，系统无法汲取各方力量茁壮成长，致使"一家独大"，大部分医院信息系统处于亚健康状态，如果没有厂家推着、拉着、扶着，系统就站不稳、跑不好，甚至瘫倒。

问题生命体。医院自主可控、自我主导是很多有独到的思考力、有事业心的技术骨干的期盼。而最让 HIT 工程师们担忧、无奈的是，每当引入一项新技术或者一套新系统，一个新功能落地时，这个新的变动就会带来更多的问题，问题就像一个生命体一样，还会不断地繁殖和进化，你必须耗心耗力地去协调。有人戏言，解决问题的人往往成为制造问题的人，甚至解决制造的问题须付出数倍的代价。

有问题必有答案。回顾人类历史，人类心灵深处依然有对良善的追求，特别像今天站在时代赛道的我和你。人类文明其实在很大程度上就像火山口上的一层薄纱，轻轻一捅就破了。那维持 HIT 事业生态文明，便是 HIT 专家们"寻根"的任务之一。

三、长风破浪，未来可期

技术路径。厘清公用数据总线主干道——患者基础信息表各字段作公用数据总线，是HIS"芯"开放、共享因果关系问题的利器。剖开"高大上"的技术名词，HIS 的本质已经被专家、一线工程师分析得非常到位。HIS 这里可以指紧耦合的 HIS 和 EMR，HIS"芯"可比喻成 CPU，用来连接外部系统（PACS、LIS 等）及设备（兼系统），"互联网＋"等应用就是各种通用的扩展槽。人们把和 CPU 直接相关的局部总线称为 CPU 总线或内部总线，而把和各种通用扩展槽相接的局部总线叫系统总线或外部总线。具体来说，HIS"芯"总线与芯片组（扩展槽）之间的公用连接线，叫前端总线（FSB）。HIS"芯"数据总线像一条主干道，数据和信号从这条主干道流到各个部件和外部设备，也从各个部件和外部设备流回 HIS"芯"（主要是状态信号和数据），这里的各个部件和外部设备就是辅助检查、治疗系统。HIS"芯"公用连接线是系统定义的各类数据（医嘱套餐、药品、项目、耗材）字典、科目字典及患者基础信息，这些表中的每一个字段都是信息交互的公用数据线，其余数据关系本人在此不再赘述，但数据之间的"血缘关系"不能混淆。

实现对策。理论是指导实践的，再好的想法如果不落地也是空谈。实现 HIS"芯"的开放、共享，要有样本产品。一是建议学会平台发起，建立 HIS"芯"开放、共享研发实验室，号召专家、HIS 开源的厂家自愿参与，产出数据标准、源码标准，共同推向市场。二是集合有实力的医院和厂家共同研发可以开放、共享的 HIS"芯"，以形成区域标准。三是医院招标新系统时，着重点放在"芯"数据的开放性上，以驱动引导良好的医疗信息化新生态。

我期望本文能凝聚广泛共识，激发同行强大合力，推进医疗信息化事业健康发展，不足之处请各位朋友们斧正。CHIMA 委员向"芯"而行，向"芯"图强，如果未来的某一天，对策建议有效落地，产品得以顺利输出，以 HIS"芯"为源头，用创新思维处理医疗大数据，让医疗大数据价值真正显现，在医疗信息化领域做出让人满意的创新产品，我想，作为一名 CHIMA 委员一定会为此感到自豪和骄傲。

对标一流创新发展　吾将上下而求索

山西省人民医院　任晓强

在中国医疗发展进程中，HIS 是一个大课题。无数医信人凭借一腔热血与刻苦钻研的精神投身于医院信息化建设，见证了中国医院信息化过往三十年的发展历程。我的 HIS 人生，自大学毕业踏入医院的那一刻起，便开始了。

一、初入社会，喜当医信人

2006 年 7 月 13 日，记得那天烈日炎炎，但也抵挡不住我去山西省人民医院报到的热情。我迈着轻快的步伐，怀着激动的心情，来到了梦寐以求的地方——山西省人民医院，我的 HIS 人生从此开始。

上班第一天，雷主任给我指定了一位带教老师，也是我的 HIS 启蒙恩师——李老师。在李老师的悉心指导和耐心讲解下，我先后掌握了标准网线水晶头制作、局域网网络架构搭建、IDE 硬盘数据克隆拷贝、电脑和打印机拆装维修、信息系统管理与后台维护等技能，我每天穿梭在医院的各个角落，受益颇丰，快速成长。

两个月后，我开始独立值班，并单独负责了一个"智能楼宇管控系统"的工程。这是山西省首个可实现空调温度自动调整、过滤网及风机报警提醒、电梯智能监控、楼宇灯光自动控制等功能的系统。在李老师的带领下，我不仅掌握了很多专业技术，还培养了热心助人的工作态度，为我今后的职业生涯奠定了基础。

随着对工作的熟悉，我慢慢了解到医信人除了要维修硬件网络外，还要做好医院信息化项目管理。我有幸参加了中国医院信息工程师创新大会暨《医院网络安全建设指引》新书发布会，其间郭扬帆主任讲了一堂生动的课，使我对 HIS 有了更加系统、完整的认识，让我深刻领悟到"医信人"三个字不仅代表了一种学术专业称谓、一个专业团队，还预测了医疗信息学科的发展趋势，医信人永远要有快乐工作且勇攀高峰的精神。

二、勇于挑战，参与课题系统研发

2006 年 8 月 27 日，全国社区卫生工作会议在太原市举办，为此后社区卫生服务工作提出了具体要求并指明了发展方向。因建设社区卫生服务中心是国际、国内卫生事业发展的大势所趋和必然要求，雷主任带我参加了一个课题研究启动会，课题名称是"社区卫生服务管理系统开发和应用研究"，山西省人民医院社区卫生服务指导中心和计算机室十分看好此课题的前景，分工后确认让我进行系统设计开发。

在大学期间，我多次参与小程序与小系统的研发设计。但按照国家对社区管理的要求来研发设计一个功能丰富的系统，对我来说确实是一个很大的挑战。领导的鼓励与支持激发了我不服输的韧劲儿，我暗下决心，一定保质、保量、保工期完成一套完整的编程设计。

系统开发前期，社区黄主任与雷主任带领我们先后深入多个社区卫生服务中心（站）进行需求调研，同时明确了要以 VB 为前端开发工具，以 SQL Server 2000 为数据库。开发过程中，我不断地把软件下放到一些社区进行运行测试，并及时进行交流探讨，积极吸纳基层工作人员好的建议，认真记录测试过程中遇到的问题，使系统功能更完善、操作更简便、信息逻辑更清晰、实用性更强。

有意思的是，当遇到难题时，我经常在 CSDN 网站上寻找解决思路，久而久之便形成习惯，晚上做梦都在解决编程问题，居然有好多问题都是在梦里想通的，真的应了那句话"日有所思，夜有所梦"，还梦想成真了！

三、苦尽甘来，鉴定成果国内领先

功夫不负有心人。我们研发的社区卫生服务管理软件系统填补了省内空白，在我国城市社区卫生服务管理应用中尚属首家。

这个系统率先在太原市小店区与晋源区的 18 个社区卫生服务机构投入运行，并于 2006 年 12 月 3 日被山西省科学技术厅鉴定委员会鉴定为国内领先产品。随后，我们为该系统申请了软件著作权，并使其拓展运用到山西省晋中市与长治市。

在大家的努力下，此管理系统使得社区卫生服务的管理更加规范化、科学化，不仅规范了社区管理模式，还监督了转型后的机制及工作内容，真正做到了与大医院资源共享，为人民群众健康保驾护航，在解决人民群众"看病难、看病贵"问题上摸索出了一条新路。

四、升为住院系统主管，职称更上层楼

2008 年之前，医院仅上线了 HIS 与 LIS，而且采用的是双机热备服务器。2008 年山西省人民医院准备上线住院医师工作站与护理工作站，主任让我担任住院系统的主管，负责对接各科室和厂家工程师，以确保系统项目顺利实施与上线运行。

经过三个多月的忙碌工作，全院上线了住院医师工作站与护理工作站。其间我有两大收获：一是我对医生、护士的工作流程进行了全面、系统的深入了解，为后期产学研奠定了良好的基础；二是我与各科室医生、护士都熟悉了，为后期的工作沟通打下了很好的基础。

职位的变化推动我开始考虑自我提升。经过半年多的刻苦学习，我于 2011 年顺利通过了网络工程师中级考试，并于 2012 年取得了中级职称。

五、再遇良师，对标一流

光阴阑珊，流年无恙，不知不觉我工作已有 5 年，基本能胜任医院信息化工作，自觉

水平还可以，各方面都有所涉猎，直到遇到一位老人，他的话让我明白自己遇到了一位良师。

有一天我去给同事的父亲维修电脑，一边处理电脑故障，一边和他聊天。这位老人突然问我在哪方面有学术研究的特长。这一问题让我陷入沉思：自己确实在网络、编程、安全、项目管理、科研学术方面都没有独特之处，并且近年来的工作成绩乏善可陈。换个角度想，医学专业可以开展产学研，医疗信息行业难道就不能吗？

带着这份豪情壮志，我通过咨询院内医疗专利方面的专家，请教科研课题做得好的老师，虚心向发表高级别论文的教授学习，带着对标一流的决心，在工作中主动寻找难点、痛点。经过多年的不懈努力，我先后申请创新专利、申报科研课题、参编著作、申请软件著作权，还获得了山西省教科文卫体"五小六化"竞赛一等奖、山西省"三晋英才"等荣誉，并通过了计算机技术与软件专业技术资格（水平）高级工程师考试。

六、创新"四纵四横"发展管理模式，助力医院信息化发展

医院信息部门作为医院信息化建设工作的主要承担者，不仅要做好医疗信息化工作，还要立足"医院有品牌、学科有名师、专业有特色、个人有专长"的发展目标，实现产学研创新发展。2018 年，在院方领导的顶层设计指导下，在吕处长与冀主任的带领下，我们团队创新地以 PESTEL 分析模型和 SMART 全方位服务原则为依据，通过梳理信息中心工作流程、管理方式方法、培训制度、奖惩制度以及监督反馈运行效果，完善信息管理模型，开展技术创新及应用模式创新，最终形成医院信息化"四纵四横"发展管理模式，以驱动医院信息化发展管理工作的革新，助力医疗信息化学科发展，形成可持续主动发展模式。

"四纵"是指：基于服务患者、服务医疗、服务管理者、服务信息技术人员的角度，改善医疗服务，提高满意度，提升社会影响力。其中，服务患者对标智慧服务标准，服务医疗对标智慧医疗标准，服务管理者对标智慧管理标准，服务信息技术人员更可以借助智慧服务提升医信人的服务能力，保障信息安全，从而提高信息化管理水平与效率，对标国家标准与医学信息发展。我们要做好医院顶层设计，做好智慧医院建设。

"四横"是指：技术、管理、服务、成果四位一体全面发展。

（1）技术方面：项目管理、软件开发、数据挖掘、日常维护。

（2）管理方面：对标一流，做好年度规划、人员管理、合理奖惩，以"专业有特色，个人有专长"为目标打造信息品牌科室。

（3）服务方面：搭建学术平台，做好宣教工作，设立信息员，进行全方位沟通，注重人才培养。

（4）成果方面：科研课题、专利及软件著作权、国家标准、论文论著"四纵四横"科研产出。

医院信息化"四纵四横"发展管理模式（见图 1）在技术与管理方面为信息部门工程

师提供了广阔的发展空间与明确的前进方向。"四横"的技术方面主要是明确医信人的工作职责,做好医院信息化顶层设计,进行信息化建设项目管理,结合多种模式进行自主软件研发并创新信息服务,充分利用医院数据中心进行数据挖掘,服务医疗科研教学,同时做好日常维护数据安全服务。

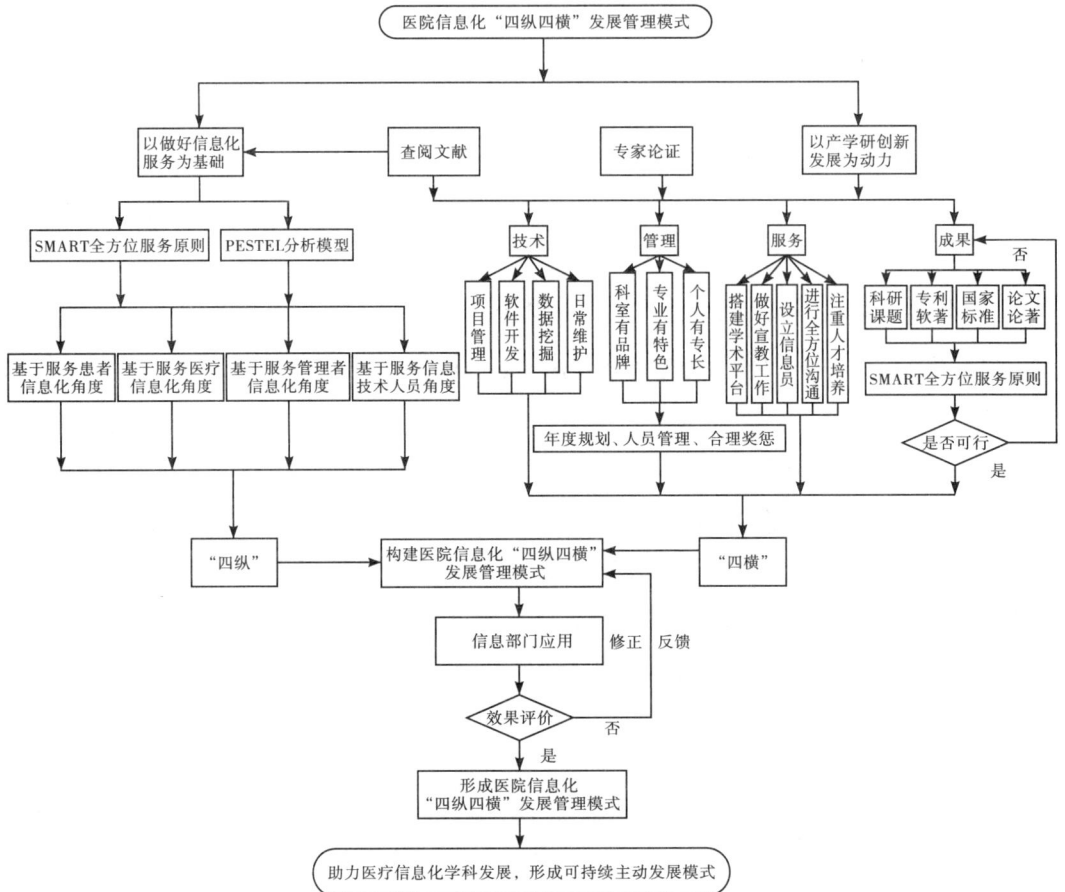

图 1　医院信息化"四纵四横"发展管理模式图

多年来按照医院信息化"四纵四横"发展管理模式,我院在智慧医院建设方面颇有成绩,初步建成医疗信息化学科产学研团队,获得计算机软件著作权 6 项、国家实用新型专利 4 项、国家发明专利 1 项;主持山西省科研课题 2 项,其中山西省重点研发项目 1 项;参编 4 本医疗信息化著作,主持编写山西省地方标准 1 项;获得全国医疗信息化荣誉 10 余项等。

七、文化凝聚人心,思想指引方向

2019 年 6 月,随着医院部分部门轮岗,我被任命为医院信息管理处计算机室负责人。在杨处长的带领下,我们紧密结合"人民医院为人民,人民的医院为人民健康服务"的办院宗旨,制定出部门的服务理念,即"全方位做好信息服务,产学研助力医院发展"。我部门紧密结合"医院有品牌、学科有名师、专业有特色、个人有专长"的发展目标,制定出信息部门的团队建设理念——"学科有名师，个人有专长，树立主人翁团队意识"。按照医院信息化"四纵四横"发展管理模式，我院进一步加强信息团队建设，以文化凝聚人心，用思想指引团队前进方向。

医信人是一群热爱医疗信息化专业的从业者，更是医疗信息学科的建设者。要在医疗信息化之路上走得更稳、更长远，需要相互学习交流，更需要敞开心扉地将多年的 HIS 工作经验分享出来。我提出以下五点心得，仅供大家参考：

一是坚定信心：别人能行我也行，我们医信人不比任何人差。

二是勇于挑战：遇到挑战不退缩，付出会有收获。

三是勤思考、善总结：工作不总结、不思考，等于种庄稼不收割；要边干边思考，并把思考所得总结起来，作为下一步工作参考。

四是产学研并行：智慧医院建设要做好信息服务，同时要进行产学研创新，在工作中多请教、多思考，掌握窍门并付诸行动。

五是常怀感恩与责任之心：全力以赴做好工作。

21 世纪是生命科学与信息科学的时代，医工结合方面的科研创新还处于起步阶段，"路漫漫其修远兮，吾将上下而求索"。回顾我的 HIS 人生，千言万语汇成一句：立足医疗信息行业，创新发展助力智慧医院建设。

星光不问赶路人

四川省射洪市人民医院　蔡天果

筚路蓝缕启新程，星光熠熠照初心。2002 年 7 月，我大学毕业，怀抱着对家乡的眷恋与投身医疗信息化事业的赤诚，毅然回到家乡，从事医疗信息化工作，从此开启了我人生的 HIS 新征程，至今已逾二十载。其间有苦有甜、滋味万千，而我始终奋力前行。此刻，愿与诸君畅叙 HIS 人生的奋斗故事，共品其间心得，追溯岁月华光。

一、珍惜机遇，迎接挑战

在时代的浪潮中，我们要珍惜眼前的每一个机遇，更要勇敢地迎接即将到来的挑战。

入职报到第一天，综合部贺主任告诉我，此前是吕老师在负责 HIS 管理工作，他是临床医生，将转岗回到临床工作，以后将由我负责此项工作。我不确定自己能否胜任该工作，并把我的顾虑告诉了贺主任，他鼓励我说："这份工作虽然非常辛苦，但能让你全面地接触 HIS，这是一个十分难得的机会，希望你好好珍惜。"贺主任的话至今还在我耳边回荡，一直激励着我。

从第二天起，吕老师开始带我了解 HIS 的情况。从机房到网络，从服务器到数据库，从工作站软件到硬件，吕老师都非常详细地向我介绍相关情况。遇到不懂的地方，我就虚心地向他请教，他总是毫无保留地为我讲解。得益于吕老师的细心交接和悉心指导，我才能够如此顺利地接手 HIS 管理工作。

记得有一年冬天，天气非常寒冷，快要下班的时候，超声室郭老师打电话报修，她反映超声系统不能接收图像，下午还有很多患者要做检查。我答应她会立刻着手维修，并努力在下午上班之前让系统恢复正常运行。

时间在争分夺秒的抢修中悄悄溜走，当郭老师打电话询问维修情况时，已经过了正午，而此刻我忙于工作，早把吃饭的事抛到九霄云外了。

电话挂断 20 分钟后，郭老师给我送来了热气腾腾的午饭，让我十分感动。吃完午饭，我继续排查故障。

经过多方面的分析与测试，我查明故障原因是图像采集卡接口氧化，导致与电脑主板接触不良，于是我用橡皮擦对图像采集卡接口进行了处理。

在下午上班前，故障解除了，超声系统又能够正常采图了。由于处理及时，没有影响患者检查，同事纷纷表示感谢。

那些亲切的鼓励、悉心的指导，让我在这里迅速成长；而那份温暖的关心，更让我深深感受到了同事之间的温情，这一切都让我倍加珍惜这个宝贵的工作机会。

机遇与挑战并存，彩虹和风雨共生，在工作中我所面临的挑战主要来自两个方面：

第一个挑战在于 HIS 建设和运维工作量特别大。2002 年至 2006 年，我独自承担了 HIS 的多项工作，包括机房、网络、服务器、数据库、业务软件、电脑工作站等方面的建设与维护，工作负荷极重。

针对工作任务多，既要上白班又要值夜班的情况，为了避免来回奔波、浪费时间，我长期住在了医院值班室，以便能更及时地处理报修故障。

在上班期间，HIS 项目建设以及运维方面的事务非常多，这些事务占据了我大部分的精力，这就需要我通过加班的方式对机房、网络、服务器、数据库等进行巡查，并实施相应的优化维护措施，以保障 HIS 稳定、高效运行。这让我想起鲁迅先生的一句名言，"时间就像海绵里的水，只要愿挤，总还是有的"。那时候还没有外卖，每逢加班之时，由于没有时间煮饭，我只能吃方便面，各种口味的方便面换着吃。

在工作过程中，有时候几个不同的工作站同时发生故障，我一边抓紧处理当前工作站故障，一边向报修的同事耐心地解释，我会依据紧急程度和优先级来确定任务顺序，其原则是"先患者，后医护；先临床，后行政"。好在大多数同事能理解，毕竟这些问题都是我一个人在处理，实在是分身乏术。

在那几年时间里，我宛如不停旋转的陀螺，在医院的各个角落奔波。我穿梭于长长的走廊，脚步匆匆，似那永不停歇的秒针；我奔波于上下的楼梯，身影忙碌，像那不知疲倦的行者；我辗转于各个科室，挥洒汗水，如奔腾不息的河流。我的每一步都充满了艰辛，每一处都留下了我忙碌的足迹，只为保障 HIS 稳定运行。

第二个挑战在于 HIS 技术更新快，我需要快速更新大量的 IT 专业知识。2002 年前医院使用的是 DOS + FoxBASE 版 的 HIS，从 2003 年起升级为 Windows + SQL Server 版的 HIS，技术更新速度非常快。

为了快速掌握大量的 IT 专业知识，我充分利用碎片化时间进行学习充电。我坚决推掉无用的社交活动，不打麻将、不打牌，采用"白 + 黑""5 + 2"的学习模式。上班时，尽管系统维护的工作非常忙，但只要有少许空闲，我就会见缝插针地利用碎片化时间进行学习。到了晚上，虽然要值班处理故障，但相比白天，学习的时间要多一些，因为我总是挤出一些睡眠时间来学习。而每个周末，在做好值班工作的同时，我也会想方设法挤出时间来学习。我能有这么多学习时间，全靠我爱人的大力支持。她虽然工作也很忙，但还是包揽了全部家务，让我能够心无旁骛、全身心地投入学习。我一边学习理论知识，一边参与实践工作，虽然很累，但是学习效果非常好，成长也极为迅速，我因此掌握了很多 IT 专业新知识。

面对 HIS 技术的快速更新，我恰似那逆水行舟之人，奋勇向前。我在白昼的忙碌中争分夺秒，不放过一丝学习的机会；我在黑夜的静谧里挑灯夜战，汲取着知识的养分；我于周末全神贯注，攻克着技术的难关。虽精疲力竭，但每一次的坚持都是成长的积淀，每一回的努力都是进步的基石，每一刻的付出都是向专业高峰攀登的脚步。

不经历风雨，怎么见彩虹。奋力拼搏，积极应对挑战，才能更好地胜任这项具有挑战性的信息化工作。

二、虚心学习，破解难题

在历经初期艰难的起步后，我于 HIS 领域初步站稳脚跟。然而前行之路漫漫，随着医院信息化建设浪潮的涌起，新的难题接踵而至，我深知唯有虚心向资深专家学习，才能找到破解难题的方法。

2012 年，我院的信息化建设呈现出突飞猛进的态势，而这一良好局面的形成主要得益于四川省卫生信息中心制定的《四川省数字化医院考核评价评分标准（2012 版）》。该评价标准涵盖了六大板块，分别是组织管理、基础设施、应用系统、应用集成、信息安全以及信息利用。

正是有了这个评价标准，我们在信息化建设的进程中才有了明确的方向和可靠的指引，不再对建设道路感到迷茫。通过对照标准查找差距，并结合我院的实际需求，医院最终决定新建一批 HIS 项目。

然而，正所谓"万事俱备，只欠东风"，当时我们面临着两道亟待解决的难题：一是在医疗信息化项目建设方面欠缺经验；二是在 IT 办公设备购买过程中，难以规避其中存在的弊端。

曾经有这样一个学习机会，几位卫生信息化专家亲临我院，为我院的信息化建设工作指点迷津。在指导过程中，专家们不仅对《四川省数字化医院考核评价评分标准（2012版)》进行了全面且细致的解读，还针对标准中的各个关键板块进行了深入且详尽的讲解，我在这次指导过程中受益匪浅。

组织管理是医院信息化建设的基础，专家们强调了建立专门的信息化管理部门、制订明确的信息化发展规划、完善信息化管理制度等方面的重要性，以确保信息化工作的有序开展。基础设施是医院信息化建设的支撑，专家介绍了网络、硬件、数据中心等基础设施的建设要点，以及如何选择合适的技术和设备来满足医院的需求。应用系统是实现医院信息化功能的关键，专家们详细讲解了临床信息系统、管理信息系统等应用系统的建设要点，以及如何根据医院的实际需求进行定制开发。专家们强调了信息利用的重要性，包括如何通过数据分析、数据挖掘等技术手段，将医院信息化系统中积累的大量数据转化为有价值的信息，为医院的决策和管理提供支持。

在专家讲解完标准之后，我虚心向他们请教如何开展信息化项目建设工作，专家们毫无保留地分享了诸多宝贵经验。例如应明确任务分工，这是确保项目顺利进行的关键，每个成员应清楚自己的职责和任务，以便高效协作，避免工作重叠或遗漏；定期召开周例会，该会议有助于及时发现问题、分享进展，并调整项目计划，让团队保持对项目的清晰认识，确保项目按既定目标前进；防止需求蔓延，在项目建设过程中，需求变更是常见的，但过度的需求变更会导致项目延期、成本超支等问题，应严格控制需求变更，确保项目需求的稳定性和一致性。

同时专家们还鼓励我参加全国软考信息系统项目管理师考试，通过此途径更全面、更系统地学习项目管理知识。

很快，我便购买了清华大学出版社出版的《信息系统项目管理师教程》，开始系统地学习信息系统项目管理。通过学习该教程，我基本构建起了信息系统项目管理方面的知识架构，对整体管理、范围管理、进度管理、成本管理、质量管理、人力资源管理、沟通管理、风险管理、采购管理等有了一定的认识。

虽然我学习了信息系统项目管理方面的一些知识，但是偏理论，缺乏医院方面信息化项目管理的实践经验。

一次偶然的机会，一个朋友向我推荐了郭扬帆老师主编的《医疗卫生信息化项目管理实务》。我用一个月的时间学习了这本书，从书中医疗卫生信息化项目的实际案例中，学到了操作性极强的医疗卫生项目管理知识，因此对很多项目管理的方法认识更深了。在实际 HIS 项目建设管理工作中，我也借鉴了书中的项目管理案例和资料模板。这本书为我院的 HIS 项目管理带来了非常大的帮助，为我们节省了大量的摸索时间，让我们少走了很多弯路。

后来，郭老师到成都讲课，我报名参加了那次学术会议，并有幸认识了他。之后每当我院 HIS 项目建设遇到难题时，我都会向郭老师请教，他总是热情地给予指导。

在学习的漫漫长路上，我仿若那执着的行者，不畏艰难。我翻阅一本本厚重的书籍，似在知识的崇山峻岭中艰难攀爬；我钻研一个个复杂的案例，如在智慧的荆棘丛中奋力开拓；我请教一位位资深的专家，像在经验的海洋里虚心探寻。从理论知识的缺乏到实践应用的熟练，每一次的困惑都是破茧前的挣扎，每一次的领悟都是展翅时的舒畅，每一次的突破都让我可以翱翔于知识天空的新高度。

在医疗信息化项目建设方面的难题得以解决之后，购买 IT 办公设备时存在的诸多弊端也浮出水面。

长久以来，众多医院皆倾向于把 IT 办公设备作为固定资产予以管理，一般会采取集中采购的方式进行购买，然而，这种做法隐藏着诸多隐患。一是采购需要耗费巨额资金，致使资金占有率偏高，极易引发资金"梗阻"或周转不畅等难题；二是 IT 办公设备的折旧率极高，资产难以保值，往往几年之内便流失殆尽；三是日常维护费用高、维护难度大；四是设备技术发展速度快，设备更新换代频繁，设备往往在短短几年后就无法满足办公需求。这不仅影响了医院的办公效率，还制约了医院信息化建设的发展。因此，我们必须重新审视医院 IT 办公设备的采购模式，寻找更加合理、高效的解决方案，以应对这些日益凸显的问题。

有一次，我请一个从事财经管理的朋友喝茶。在聊天中，我将购买 IT 办公设备时存在的弊端告诉了他，期望他能给我指点迷津。他听后略作沉思，而后提出建筑工程中租赁挖掘机的模式，建议我们亦可考虑采用租赁 IT 办公设备的方式来解决我提到的问题。真是听君一席话，胜读十年书，一条崭新的思路展现在我的眼前，萦绕于心的难题迎刃而解。

接下来，我院对租赁 IT 办公设备这一动议进行了充分论证，发现其具有如下优势：

一是减轻资金压力。租赁 IT 办公设备只需定期向出租方支付租金，即可享受设备的一切使用权利。这种周期性的支付方式有效避免了大量流动资金被束缚在低保值性的资产中，从而降低经营成本、加快资金周转。以 5 年租期为例，医院每年支出的租金仅约为购买金额的五分之一，可有效减轻资金压力。

二是减少人力资源成本。租赁的 IT 办公设备由出租方进行维护，可减少医院人力资源成本。以 150 台计算机和 50 台打印机为例，若采用购买方式，医院可能需要 3 个工作人员来维护；若采用租赁方式，由出租方提供维护服务，则医院能够省去这部分人力成本，实现资源的优化配置。

三是规避折旧风险。IT 办公设备使用时间越长，设备折旧率越高，其性能也无法满足越来越高的办公需求，这时可由出租方回收旧设备，并更换新设备，从而规避医院固定资产的折旧风险。在 IT 办公设备退租时，我院还会将有关文件资料进行备份并删除，以确保数据安全。

由此可见，采用租赁 IT 办公设备的方式能很好地解决医院购买 IT 办公设备时存在的弊端。

孔子云："三人行，必有我师焉。"遇到难题的时候，虚心向各个领域的专家学习，问题定会迎刃而解。

三、不断优化，提升服务

通过向各位资深专家虚心学习，我们破解了项目建设难题，建成了 HIS，接下来就需要借助 PDCA 循环管理工具，持续优化 HIS 运维服务，提升服务水平，确保 HIS 稳定、高效地运行。

有一次，在星期一早晨大概 8 点半的时候，我接到了分管院领导的电话。领导告知我有两个临床病区反映报修后等待问题处理的时间过长，导致病区无法及时申领药品，进而拖延患者的用药时间。这是一个紧急且重要的问题，直接关系到患者的治疗进程和医院的服务质量。

挂断电话后，我立即意识到问题的严重性，并迅速采取行动。我首先联系了负责这两个临床病区的系统管理员，了解具体情况。管理员解释说，星期一早上 HIS 的使用率非常高，故而是工作站故障的高发期。在这两个临床病区报修之前，管理员正在按序处理另外一个临床病区的 HIS 问题，因此导致那两个临床病区等待时间较长。

了解情况后，我立即作出决策，临时安排其他管理员火速支援。通过增派人手，我们加快了处理故障的速度。经过一番紧张忙碌的工作，问题终于得到了解决。病区恢复了正常的申领药品流程，患者的用药时间也得到了保障。

上述事件表明，在运维服务的分工合作上，我们存在问题并需要优化。针对早晨发生的问题，我们在下午的科室会议上展开了深入讨论。

会议中，我们重点强调了"分工不分家，相互配合"的核心理念。分工的初衷是让大家能更专注于某一特定领域，从而在该领域内深入学习和积累丰富经验。然而，在实际工作中，我们信息科所承担的运维压力是巨大的。

全院范围内，我们有 300 余台计算机、100 余台打印机，以及就诊卡阅读器、扫码墩等众多硬件需要维护。除此之外，HIS 的机房、网络、数据库、服务器等关键设施的建设和运维工作也全部落在我们肩上，工作量之大不言而喻。

更为严峻的是，信息科还面临人员匮乏的困境。一旦系统出现问题，特别是故障频发时，系统管理员往往难以独自应对，这时就需要及时向其他同事发出支援请求。而其他同事在接到请求后，也应积极响应，伸出援手，共同协作以最快的速度解决问题，从而尽可能减少临床科室因等待故障处理而耽搁的时间。

通过这次讨论，我们更加明确了分工与合作的重要性。未来，我们将持续努力，不断优化分工合作机制，着力提高运维效率，为全院提供更加稳定、高效的信息化服务。

还有一次，医保办报账员给我打电话，说有一个外地医保患者无法报账，需要医保系统管理员帮忙处理一下，拨打电话却无人接听。意识到问题的紧迫性，我立即尝试联系该管理员，但同样未能得到回应。于是我立即赶到了医保办，与患者进行沟通。我向患者表达了歉意，并记下了那位患者的联系方式。中午的时候，医保系统管理员给我回了电话，他说因昨天晚上值班，没有时间休息，实在太累了，今早休息时就将电话调成了静音。他表示下午会及时处理患者的报账问题。

在那位患者参保的医保局的协助下，我院医保系统管理员很快处理好了患者的报账问题，医保办工作人员也及时联系了那位患者来报销医疗费用。

上述事件表明，我们在运维服务的工作岗位设置上还存在问题，需要继续优化。

医院信息系统的运维有个重要的特点，那就是需要 365 天提供全天候的"不打烊"运维服务。然而，在实际工作中，由于休假、学习、外出等多种原因，信息科的工作人员有时会出现离岗情况，这导致其他科室的报修问题无法得到及时响应和处理。为了解决这一问题，我们提出了"AB 岗管理"的新模式。

在"AB 岗管理"模式下，A 岗工作人员需要将自己掌握的系统维护方法和经验传授给 B 岗工作人员。这样，当 A 岗工作人员因故不在岗时，B 岗工作人员能够迅速顶岗，不间断地提供运维服务，从而确保运维工作的连续性和稳定性。

实施"AB 岗管理"，显著提升了信息科的服务效率和服务质量，进而提高了医务人员和患者对 HIS 运维工作的满意度。

利用 PDCA 的管理方法，通过"分工不分家，相互配合"和"AB 岗管理"等优化措施，我院 HIS 的运维服务水平不断提升。

信息科的工作压力如山，我们似那负重的挑夫，艰难前行。我们面对堆积如山的报修任务，似在荆棘中蹒跚；我们应对错综复杂的系统故障，像在迷雾中摸索；我们处理源源不断的新需求，如同在浪潮中奋勇前进。每一次故障的排除都是对能力的锤炼，每一次服务的优化都是对品质的升华，每一次难题的攻克都使团队凝聚力得以增强。

星光不问赶路人，岁月不负有心人。回首二十余载 HIS 工作历程，每一次挑战都是成长的磨砺，每一次学习都是进步的阶梯，每一次优化都是品质的提升。展望未来，随着医疗信息化浪潮的汹涌澎湃，我将继续秉持初心，以星光为引，与岁月同行，不断精进专业技能，全力推动智慧医院建设迈向新高度，为守护民众健康福祉倾尽心力，让医疗信息化的光芒照亮每一个角落。

三十年 HIS 风云：医疗信息化的坚守与创新

北京大学肿瘤医院　衡反修

我和郭扬帆主任结识于 2004 年的"蜜蜂会"——MiForum 论坛，那是一个没有即时通信的年代，更没有智能手机，所以 BBS 论坛成为 IT 爱好者的家园。我作为 HIS 的从业者，不知不觉成了 MiForum 论坛的常客（我的网名是"HIS"而不是"SHE"，至于为什么取这个网名，后文再表），论坛常客还有"ironstone""laotao""保罗"等领域专家。在信息化初始的那些年，因为共同的经历和对问题的讨论、观点的碰撞，我们每天不登录论坛看一看帖，就好像少了什么似的。如果自己发表的一个观点能引起大家的共鸣和讨论，我们可能会兴奋一个星期。在这里我好像看到了自己作为 HIS 工程师的价值。扬帆就是我的偶像，除了观点认同感外，也有同龄人的惺惺相惜。没承想，时过 20 年，能够和扬帆在线下有更多的机会相聚。因为海南 CHIMA 培训班的机缘，扬帆邀请我写一写自己的 HIS 经历，一是对自己几十年 HIS 工作的经验总结，二是以此供后人借鉴。今年正好是我从业的第 30 年，30 年职业生涯，HIS 占了 26 年。我的 HIS 人生，又何尝不是我的职业人生呢？且听我一一道来。

情　愫

1988 年的夏天，和 2024 年夏一样炎热，即将上高二的我们时常聚在一起，讨论着暑期计划。有 4 个同学相约去北戴河，我不想出远门，就窝在北京赶作业了。没承想没过几天传来坏消息，我一个要好的同学在山海关奔跑时撞到了架子车扶手，疼痛难忍，初步检查为肠穿孔，连夜被送回了协和医院进行手术治疗。同学们陆续去探望，并为了减轻他父母的负担，我们自愿结成了护理团队，24 小时轮换着照顾他。我认为这是一个非常值得骄傲的任务，尽管从外交学院到协和医院有 15 公里路程，但每天骑车经过天安门、长安街，我感到自豪而轻快。那是一种付出而不求回报的幸福。我第一次进协和医院，古朴的院落、开阔的走廊和洁白的病房就给我留下了深刻印象，查房的主任团队和管床的博士研究生让我心生敬意。同学病情一天天地好转，裸露在外的肠子最终被放回腹腔，两个月后他出院了。我有时会在协和医院静静地走走，体会救死扶伤的神圣氛围，心里想着或许将来也在医院做个医生，为患者做有意义的事情。

两年后的高考，我与医学专业失之交臂，那个时候是先报志愿后考试，如同盲人摸象，充满了不确定性。于是我被"发配"到了华中理工大学，那时的华中理工大学还没和同济医学院"联姻"，所以我觉得医疗行业与我无缘，四年里再也没有想它，也不知道医院里除了医生、护士，还有其他什么岗位。

铺垫有些长，但的确有颗种子埋在心里，不知何时萌发。

初 见

1998 年 6 月 1 日，我上午还在亚运村中航大厦面试，下午就被项目经理陈经理带去了北京医院（见图 1）上岗。就这样，我进入了和光集团，驻点北京医院工作，工作地点是位于住院楼地下二层最里侧的计算机室。计算机室主任林忻是一位和蔼的长者，还有个年轻的工程师杨老师，我和陈经理是驻场工程师。陈经理是西安交通大学的研究生，写程序非常厉害，他的代码运行效率很高，基本设计逻辑没问题，而找 Bug、改 Bug 就是我这个新手的任务了。

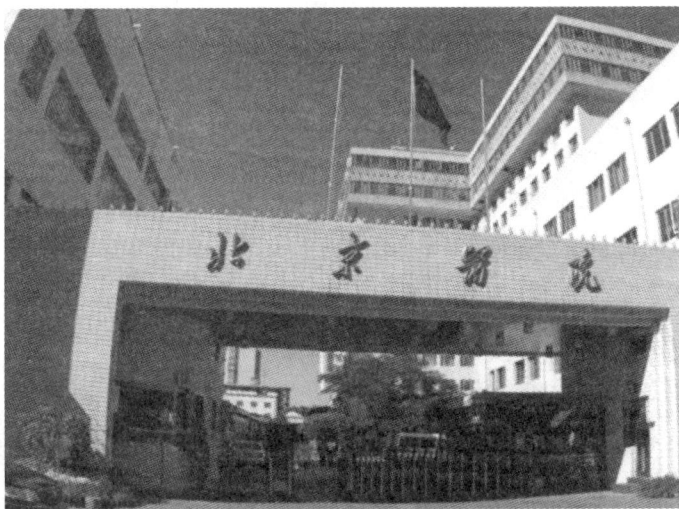

图 1　北京医院大门

在北京医院的日子，是我成长最快的一段时间，那时非常快乐。原因有四：一是年轻，没有什么拘束；二是有回家的感觉，我终于进入了医院工作，和穿白大褂的医生打交道，为他们服务；三是医院信息化刚起步，我成了开拓者；四是受到了尊重，感觉写代码甚至给临床修电脑，都是有价值的，少有对我们发脾气的医生和护士，我甚至和很多医生成了朋友。

这里说一下当时的背景，1996 年是全国医疗信息化元年，惠普支持的"军字一号"医院信息系统在中国人民解放军总医院投入使用，众邦的 HIS 在卫生部主导下发芽于北京人民医院，而北京医院则另辟蹊径——和 IBM 合作研发，希望站在巨人的肩膀上，走出自己的特色之路。那是医疗信息化群雄逐鹿的年代，在没有互联网广泛传播的 20 世纪 90 年代，我没了解那么多，只是庆幸自己能够在这个时候进入这个行业。和光集团是 IBM 唯一的技术合作伙伴，我有幸成为集研发、现场实施、驻场服务三种职能于一身的工程师。尽管这时 Oracle、IBM 小型机还是小儿科，甚至我还没有摸过，但出于强烈的好奇和喜爱，我对这项技术很着迷，白天跟林主任了解需求和业务，晚上则自己摸索学习，带着爱人一起去学习如何安装 NT 操作系统，一遍又一遍。每一次的问题解决和知识积累都让我充满成就感和喜悦。

再简单介绍一下我了解的 IBM HIS 的背景。当时，IBM 致力于进入 HIS 中国市场，如果重新开发 HIS，成本会比较高，也没有经过案例实践的检验，成熟度和适应性都较难提升。所以 IBM 想到了"拿来主义"——何不从中国台湾引入一套 HIS 呢？于是他们把中国台湾长庚医院的信息系统引入了中国大陆，组建了 IBM 医疗团队，并进行本地化改造，形成了 IBM HIS 基本框架体系。后台用的是 IBM 小型机，开发工具是 COBOL，前台是 Fox-Pro 2.6，中间件为 ODL Service，C/S 架构，前台运行环境为 Windows 3.2。现在看，前台开发工具当时就有些落伍了，程序和后台的交互效率不高，工具欠缺，因此我们不得不制作很多函数库来补充。但因为品牌效应，IBM HIS 在全国得以布局，比如中国医科大学第一医院、江苏省人民医院、广州市花都区人民医院等。IBM 的数据库没得说，我现在依旧认为它比 Oracle 好用好管，而且稳定。那时的机房没有机柜、微模块、冷通道之说，就是有张桌子放小型机。当时的小型机很少见，外观跟普通电脑无异，只是操作系统是 AIX。初来乍到的我看着陈经理噼里啪啦打命令，一行一行随之闪动的程序在运行，感觉很"高大上"。掌握小型机技术是可以吃一辈子的手艺，要学的东西太多了，我每天如饥似渴地汲取着知识。

IBM HIS 的架构很有意思，甚至有些"穿越"，模块化的整个程序有个通用的登录外壳，有一套统一的程序配置和授权系统，每个功能对应一个程序，比如挂号程序、退号程序等，每个小程序都是独立的可执行程序文件，可以根据参数组合和调用。配置非常方便，小程序相互独立，互不影响。

我从改程序开始学习，做的第一个程序就是退费程序。原程序的问题是退费后的账对不上，分析之后才知道，它的退费是以药品现价乘数量冲退的，这显然是不对的，应该按药品历史价格退费。其实现在说得容易，当时还是费了些周折，因为退费程序还要控制权限和数量，哪个科室开的哪个科室才能退，而且退后不可重复退等。因为这是我写的第一个程序，印象再深不过。这个程序开发了一个月才在全院上线，获得了陈经理和林主任的夸奖，当时我的成就感满满的——因为这是我真正意义上的上生产系统的第一个程序，也是我 HIS 程序开发的第一步，是我 HIS 人生的真正起点。

北京医院的职工食堂在地下室，饭菜很好吃，我和林主任、陈经理、杨老师经常打了饭回办公室，用《计算机世界》垫桌子，一边吃一边聊天。聊的话题大多与工作相关，比如为什么中心药房自动发药进程没启动，某个科室新提出了什么需求，抑或人民医院众邦系统为什么总出现"死锁"，和光集团跟康柏合资出的电脑性能如何。林主任很健谈，也很有耐心，毕竟我是从另外一个行业突然转到了医疗信息行业，我问的很多问题可能比较浅显。起初我根本插不上话，几个月之后才能提出问题讨论，最后我有了自己的观点。在聊天中学习，能增长知识。在 1998 年的北京，互联网还不普及，没有那么多知识来源，除了看《计算机世界》，我就是从与同事的聊天中获得知识。

两年间，因为只有我和陈经理两个驻场工程师，我几乎大部分时间驻扎在了黑洞洞的地下室。IBM 团队工程师由于成本较高，也较少到现场。IBM 医疗总经理是中国台湾人，我与他见过几次面，对他印象很深，他外表文质彬彬，符合我对大企业人才的印象。其他 IBM 工程师都是清华大学、北京大学的毕业生，智商很高，技术很强，我们搞不定的问题，他们来个一天半天就搞定了。

当时，尽管 Windows 95 问世已经两三年了，但 IBM HIS 还习惯性地运行在 Windows 3.2 平台上，为此我承担了全部系统的平台迁移工作，几乎所有程序都需要重新编译，报表需要重新核对字体和位置，所以需要测试所有的程序。当时前台开发工具是 FoxPro 2.6，由于界面工具不美观，我一直想把它升级到 FoxPro 3.0 以上。1999 年，我自己带着笔记本电脑，装上系统，利用国庆七天假期，回老家省亲时升级了编译程序。这个工作没人安排，只是我自己觉得有必要做的事情，都是自驱的。这并不是多大的事儿，事后却受到领导的表扬。

我很自豪的是，入行第二年，我已经能自主设计开发独立程序了，我开发的第一个程序是科室核算系统，涉及如何计算工作量、如何界定开单科室和执行科室等问题。第二个由我开发的大程序是公费医疗结算系统。在公费医疗是主流的时代，公费医疗的结算程序还是很有难度的，特别是在以服务高干为主的北京医院，这更是重中之重。一有红头文件，公疗办的老师就找我一起商量。于是我设计开发了一套结算程序，能够根据费别自动计算医疗费用，并生成符合格式要求的费用清单。因此，我还获得了上级主管部门的表扬，也因此和公疗办的老师们熟悉起来。

这些经历成就了我与 HIS 的不解之缘。

这里有段花絮：修改和编译 IBM HIS 时，我发现 IBM 文档和代码管理非常规范，可读性很强，一个程序谁修改过、修改哪里了，都有详细的备注。我经常看到"Modified by ××"的字样，而这些程序的贡献者有王韬、王忠民等。这是何等的缘分，直到 2020 年，我才和忠民老弟相认。

创 业

国际企业来得快，走得也快，跟之后的微软、西门子一样，IBM HIS 在综合评估后发现该业务不赚钱，除了可捆绑销售小型机外，管理系统的坑越来越深，他们就撤了。他们临走前将 IBM HIS NT 版本授权给了和光集团，和光集团当时在东北地区的业务有一定基础，他们人多技术强，负责大型三甲医院小型机版本，而 NT 版本主要功能是扩展，剥离了 IBM 小型机的强关联性，轻装上阵，希望有所拓展。所以，在北京医院开发运维期间，我和同事们一起开拓了天津某港油田总医院和大兴某医院的项目实施工程。由于没有独立做过项目，也不知如何跟上 HIS 的流程和节奏，我就跟着学，让我干啥就干啥。在这两个医院开展项目期间，我跟院方信息中心的老师建立了深厚的友谊，我的努力也收获了尊重，我印象特别深刻的是院级领导时常过问项目进度。天津那家医院的老师们知道我爱吃面，就给我做海鲜面，当地水质不好，不放盐都有些咸，但我吃得格外香。而在大兴医院，我们经常加班后一起吃羊肉串。那时的大兴不像现在交通这么发达，需要坐黄色面包车颠簸一个多小时才到。但我当时觉得很兴奋，有被需要的成就感，这是我从业以来少有的；还有自由感，不必像在国企工作时按部就班，在这里是为了让自己提高，打拼自己的事业。

正当我安心跟着项目经理学习项目实施的时候，有一天，陈经理和李经理（两位其实比我还小一两岁）找我说公司主要做系统集成，认为医疗软件这块不重要，投入少，发展可能没有前景，提议单干。尽管我年龄比较大，但比起 IT 阅历，他们是前辈，光脚不怕穿鞋的，既然"下海"了，也没什么可顾忌的，只要大家开心就行。何况 1999 年是万众创业、IT 和互联网大发展的风口，每个人都有一个创业梦。

创业班子只有四人，总经理是李先生，陈经理和我负责 HIS 软件，腾某军负责网络服务器等系统集成。我不操心销售，还是全心负责软件、业务流程和数据准备。直到某一天，公司突然让我带着新招聘的工程师负责兰州某三甲医院的 HIS 项目整体实施，我才感觉到责任重大，我要负责的不仅是技术，还有协调、组织、文档、方案，工作一股脑涌来。初到兰州还有些高反，我头昏睡不着觉，但很快就适应了，加上本地信息部门的配合，一切都很顺利。

"小衡，西安有个急活儿，你必须去一趟。"项目中途，我又接到公司指示，临时放下了兰州项目，人生第一次坐飞机从兰州机场到了咸阳机场，开始了任务更多的西安项目。我一人代表北京 IBM 技术团队，组织协调甲方、乙方（集成方）工作。当时我住在北大街，每天走过鼓楼闹市去医院上班。白天做项目管理，晚上改程序，第二年还招募了乙方两个不错的实施工程师到北京。在西安项目中我最大的收获是项目管理经验，在技术开发的同时，需要进行项目规划、项目执行，协调医院各层关系，协调乙方技术团队，于是我成为项目的核心主心骨，并初步尝试了带团队。

2000 年初春，乍暖还寒，我到北京西站，如期接到了承诺加盟的两位西安实施工程师，他们都是二十出头刚刚毕业的小伙子，对未来充满了希望，我也因此感觉创业团队肩负了更多的责任。公司在海淀一个高档小区租了 140 平方米左右带花园的一层楼作为办公地点。大厅是办公区域，卧室是财务室和宿舍，队伍也稍稍壮大了起来。

新的一年，我正式从和光集团离职，开始了新的征程。

我的新任务——突破北京大学肿瘤医院（下称"北大肿瘤医院"）HIS 项目。医院情况有些复杂，当时只有住院结算处用了计算机程序，是 FoxBASE 编写的用于解决患者结算和报销问题的结算程序，数据是根据医嘱人工录入的，可想而知数据准确的重要性。为此，院领导希望能够建设全院级的信息系统，和 1996 年相比，市面上已经有了全院信息系统的雏形，但不一定符合医院的诉求，所以之后医院采取了合作研发模式，把项目外包给了某知名航天研究所，但该研究所对于航天信息系统在行，搞医院信息系统是云里雾里。经过近一年的研发，系统准备上线测试的时候完全不符合医院的流程和要求。于是医院决定重新选型，寻找成熟、先进、符合医院流程的信息化解决方案。此时，我们团队进入了他们的视野。

总经理李先生很随和，人脉广，也很有沟通能力。他告诉我，春节后到北大肿瘤医院报到，组建项目组，由我全权负责，希望在逆境中有所突破。

北大肿瘤医院信息中心暂由院办管理和组织协调，产品演示、项目沟通都很顺利，IBM HIS 的理念和管理流程就是他们需要的，于是很快获得了院方多名领导和业务科室的肯定。他们还对我很熟悉，我在北京医院运维的时候曾经带领他们组团参观交流过，算是建立了信任的基础。

"多久能上线？""先搭建测试环境，进行产品和流程演示，并确定客户化内容、数据准备、权限分配、安装环境、培训、上线。最好选择两个试用科室，待数据和流程测试稳定后，再推广全院，测试门诊系统后，择期上线。"我咬了咬牙，回答预计时间 3 个月。

项目按照计划执行，我们每天忙得不亦乐乎。同样是安装调试、演示、测试、需求分析和确认以及开发程序（90% 自己承担，因为新人还只能做非开发的杂事），每天都有新问题待处理，但每天都有成就感。

"两个科室不行，能不能四个科室？"行！

"四个科室太少了，能不能全院科室一起上线？"好吧，都一起上，车到山前必有路。

正式上线时间定在了 3 月 10 日星期五，春节假期才过去了不到一个月，满打满算准备时间只有 20 多天。没有什么不可能完成的任务，医院委派了院长助理帮着协调，院办主任帮着组织，护理部主任非常支持和配合，还有物价科、药剂科、入出院处，几乎所有的医技科室都很配合，信息部仅有的几个员工也一起努力安装机器和服务器。光护士操作培训我就"硬讲"了三天课，直到嗓子都讲不出话了，但全院护士都认识了我，也是很让人开心的。

尽管出现了各种各样的问题，但系统上线了，并且稳稳地立住了。医院信息化有了零的突破。护士不用手抄医嘱本、领药单了，药房根据医嘱自动发药、计价，现在看来很简单的东西，在那时真是一个大突破。

我们项目团队 5 个人，承担了需求沟通、分析、程序设计和编码、测试、上线、数据维护的所有工作。4 月 10 日，系统已经可以实现科室核算功能了，而过去都是手工的终末统计，临床科室各种"打架"。住院处之前欠费数百万元，在系统的核算下，经过两个月时间，减少到了几万元。

成就感满满的同时，我的发量也明显减少，看来这是程序员的宿命。

公司也有了不小的变化，有另外一个做 HIS 的团队主动投奔，寻求合作。他们做的是安特明 HIS（军惠系统源代码），我和陈经理一起评估了，它和 IBM HIS 各有特色，从此我们开始了双产品模式，根据不同客户需求上线不同的 HIS。在 2000 年，互联网概念涌动，新浪、人人网、搜狐、雅虎、网易，不一而足，所有的企业都想蹭互联网和 IT 的热度，期望加持网络概念股上市。我们的新公司很荣幸地被一名老板看上并获得了投资，竟然搬到了寸土寸金的"大北窑"CBD 办公，透过公司玻璃窗可以俯视国贸大厦。

人事部、开发部、项目部、销售部，公司陡然发展到了近 30 人的规模。因为初期没有投入，也没有所谓的收购后的分红，我只知道薪水涨了上千元。我还是干我的，一门心思地扑在项目上。

5 月的一天，透过北大肿瘤医院 12 楼护理教室的窗户，看着新落成的医院宿舍大楼和熙熙攘攘搬家的人群，我说："如果医院给我一套房，我就留在医院算了。"

说者无心，听者有意。"当真?"信息中心返聘的老主任问我。我给出了肯定的答复。当时我爱人刚刚怀孕，我们还和父母挤在一起住，有自己独立的住房一直是心中所愿。

甲 方

2000 年 9 月 4 日，我拿着钥匙打开了医院分给我的住房。此时此刻，我知道，我的角色需要转变了。医院给了我住房，同时给了我更多的责任，我要重新组建医院信息部门，带领医院进行信息化建设。这一年，我 30 岁，俗话说三十而立，我有应对各种生活压力的思想准备，但这一年中有太多重大的变化了。除了创业、换工作、住房装修、初为人父之外，最大的变化是从乙方到甲方的角色改变。尽管自己在努力适应，但从技术思维转变成管理思维还是很有挑战的。当年七月份挂号系统上线后，市面上很多 HIS 为了应付庞大的人流，采取挂号和收费松耦合的方式，也就是说挂号、收费都可单独进行，没有挂号也可以收费，有了挂号，但到了收费环节可以不用跟挂号记录关联。而 IBM HIS 是强关联的，加上收费系统对于各种公费医疗费别的处理不同，支付方式多样（支票、汇票、现金、刷卡）和退费方式复杂（比如退支补现等），这是这个来自台湾的 IBM HIS 需要调整的。IBM 原来的很多先进理念和程序在当时显得格格不入（以账户方式为例：住院账户和门诊账户一体化、基于门诊预交金的先诊疗后付费的模式、门诊药房自动处方打印和发药模式）。回到现实，模式的兼容性使得修改程序颇费周折，所以这套系统直到 2001 年才正式上线。

从乙方到甲方，我的视野逐渐开阔。比如做乙方时，我的眼睛里只有项目，只有 HIS，只有代码；但甲方不一样，需要跟院领导沟通汇报，需要和各个处室沟通协调，需要对科室工程师进行工作安排，还要做思想工作。在待遇有限的前提下，激励大家一起加班工作。

从陌生到熟悉，除了 HIS，更多的是需要满足各方需求，无论是医保还是公费医疗，无论是修电脑还是改 Bug，抑或帮着维护物价数据，当时只要是有关电脑的问题，大家都喊"衡工"解决。当然，在院领导的支持下，我也做了几件大事。2001 年检验系统从"孤岛"到和 HIS 联通，新建了全院级的 PACS，并建立了病理图文系统，这些在当时的信息化环境中也是颇为先进的。

硬件设备条件也逐渐得到改善：起初有服务器机柜，但没有机房，HIS 服务器就是一台 IBM Netfinity 500 台式服务器，放在了院办影像室，用的是普通电源，起初是白天开机，晚上关机。为了彻底解决供电和运行环境问题，我们在远程会诊室隔出了 4 平方米的服务器空间。但小小的单台服务器的确难以维持医院 HIS 的运行。2003 年，医院花大价钱换了 HP DL580 的双机 Cluster 集群服务器。

刚到北大肿瘤医院时，HIS 电脑都是可以上网的，边工作边冲浪。当时最头疼的事儿是杀毒，一天到晚地"杀杀杀"，就是杀不干净，气得我打电话投诉杀毒软件公司，结果人家说他们的软件是用来防毒的，不是专门杀毒的。有一次记不清是冲击波病毒还是蠕虫病毒作祟，全院好多业务终端中毒，甚至波及服务器。我也一不做二不休，把业务网段整体从 192 段换到了 194 段，重新确定了主服务器的 IP 地址，该 IP 地址一直用到现在。我又重新设置了全院的 HIS 电脑密码（登录名"HIS"，后面经常被临床打趣，为啥不是"HER"或者"SHE"呢？这就是我网名的来历），并随后立项将内网网络进行物理隔离改造，将主干网络升级到了千兆。为了省钱，信息部全体工程师学着做网络跳线，直到练得闭眼都能摸出橙白、橙、绿白、蓝、蓝白、绿、棕白、棕的百兆桌面水晶头线序为止。

这几年，我的工作有个变动，新任院领导（在一次工作规划汇报后，信息部从院办独立出来，划归大院长直接管理）是从美国归来的学者，在信息化方面的理念很超前。美国一些医院很少招聘 IT 人员，因为全是外包。但国内的现实环境不太一样，不能说谁先进或落后，医院的系统还是需要靠信息公司和自己员工共同运维。在如何运维和发展的问题上，我和院领导的管理理念出现了分歧。适逢互联网大潮退却，通货紧缩，经济形势不如以往，我原来所在的 HIS 公司也陷入困境。某天，经过深思熟虑，我主动提交了辞呈，卸去主任职务。我当时就想清空脑子，能有自己的时间追剧。

当真卸去包袱，成为一名骨干工程师的时候，我发现责任并没少几分，工作也没轻松多少。工作需要干，系统相较原来还不能出问题，否则会给他人以想象空间。

做一个能上能下的普通工程师，只做认真工作的"衡工"，我发现也挺难。

这是我职业生涯的第一个低谷期。

随后换了两位部门领导，他们的想法都是换 HIS，但考察一圈，并没有特别理想的，甚至换到一半"夭折"了。

2004 年春，一位长者找到了我，他也是我此生的贵人、导师、伯乐。他循循善诱，仔细倾听我的工作想法和思路，并书面给我提了五六个问题（比如科室划价好还是结算处统一划价好、如何应对新 HIS 选型、如何建设团队等），让我想想再回复他。这种尊重让我感到很亲切，我感到不吐不快，一夜间我书面分析和回答了长者的问题，也谈了自己对未来工作的想法。

很多想法是可行的，是合理的，是客观的。"此人可用"，长者对我如此评价，让我倍感欣慰和鼓舞。他就是被院长聘为信息顾问的刚从中国人民解放军总医院退休的任连仲主任。

在任老的指导和协助下，我们进行了医院信息化调研，并产出了医院第一个信息化规划，为医院未来发展指出了方向。

院领导在任老的影响下，逐步认同了我之前的管理理念，我重新获得了肯定和重用，在辅助第四任主任更换 HIS 时我的理念发挥了重大作用。我们一同考察和选型 HIS（最后确定选型是展华军惠 HIS）并共同决策重大事宜。比如更换系统前夕，主任和公司老总共同征求我的意见：如何换，采用什么策略换，先换门诊系统还是先换住院系统。按理说，为了平稳上线，一般先上住院系统，可以迁移字典表、物价表以及磨合医护人员的操作习惯，逐步消灭 Bug 等，确保没问题后再替换门诊系统，减少对医疗秩序和业务的干扰，这是正常的逻辑。但我思考片刻说，先换门诊系统。为什么？稳步立足是当务之急，住院系统涉及模块多、人员多、事务多，尽管比较稳定，但周期长，恐夜长梦多，稍有差池，可能前功尽弃。因此，我建议从门诊突破，并减少不必要的环节，去除医保系统对接，去除药房药库板块，只上挂号、收费（当时还没有门诊医生工作站）和医技科室划价三个模块，抓住主要矛盾，直接上线并稳固系统。门诊系统上线一般就下不来了，可以稳步立足。但前提是基础字典梳理和迁移，以及重要程序客户化确保落实。

果不其然，2004 年 11 月底公司实施工程师入驻，经过数据准备、程序客户化和测试，系统终于在次年春节后正式上线，上线当天收费仅仅差几百元对不上账（后来经核查非系统问题）。解决问题后，系统获得了医院中层和院领导的肯定。

换系统成功了，但我怀有些许怅然，看着 IBM HIS 一点点下线，在夜深人静的时候，一种失落感涌上心头。毕竟是自己亲自开发和维护的系统，它陪我见证了许多个日出日落。

下　海

当我听着《每一个人都有梦想》这首歌时，没有等到住院系统切换，我收到了一个老友抛来的橄榄枝。

我已经 35 岁了，难道要做一辈子修电脑、编代码的工程师吗？还要拼搏一次吗？我内心还有创业想法涌动。

我的老友，亦是老同学，他毕业即创业，到 2005 年，他创办的图腾宝佳（见图 2）已经成为业内第三的家具公司。"图腾宝佳是橱柜吗？"一个孩童的声音在 1039 北京交通台热点时间播放多次，"图腾宝佳"是一个耳熟能详的品牌。

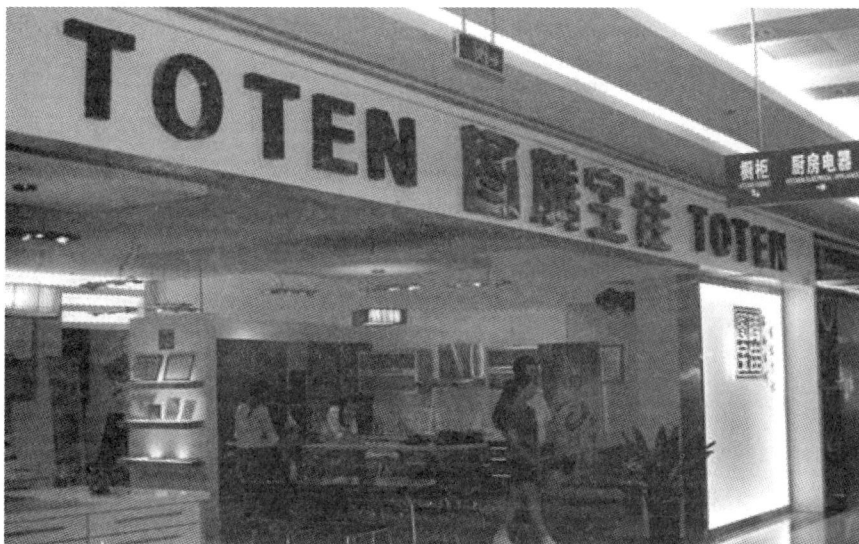

图2　图腾宝佳家具有限公司的店面

　　尽管不在一个行业，但 IT 是通的，企业也需要管理系统、办公系统、财务系统……
我想，我是有用武之地的。虽然曾经犹豫过，但考察后，我还是习惯性地写了一个企业信息化发展规划，得到了老友的肯定，他也坚定了拉我入伙的决心，股份、职务都好说。

　　树挪死，人挪活。换个赛道也未尝不可。

　　工作环境、接触的人员素质、业务范围尽管不一样，但既然决定了，就要好好筹划。
一年半时间里，我带出了信息团队、电子商务团队，入驻阿里巴巴开拓国际市场，视察圆方软件（后来成为尚品宅配），上线 HRP 系统、OA 系统、销售系统、设计系统、生产系统，改变了物料无序无章的情况（图3 为北京大兴采育工厂接待国外同行）。

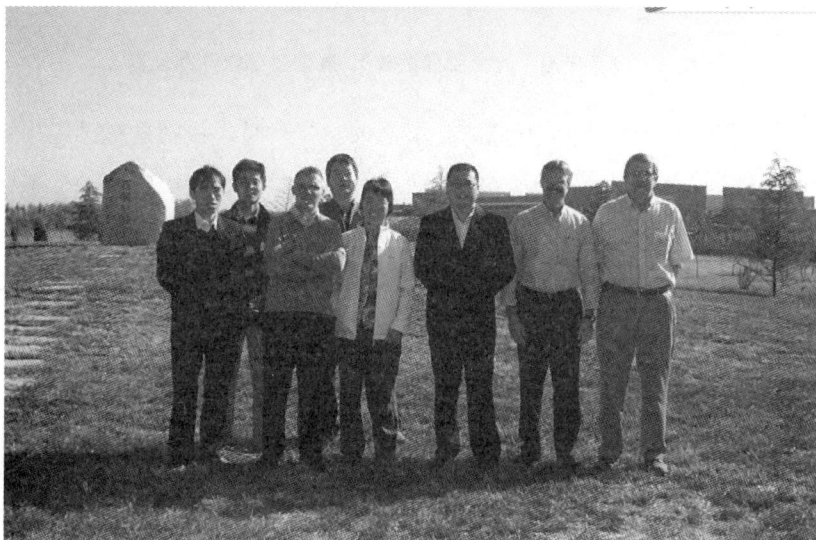

图3　于北京大兴采育工厂接待国外同行

这和我原来的生活相比好像是另外一个世界，但偶有医院同事联系我，勾起了我无限的回忆，甚至一度想回归，重新去编码 HIS。比起为一个家具企业努力增加订单，为患者和医护人员服务，是不是才是我正确的选择呢？这种想法萦绕在我的心头。

2007 年，图腾宝佳获得了"大兴区信息化示范企业"的荣誉称号，一切貌似都上了轨道，作为"火车司机"的我可以无愧地离开了。

回　归

"衡工"回来了，还是熟悉的环境、熟悉的人，竟然还有事业编，亲切至极。我重新穿上了神圣的白大褂。感谢北大肿瘤医院，无论是院长还是人事处、信息部老上级，对我都持欢迎的态度，我得以重新"上岸"（见图 4）。为表决心，我写了一个工作保证书。

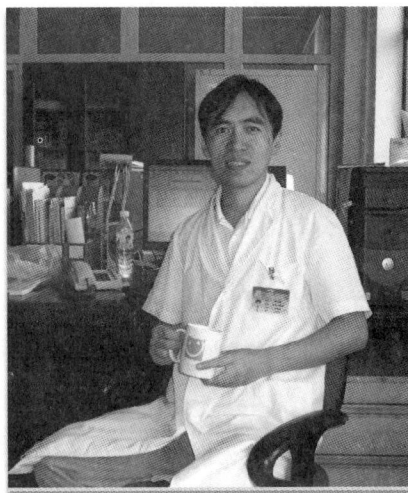

图 4　2007 年摄于北大肿瘤医院 12 层信息部软件办公室

尽管离开不到两年，但我感觉好像离开了很久。归来时，住院系统已经稳定上线，门诊医生站也刚上线，结构化住院病历系统在病房已经普及。医院还引进了手术麻醉系统和病案系统。

回来后，我复习了 1 个月就迅速上手系统维护，当时的信息部门人员不过七八个。除了网络和终端服务，软件系统只有 3 个人负责，其他人都是展华的实施工程师，所以项目建设的重担落在了我的肩上。

回想在家具公司干的短短十几个月，我最大的收获是管理思维的转变。因为我是技术出身，刚进入家具公司时开总经理会，一碰见什么事儿，我下意识想到的是如何用技术解决，甚至程序流程都想好了。但如果在管理上作出调整，调整得当的话，有时技术可以不作变动，就好像战略和战术的关系一样。因此，在项目管理和系统建设上我养成了管理优先的思维模式，以此配合技术实现。

我负责过很有意思的两个项目，第一个是 OA 系统。2007 年，医院立项 OA 系统，领导觉得展华不错，给我们开发的 HIS 上线稳定，能解决实际问题，何不让他们继续给我们开发一个 OA 系统呢？这对他们来说不是小儿科吗？结果，OA 小团队开发了 1 年未果。第二年我们果断换公司，依旧未果。第三年末，我终于忍不住了，跟领导立下军令状：给我一个月时间，还您一个强大的 OA 系统。我的观点是 OA 就是通用的办公软件，可以用市场上成熟的产品化软件，而不必进行项目定制化开发。因为我在前公司的时候就用几千块钱引进了某款 OA，应用效果非常好，而且免费升级，自行维护和管理非常便捷。领导听了我的介绍，点了点头。于是我拉上助手，两人从试用版的安装到实施部署，后来在护理部全院科室上线，真的在一个月内彻底解决了护理部和临床科室护士们的业务协同问题，为此护理部主任硬要请我吃饭。这个软件使用至今，尽管面对聊天软件的冲击，但依旧健康地存在且稳定而广泛地使用着。

第二个是办公耗材系统，是展华军惠 HIS 的附加模块。按理说这个系统是很成熟的，但实施人员就是跟业务人员"打架"，始终过不去那个坎儿，这个问题就是临时采购入出库流程烦琐。实施人员说必须先建档，在字典里维护编码规格等，然后再分别进行入出库流程。但是临时采购往往会采用科室先试用后采购的方式，在供应室库房不过是走个入出库的流程，货品可能就用那么一次，甚至东西都没见到，如何规范字典库？多了反而是垃圾字典。业务人员不断地抱怨，造成系统无法正式上线。我倾听了诉求后，出了个主意：咱们建立一个"即入即出"品类，编码使用同一个，在备注上注明不同货品的规格等属性，这样既避免了各种烦琐流程，这个流水账也记下来了，不影响常规流程的字典和入出库管理。如此，又是一个月时间，该系统上线了。供应室主任兴高采烈地到上司那里对我一通表扬。

"上岸"后，我感觉心突然静了下来，可以干自己感兴趣的事儿，之前未竟的事业可以重新开始了，那就是使用数据分析的层面玩转"数据仓库"。2004 年我在和统计学专家合作分析数据时发现了数据仓库这种东西，它在事后处理数据、清洗数据、分析数据时用的工具比传统的丰富很多。记得那时我用一万元买了一套单机版前端展示软件，也就是现在的 BI 工具，在家具公司分析销售数据时获得了很好的效果。回医院后我发现，原来用的软件被微软收购了，无法得到有效技术支持。于是我寻找了一家新的软件公司的产品进行测试，并以广大的医疗市场为诱饵，把该软件公司拉进医院进行无偿合作（后来此软件在医疗行业的确实现了飞速增长并占据了大量市场份额）。由于是无偿的，技术支持的人力总归是有限的，所以很多事情都靠自己琢磨。结果重要，而过程更重要。在做 ETL（一种数据集成方法）的时候，我发现，尽管医院上了那么多系统，但除了 HIS，大部分数据库竟然是没有常规备份的。即使有备份，也是本机备份。如果这台服务器"瞎了"，就必然会导致数据丢失。因此我借此机会把全院绝大部分系统都做了备份设置，为了防止备份文件过大，就采取了 7 天循环方式，并且将数据备份后复制到第三方存储。当我从备份数据库抽取数据到数据仓库时，在清洗数据的过程中发现这些业务系统（包括 HIS）尽管业务上没问题，但后台的数据还真有些"不忍直视"：该填的不填，数据不一致，甚至同一个医师字段，有填名称的，有填代码的。问题不一而足，都是我在进行数据关联分析时发现的。于是我向领导指出了数据质量的问题并提出从业务系统管理数据的书面建议，该建议得到了肯定和落实，标志着北大肿瘤医院数据治理的开始。经过数据治理的数据仓库商业智能（BI）得以在全院应用。为了提高应用使用率，对新增的业务查询报表，我们全部采用 BI 平台实现，果然取得了良好的应用效果。

还有几件事令我印象深刻。

2008 年，借着北京主办奥运会的东风，我院启动了移动护理系统的建设，实现整个护理工作从手工到电子的巨大变化，同时移动护理系统尚在初创阶段，产品还不完善，所以需要关注每一个工作细节，是否可电子化、流程化，同时协调工作非常重要。为了推进顺利，我和护理部领导建立了信息查房制度，一是为了了解更多业务，二是借护理部的管理职能，让护士有更强的系统应用依从性。在乙方移动护理项目经理和技术团队的积极配合下，整个项目用时半年在全院上线。

2010 年我院上线病理信息系统，新任病理科李主任是业内专家，来自中国人民解放军总医院，其信息化理念超前，在原单位已经孕育出了业内较早的病理系统，他希望这一系统在北大肿瘤医院能够得到更高程度的应用。依旧由我负责这个项目，和李主任对每个业务细节进行分析，他负责病理科内部，我负责和 HIS 与临床的业务协同。病理系统工作的重点在于对标本的追踪，从取材到转送、核收、切片、制蜡块、染色，再到诊断、报告，要确保标本真实无差错，作为"金标准"的病理报告一旦出错，可能会给患者造成无法弥补的损失。血可以重抽，标本可只有一份。因此，在系统建设初期我们就关注对标本的追踪，而难点中的难点是病理申请应该由谁开具，以及在哪里开具。可能初用系统的同事认为应该是临床开具，毕竟哪个科室申请，就该哪个科室开具。这个想法对，也不对。临床开的是内镜检查、穿刺活检，但是否能取到样本还不确定，所以说应该是取材科室在取材地点申请最恰当。为此，我们为所有取材地点设置了电脑和标本条码打印机。一开始，为了节省成本，我们在手术室走廊放一套设备，大家共用。但转念一想，配设备不就是为了安全吗？如果共用电脑和打印机，标本搞串了怎么办？确定这个思路后，我们又把申请单直接电子化，让病理系统应用直接实现了标本全流程的追踪和病理报告的全院共享，实现了病理科老主任的夙愿。

2008 年后，展华公司出现了投资变故，分公司自立山头，北京总公司岌岌可危。我们果断留下了前述 HIS 的实施和开发工程师，采取自开发自运维模式。因此在建设病理系统等时，无论是接口还是标本流转程序全是我院自主开发和设计的，先不评价好还是不好，那是不得已而为之，起码避免了和企业合作的讨价还价。

关于 EMPI，所谓的统一 ID，2010 年在全院上线，其目的就是统一肿瘤患者的诊疗数据。前期准备需要追溯到 2003 年春夏之交的"非典"时期，市卫生局发文，各个医疗机构必须实行实名就医制度，于是北大肿瘤医院发文落实。挂号室老师非常严格，患者必须持证就医，而且核对身份。时至 2010 年，对于一个患者多次就医、多次办卡，住院和门诊号不统一的问题，需彻底解决，所以信息部门下了决心进行整治。患者门诊开始建立 ID，之后不重复建，住院时不再重新赋 ID 号，而是用同一个 ID 号。说起来容易，但做起来很难（据我了解，现在还有很多 HIS 或者医院的门诊号和住院号分开管理，相互独立），因为 HIS 和其他系统的好多接口是 INP_NO，突然要改为 PATIENT_ID，还真有些挑战性。尽管大家尚有不同意见，但在老主任的坚持下克服了重重困难，统一患者 ID 号实现了。在 2010 年我院系统还开发了患者就医照片保留在 HIS 并在门诊医生站显示的功能，便于医护人员识别患者身份。

由于 HIS 转为自开发，需要对接各个业务系统和公司工程师，我发现经常需要做相同的接口，或者开放数据库表和视图，这对安全性很有挑战。我当时想，为何不开发一套公用的接口函数？大家修改参数就可以统一调用，而不用每次重新开发程序——这不就是后来大家应用的信息集成平台吗？看来哪里有需求，哪里就有产品。

5 年转瞬即逝，又该做"十二五"信息规划了。其实我早忙忘了，还是任老骑着单车过来找我商量下一步工作规划，我才想起来。其实迄今我保留了各个版本的规划，对"十二五"信息规划印象很深，因为在医院的支持和努力下，医院信息化建设已经上了新台阶，业务系统基本完善，下一步该如何发展还真成了问题。任老对我说："我们积累了那么多数据，有必要做数据中心了，你这几年做的数据仓库和 BI 就是小数据中心。"

回归医院这 5 年，我基本不做开发工作了，主要做项目管理，由于工程师人员少，因此科室几乎十之有七的新建项目由我进行管理。我曾经写过一篇名为《项目经理——一颗关键的棋子》的文章，论述了项目管理在医院信息化项目中的重要性。我致力于这方面的管理工作，因为每个项目都有不同的目标，能遇见不同的人、不同的挑战。认真分析项目、需求、现状、发展，规划最佳路径，在项目可控的时间范围内实现验收时的成就感，不小于程序员发布程序时的喜悦。

拓　展

2012 年，在领导提携下，我承担了更多职责，担任科室副职。科室规模发展到 12 人，我的工作从管项目逐渐过渡到辅助领导带队伍。作为副职，我最大的工作着力点是执行，决策方面不是不管，是尽量少管；更多的是执行方面——领导安排的要绝对执行，如果有偏差，我会在执行中逐步纠正。2016 年，得院领导信任，经过十几年从甲方到乙方，又从乙方到甲方的"颠沛流离"，我重新负责整个信息部门的工作。此时，我做的第一件事，是进行全面的信息规划，这也是我的"施政纲要"。我提出了基于"五三一工程"的数字化医院发展目标，以及信息部门的科室目标。适逢国家在推动以电子病历为核心的信息系统建设，伴随着几轮物价改革的进行，全国医院信息化以及信息部门从后台走到了前台。医院信息化建设的重要性，成为各级领导的口头禅，也为各医院信息部门带来了压力。各类政策落地需要信息化支撑，国家的标准要遵守，信息化评级要跟上。话好说，事儿难不难办只有医信人自己心里清楚。还是那个词——执行力。自己制订的规划要落实，自己说过的目标要实现。

电子病历评级过了五级，互联互通评级过了五级乙等，智慧服务评级过了三级，很不容易，每个评级都有故事，十年后再提不迟。这里我简单回顾一下北大肿瘤医院的特色系统建设思路和历程。

北大肿瘤医院是一个研究型医院，但也不是一开始就是这样的，因为地方小、床位少，逼得没办法，医院另辟蹊径，专注临床研究，以期为无助的肿瘤患者带来新医新药的希望。项目越来越多，信息化能否助力？医院从 2011 年成立 GCP 中心伊始，就开始构建 HIS 嵌入式的临床试验受试者管理体系，而不是采取第三方 EDC 外挂方式，无论是临床入组提醒还是受试者费用垫付、方案违背检查提醒、AE/SAE 的评判，都是基于临床和试验一体化管理模式，避免了研究者 PI 和研究护士打开两个界面并录入两次数据，提高了研究数据和项目管理质量。加上后期和第三方合作建立的 CTMS 临床试验项目管理系统、远程监察、智能招募、受试者随访和 CRC 管理、临床试验数据质控等，逐步形成了完整的适用于肿瘤医院的临床试验系统管理平台。和临床系统相比，它好像是一个平行世界，如果一个医院的研究项目达不到一定数量，可能不适合建立这样一个系统，但系统构建和研究项目好似蛋白质双螺旋结构，是相互促进的。医院 GCP 的研究地位也提高了我院临床试验系统的成熟度和影响力。其实临床试验系统最难的是无可参考先例，因为我们的管理总是领先和创新的，需要自己统一规划设计系统，再考虑哪部分自己研发，哪部分委托第三方支持。因为是创新，很多常规技术上不好做的、不易实现的，以及安全边界不清晰的，需要加以突破。比如 CRA 监察的去隐私、真实世界研究的数据脱敏，都是团队开拓性研发成果，获得了专利和国家卫健委主办的创新大赛二等奖。至此，北大肿瘤医院临床试验持续位居全国肿瘤医院临床试验牵头榜第一名，综合医院第二名，上市抗肿瘤新药 75% 源于北大肿瘤医院的研究。

在北大肿瘤医院，临床试验系统就是 HIS 的第一个延伸，而第二个延伸就是互联网诊疗系统。2020 年冬，刚在阜外医院接受了手术的我，接到医院紧急通知，中断了春节假期赶回单位，很快接到了医院要通过互联网服务肿瘤患者的消息。要达成这一目标，需要考虑很多问题，可能需要设计一个全新的 HIS。说起互联网诊疗服务，国家早在 2018 年就出台了管理办法，大力推动互联网医疗服务。医院也组团考察过南方的医院，南方的政策红利让它们率先开展了互联网诊疗服务，能够实现在手机接诊、开单、写病历，而且可以和线下门诊医生工作站打通，使数据互联，实现线上线下一致。这一直是我想实现的核心功能。但如果用手机开单，需要开发一个强大的前端程序，需要继承门诊医生工作站的所有功能，CA 电子签名还需要改为移动签。另外，药品审核如何和线下医师互动？这些全部需要重新设计，况且门诊医生工作站有那么多个性化功能，市场上暂无成熟的产品。从需求收集、分析，到设计、编码开发，再到测试，没有半年的时间是绝无可能做出产品的。

当前，市场上相对成熟的互联网诊疗产品，大都是以 HIT 厂商的自有产品为核心设计的。与其在此基础上进行重大的技术改造，还不如以医院已有的系统为核心自主设计一套产品。

于是我们以 HIS 为核心，用传统的门诊医生工作站为医生服务，以外网电脑为窗口为患者提供视频和对话、叫号服务，以 App 为工具与患者进行视频对话，实现诊疗单据获取、预约、缴费、快递配送等功能。这些功能齐刷刷地在"北肿模式"互联网诊疗系统上线。在这四年多里，该系统服务患者 38 万人次，创造了 4.6 亿元的线上收入，为狭小的阜成路 52 号院拓展了空间，为急切的患者搭建了便捷的诊疗桥梁。之所以在本文内提到互联网诊疗，一是因为这是我自己带领团队设计的产品；二是因为其是 HIS 的延伸，见证了 HIS 未来互联网化的发展方向。

如果互联网诊疗系统是 HIS 的外延，那么我们还拓展了北大肿瘤医院 HIS 特色的内涵——CHIS。何为 CHIS？HIS 不言而喻，这个"C"是何方神圣？C，代表 cancer，即"肿瘤"，也就是肿瘤专科信息系统。

这个"命题作文"源于 2015 年。医院请台湾医疗团队来做信息咨询规划设计，经过 3 个月时间，他们判断当前医院信息系统可以支撑医院的发展和运营，但缺少肿瘤医院 MDT、放疗、化疗、评效、随访等单病种全流程的管理和服务的特色，临床沉淀的数据颗粒度并不精细，无法满足医院科室学科化发展的要求。那么，在 HIS 架构上如何再附加这么多功能呢？现在的系统满足了医政管理的需要，而临床的 CHIS 是科室业务、科研和患者管理系统，不能和现有系统过于紧耦合，而是应该在现有的 HIS 之上搭建一个相对独立、数据又互联互通的肿瘤专科信息系统，把不方便在临床电子病历记录的精细颗粒度和具有科研数据前瞻性的内容留下来，医生只需要记录一次，并在 CHIS 上补充和质控结构化数据（包括检查、查房、MDT、肿瘤分期、影像分期、并发症、不良事件、手术讨论、随访、手术视频、手术照片、标本照片、样本库信息、随访信息等），在临床上沉淀，实时质控，保留最新鲜的可验证数据。总说现在科技发展了，后结构化数据技术无所不能，但 AI 也难为无米之炊。满足临床科研需求、开展前瞻性数据管理的 CHIS 经过几年的开发和临床应用，孕育出了不同专业的标准数据集和专利以及软件著作权。这些成为学科高质量发展的基石。

我有时候非常羡慕一些医院的一体化 HIS，信息中心可以更多关注规划、需求分析和项目管理，企业帮忙干活和运维。我也希望能有时间清空脑子休息，但一看到临床对沉淀数据的渴望，那些"累"和"雷"，不算什么。HIS 是医院最核心的信息系统，单靠自己研发和运维的确很累，但由于多年的人才培养和学习沉淀，我们团队更熟悉临床业务和流程，可以更好、更及时、更恰当地为临床服务，这就是所谓的"软件即服务，HIS 即服务"的由来吧。

经过 26 年的 HIS 历练，我感觉自己一直是一个实用主义者，致力于解决实际问题。我们的 HIS 也用了 20 年，如何永葆活力？这要求我们不断学习和思考。常有人说，你们的架构过时了，但医院用的是成熟的技术，只要能与时俱进地满足医院管理和医疗需求，何有过时之说？近半年，我陆续考察了国内顶尖医院的信息系统厂商产品，发现各有千秋，各种架构、技术令人眼花缭乱。现在的 HIS 是更换还是继续使用，时常是我深夜思考的问题。

我还没有设想那些宏伟的将来，算是给自己留个作业吧，愿与有 HIS 情怀的朋友们共同思考。谢谢！

从传道者到医院 HIS 奠基者

天津市宝坻区人民医院　吴秀春

2001 年，从天津师范大学计算机专业毕业的我按部就班地成了一名教师，初出校园的我从来没有想过自己能和医疗信息化扯上什么关系。当时"校校通"工程开展得如火如荼，身为计算机教师，除了日常教学工作外，我还被推到前台，处理了一些校园网项目，给自己积累了一些经验。2003 年，突如其来的"非典"却让我意外被"隔离"了，那段时间让我静下心思考了许多。不满足于现状的我想去互联网行业闯闯，却没想到意外地走进了医信行业，开启了自己的 HIS 人生。

初次接触 HIS

我毕业后回到高中母校工作，它就在宝坻区人民医院（以下简称医院）对面，两个单位关系密切，好多教师的爱人就是医生或护士。那时候每到下班时间，许多年轻的医生就来学校的操场踢足球，我也是个足球爱好者，年龄相仿的大家逐渐变成了朋友。和医院 HIS 的真正接触出于偶然。刘克文老师和朱长喜老师既是我的老师又是我的同事，2000 年以前，他们就用 FoxPro 给医院开发了一些收费计费程序，包括影像报告程序和病案首页管理程序。

2001 年以后，医院上了 HIS，但原有的 FoxPro 程序还在使用。2004 年上半年的一天，医院的朋友打来电话说有个系统需求需要修改一下，比较急，问我能不能帮忙看看，就这样我与医院 HIS 有了第一次接触。帮助朋友解决完问题，我没太在意，当时学校正在建设新校区，朱老师正带领我们规划和建设校园网，我也在不断努力学习网络相关的实践知识。学校搬到了新校区后，我组建了家庭，工作趋于稳定。2004 年下半年，我和张东辉老师为医院建设了官方网站，到了 2005 年 4 月，医院的王广舜院长找到我，询问我愿不愿意到医院负责信息化建设工作。通过与王院长的接触，我深深为这位长者渊博的学识和长远的眼光折服，于是我于 2005 年 8 月入职医院，开始了真正意义上的 HIS 人生。

系统升级改造

我入职后遇到的第一个问题是 HIS 由于长期缺少运维而运转缓慢，据医护人员反馈，医嘱生成时间久，严重影响了医疗业务。由于刚接触，我还不熟悉具体的医疗业务，软件公司没有售后服务支持，只能通过 SQL 追踪器发现存在大量运行时间特别长的 SQL 语句。经过分析，这是因为医嘱生成时对费用明细表和执行信息表进行了大量插入和查询操作，这两个表单记录的数据条数基本超过千万，从系统上线至今产生的所有数据都在这两个表里面，再加上当时的服务器是 HP LH 3000，硬件配置也不够好，做关联查询时自然会变得非常慢。幸运的是，我发现数据库服务器每天有一个作业任务，它的作用是把门诊超过 90 天的明细记录迁移到另外一个表，我就借鉴这个思路，编写新的作业任务，把出院超过 90 天的患者的住院费用明细表和执行信息表全部迁移到另外的表，暂时解决了这个问题。问题的解决，让我不但与软件公司取得了联系，也得到了临床一线人员的初步认可。

回顾当初，有很多 HIS 公司的实施都不够规范。当时药房有三个程序：一个用于请领，一个用于发药，一个用于盘点。据说，它们是不同工程师设计的。我想住院系统变慢，很可能是当时实施工程师没有做住院数据迁移任务引起的，这种情况也算正常现象。随着工作逐步稳定，我对医院信息化现状作了一个评估，发现医院规划建设新的门诊住院楼时，存在着信息化基础设施不完善、信息化建设规划目标不明确、全院职工整体信息化能力不足等一系列问题。针对这些问题，我虚心向同行请教，认真向信息化建设先进的医院学习，结合医院实际拟定了医院信息化建设中长期规划，并在院务会和党委会上作了专题汇报。现在看来，这个规划有太多不完善的地方，但鉴于当时的认知和能力水平有限，它还是有一定现实意义的。

在获得院领导特别是王院长的认可后，我目标明确地推动了一系列的工作：2006 年，重新规划医院网络架构，对核心交换机和服务器进行升级改造；2007 年，对医院 HIS 进行升级；2008 年，推动门诊医生站上线；2009 年，结合新楼投入使用，推动住院医生站和 LIS 的升级改造；2010 年，改造建设新的中心机房，推动超声系统投入应用；2011 年，推动 OA 系统和官方网站改造；2012 年，推动电子病历系统和 PACS 系统投入应用。

回顾那个时期，我心中充满成就感，很多事都是从无到有，信息中心工作人员也从只有我增加到 6 个人。很多经历让我印象深刻。那是一个夏天的星期天，一早天空就特别阴沉，那时候医院 C 区还没有改造，就怕打雷下雨，果不其然，午后就开始下大暴雨，没一会儿医院就来电话告知我住院部断网断电。当时，雨下得特别大，因为事情重要，医院派了一辆救护车来接我，这是我第一次坐救护车，街上的水没过了小腿肚子，所以印象特别深刻。我抢修完毕后清理发现，雷击损坏了 13 台计算机和 2 台交换机，还有 1 台医疗设备，从那以后在我的建议下，医院后勤部门加强了防雷击措施。

早期的系统维护，好多都是直接写 SQL 语句操作数据库。有一次我在测试数据库时无意间在正式业务数据库上运行了一个删除语句，之后电话就被打爆了。我想这样的事，大家可能都经历过，但当时那大汗淋漓的感觉我至今记忆犹新。住院系统升级过程中，原来 PB 程序实现的交叉报表非常简单，新 HIS 的报表工具实现交叉报表却有些困难，临床对总表还是希望保持原来的习惯，当时我跟 HIS 工程师讨论了好久都没有好的解决办法。实施期间我和工程师住在医院，两个人研究到了凌晨 3 点多，终于解决了这个问题，那个兴奋劲儿我至今印象深刻。

2009 年医院新大楼投入使用，当时的网络布线还是由建筑方负责，投入使用前我一直觉得综合布线不会出问题，到实际配置的时候才发现网络布线或多或少存在问题，可距离投入使用只有 72 小时，这 72 小时我和同事们几乎不眠不休，确保投入使用前所有网络都保持正常。这件事让我深刻明白到，不可盲目相信任何厂商的承诺，凡事一定亲自确认无误。医院要求，在推动电子病历系统实施过程中，要保证尽可能减少对临床工作的影响，我们拟定的实施计划是一个学科接一个学科地推动，这样的计划，软件公司是很难同意的，哪怕一周一个学科也得好几个月才能完成，所以就由医院出工程师负责实施。实施期间崔金广老师一直没有休息，连婚假都取消了，这样的奉献精神让我感动，因此印象特别深刻。

自主研发阶段

有一段时间业内的普遍看法是，各种业务系统投入使用以后，信息中心保证各个系统正常运行即可，这样就可以进入平稳期，也不会有那么多工作任务了。2013 年以后，随着医保政策的深入改革和各种信息技术的飞速发展，各个业务系统暴露出了许多与医院管理不匹配的问题。信息化建设如何成为医院发展的重要支撑，是现实给我们提出的新问题。那时候我们还是很困惑的，看不清发展的方向，只是宏观上感觉信息化建设与医院发展速度不匹配。2013 年，我们困惑了一年，其间也频繁与 HIS 公司深入交流和探讨，尝试了外包开发等多种方式，最后都没有成功。也是这一年，医院为信息中心招聘了 3 名新员工，年轻人的到来让我们萌生了自主研发的想法。几个老同事多次讨论这个事，大家争论得很激烈，最后以一个诺基亚 E72I 为代价（争论过程中，把它摔了），初步确定了走自主研发的路线。在向院里汇报的时候，院领导为大家明确了"总体规划，分步实施，核心自研，适度超前"的原则，自此医院开始了自主研发 HIS 的历程。

2014 年，我们陆续把新招聘的年轻人组织起来，组建了开发团队，先摸索学习开发技术，选择开发工具，外聘架构师，确定了开发路径。跟架构师第一次见面的时候，我开车去火车站接他，那天漫天大雾，原本一个小时的路程整整走了半天，似乎也预示了我们开发的过程：只要瞄准了方向，走下去，肯定能到达目的地。

经过 3 年的努力，医院从门诊信息系统做起，再到住院信息系统的替换，把原有的 HIS 全部替换成自主研发的业务系统，同步推动了 HRP 的上线工作。在此基础上，我们讲究快速迭代，率先在全市推出聚合支付，开发自助机程序，上线互联网医院小程序。疫情防控期间，医院第一时间推出入院登记、一键核酸等系统模块，有力地支持了抗疫工作。我们陆续取得多项计算机软件著作权，发表了数篇论文，多次获得了全国卫生行业网络安全技能比赛奖项。这一切都是整个团队坚持学习、努力付出、不懈奋斗的结果。

其间发生了很多有意义的事。有一次因为攻克了一个技术难题，我们晚上驱车 100 公里去聚餐，分享成功的喜悦。团队每年都组织去蓟州区盘山举行爬山比赛，坚决不能乘坐缆车，留下了"风太大"的趣事。团队组织了各项体育运动，让大家保持强健的体魄，更好地投入信息化建设工作中。我们团队其间不断有新鲜血液加入，也有元老和老将离开，有去影像科做技术管理的，也有去设备处做管理工作的，最遗憾的是 2019 年陈老师因为心肌梗死永远地离开了我们。

感谢、感动、感悟

2019 年 11 月，按照上级安排，我离开了信息中心这个团队，转而负责医院的行政后勤管理工作。退出信息中心工作群的时候，我很沮丧、很难受、很心痛，却也不得不接受上级安排，但我自始至终都认为我是信息中心的一分子。2023 年，我参加了 CHIMA CIO 培训班第一期，担任第二组组长，和业内同人进行了面对面的深入交流，深感这种培训方式有助于培养更多医信人才，可以推动医疗信息化的长足发展。

感谢这么多年来医院领导对我的鼎力支持，感谢同行老师的帮助教导，感谢信息中心全体同事的努力。我被信息中心的同事奋斗一夜保证正常开诊的行为感动，被他们坚持学习、不断提升的精神感动，被他们团结协作、互帮互助的氛围感动。我从事管理工作后也没有离开信息化建设的战场，而是以更宏观的视角去审视信息化、推动信息化。相信医疗信息化会发展得越来越好，我也将继续我的 HIS 人生。

同医院 HIS 一起成长

宁夏医科大学总医院　马利亚

1999 年 7 月，我大学毕业后入职了宁夏最大的一所医疗机构——宁夏医学院附属医院。该医院 2008 年更名为宁夏医科大学附属医院，2010 年更名为宁夏医科大学总医院（以下简称医院）。

信息孤岛时代

到医院后我进入了统计室工作，当时医院正在建设第一套全院级网络，医院的信息系统仅有门诊的收费系统和住院的结账系统，是当时统计室的肖军老师研发的，挂号采用手工撕票的方式，并没有相应系统。和我同一年进入统计室的还有马小英和王春杨。当时医院的统计室隶属于科教科，是一个班组，仅有 5 个人，负责人是丁慧敏老师。我接到的第一个任务是面向全院的医护人员开展 Windows 操作系统和 Office 软件培训，当时医院的职称晋升需要计算机相关证书。我们建立了基于局域网的培训练习环境，给每天下班后前来上课的医、技、护人员进行培训、辅导，这让我一下子认识了医院的很多同事。

最初我院的计算机客户端也就几十台，当时使用的操作系统是 Windows 95，每次安装操作系统都需要用 3.5 英寸的 DOS 引导盘，才能用光盘进行安装，而且每次安装操作系统差不多需要 1 个小时的时间。全院的客户端维护，我们 3 个人轻松搞定。

2004 年，医院成立了信息中心，从统计室独立出来，仍隶属于科教科。信息中心的第一任主任是李振叶，现在也是国内知名的医院信息化专家。信息中心一共有 5 个人，后来一位叫巫新玲的工程师去了质控办。

我负责的第一套信息系统是医院的 LIS。当时检验科购置生化设备时附带了一套检验系统，我记得是一家叫雅仕杰的北京公司做的，很显然这是个信息孤岛。我们当时没有统一的信息机房，检验科就在楼道里找了一个很小的房间放置服务器，一到夏天房间温度很高，没有通风及降温措施。有一次服务器硬盘坏了，系统崩溃了。当时的系统没有容灾备份机制，我着急坏了，一个人忙上忙下，紧急购置了硬盘，重新安装操作系统、数据库，用了差不多两天才恢复了系统应用，其间只能手工发布报告。那个时候一个工程师负责某个软件系统运维，要从服务器、网络、数据库到程序安装全程负责，现在想想工作是挺全面的。

2004 年为了配合新的门诊系统投入使用，医院上线了东软的门诊收费、挂号系统，住院系统未能如期上线，这个阶段各科室依然是每天由护士送各病区患者记账单到住院处，通过手工录入账单进行计费，其他所有业务也都处于手工办理状态。本年度医院信息中心陆续招了 5 个人，我们的队伍壮大到 9 人。

第一代全院级 HIS 的诞生

到了 2006 年，医院决定要全面开展信息化建设工作。信息中心面向全国邀请了东华、东软等多家 HIS 公司来我院演示。此时，我们面临的第一个问题是选择什么架构，当时国内大多数医院还是用的 C-S 架构，但我们隐约看到了发展的趋势，大胆选择了 B-S 架构的 HIS，并且是以电子病历为核心的全院级信息系统，当时东华在全国大型三甲医院实施的案例也不是很多。我们面临的第二个问题是 LIS 是否需要单独建设，因为在全院级信息系统建设之前，检验科已经建设了自己的 LIS，所以担心东华的 LIS 能否做好，为此我们去了北京安贞、上海同济等医院进行考察学习。医院最后的结论是要建设全院一体化的信息系统，消除信息孤岛，在同等条件下，最好选择同一家公司的产品，所以我们采用了东华的 LIS。后来很多年的建设实践也证明这个选择是正确的。

医院非常重视第一套真正意义上的全院级信息系统的建设工作，因为当时临床系统信息完全是手工录入的，涉及面广，医院从内、外科各抽调了 2 名医生、2 名护士，以及 1 名药剂科人员、1 名财务人员到筹备组工作，一直到门诊系统上线。我们一起工作了五六年，建立了很深厚的友情，后来 1 名护士和 1 名医生留在了信息中心工作。经过三年多的筹备，2009 年 9 月住院系统上线了，2011 年 7 月门诊系统上线了。在这个过程中，我都是作为主要负责人全程参与项目的建设。2011 年门诊系统上线时，我带领信息中心同事和东华公司的工程师在门诊驻扎了一个月，直至系统稳定运行。

2012 年我成为信息中心的副主任，配合李主任管理软件组。2011 年至 2014 年是医院快速扩张的时期，医院信息系统陆续覆盖了心脑血管病医院、肿瘤医院、康复定点合作医院、口腔医院。随着医院的跨越式发展，医院的信息化建设也有了长足的进步。信息化业务从门诊到住院，实现了电子病历、电子处方、排队叫号、药房药库的全面覆盖，初步形成了以电子病历为核心的医院信息系统。在这个过程中，信息中心的队伍迅速发展，到了 2016 年高峰期拥有 43 人。2016 年我们通过了电子病历四级、互联互通四级甲等测评，是当时西北地区第一家通过互联互通四级甲等测评的医院。

基于集成平台，以电子病历为核心的医院信息系统时代

2016 年年底，李主任要去澳大利亚访学 1 年，医院决定由我主持工作。访学结束后，2018 年李主任调离医院，去了厦门发展。2018 年，医院申报了国家疑难病症诊治能力提

升工程，其中一项建设任务是医院信息系统升级。

到了 2018 年，医院各类信息系统已达 69 套，计算机终端达 3087 台，同时国家发布了《全国医院信息化建设标准与规范（试行）》，明确医院信息化的建设内容和建设要求。医改各类文件规范要求陆续发布，医院内部的管理需求不断涌现。电子病历评级标准也将数据质量（信息质量）内容纳入考核之中。此时，医院信息化建设迎来了新的挑战和机遇。

但是，当时的信息系统在架构体系、标准体系、功能完整性、应用体验、管理支持等方面跟不上日益增长的患者服务、临床应用和管理分析的需求。治疗组管理、手术分级管理、床位集中管理、日间手术管理、医保监控、DRGs 管理、病案自定义统计报表、分级诊疗、一卡通管理等系统缺失。数据利用率不能满足日益精细化的管理需求，数据准确性也有待提升。

医院决定主要对标《全国医院信息化建设标准与规范（试行）》《电子病历系统应用水平分级评价管理办法（试行）及评价标准（试行）》《医院信息互联互通标准化成熟度测评方案》，结合多轮调研形成的建设需求，进行方案设计，经过多轮专家论证，修改完善后形成了最终的信息化建设方案。2019 年 9 月，医院完成项目合同招标工作，制订项目实施计划，召开全院系统升级启动会。

HIS 升级是一项庞大的工程，项目正式启动后，医院成立了项目组，制订了调研计划，进行了全院管理部门、临床科室前期调研沟通，收集并汇总了需求。根据业务系统的功能，我们将 100 个业务系统模块分为四期进行上线升级。其中重头戏在第二期，涉及系统管理平台、基础数据管理平台、门急诊诊疗服务、住院诊疗服务、电子病历等 82 个主要业务系统模块。我们严格依照升级计划，2019 年 9 月 1 日至 2020 年 7 月 25 日，完成了数据准备、系统部署实施；2020 年 4 月 20 日至 7 月 25 日，完成了全院 5452 人次医护人员的培训、系统联调测试；2020 年 7 月 28 日至 10 月 31 日，完成了总院及心脑、肿瘤、口腔分院系统的上线工作，其间我们将 37 个异构厂家各类接口平滑迁移至服务总线，完成临床数据中心 86 项字典数据导入工作。平台服务数量达 311 套，每日消息量达 500 万条以上。2019 年年底，HIS 升级的同时，医院启动了智慧服务项目；HIS 切换时，我们同步实现了面向患者线上服务的无感切换。

HIS 升级项目从需求调研、数据准备、二次开发、培训、联调测试到实施上线，经历了 18 个月。信息中心的每一个工作人员都得到了历练和成长。2023 年年底，医院已经拥有了近 200 套各类业务系统，客户端达 5000 余台。

结　语

1999 年至 2023 年，整整 24 年的时光，我经历了医院 HIS 从无到有、从简单到复杂的全过程，见证了医院跨越式、高质量发展的全过程。实践证明，信息化在医院发展中的作用至关重要，它不仅提高了医疗服务的效率和质量，还为医院的管理和决策提供了强有力的支持。医院信息化是一个持续发展的过程，需要不断地投入资源进行维护和升级。同时，医院需要关注新兴技术的发展，如云计算、大数据、物联网等，以保持其信息系统的先进性和竞争力。

我坚信，医信人员要做好医院信息化建设工作，不仅需要过硬的专业知识和强大的沟通协调能力，还需要伟大的情怀，持续在这个领域精耕细作，砥砺前行。

路虽远行则将至，事虽难做则必成

锦州医科大学附属第一医院　刘永伟

从校园走进医院

1999 年，我就读计算机科学与技术专业本科，出于对计算机网络的热爱，大三时我拿到了 Microsoft 的 MCSE 认证、思科的 CCNA 和 CCNP 认证。大四时我进入校办企业实习，在侯传军老师的指导下独立完成了锦州师专校园网组建，包括搭建 E-mail、DNS、流媒体和 WSUS（内网系统补丁）服务器。2003 年毕业后我入职校办企业，学习的业务从网络工程到复杂信息系统集成，从 Visual FoxPro、Microsoft Access 单一数据库到 Microsoft SQL Server 双机热备，再到 Linux + Oracle RAC 和在 AIX 上部署 TSA + HADR。在各位老师的帮助下，我的技术得到了很大进步，如果不出意外，我可能就一直这样干下去了。直到 9 年后的一个电话改变了我的人生轨迹。

2012 年初的一天，我接到大学同学的电话，锦州医科大学附属第一医院（简称附属一院）信息科招聘工程师，同学问我有没有兴趣试试。招聘信息写着，附属一院招聘合同制工程师，要求有实际工作经验，待遇还不错。开始我比较犹豫，我是个不善于交流的"技术控""理工男"，担心难以融入医院这个以医护人员为主的单位。可是从未来发展的角度考虑，医院工作相对稳定，而且附属一院是省直属医院，平台和资源更有利于我今后的发展，更重要的是人的生老病死都离不开医院，在医院工作可以让我增长见识、开阔思维，能获得更好的人脉资源。经过家人的鼓励和自己的考虑，我在附属一院网站的招聘页面投了简历，接下来就是等待医院的通知。

经过笔试、专家组面试，2012 年 5 月 28 日我成功入职，与我一同入职的有 5 人。按照我的工作经验和专业技术水平，部门负责人安排我负责医院机房、医院网络和网络安全。对于我来说，这应该是很轻松的工作，可实际工作起来却发现并不是这样，局部网络问题频发，"打环""IP 地址冲突"，甚至是"机房断电"等问题不断。没有调查，就没有发言权。我用一周的时间走遍了医院 16 栋楼 27 个配线间，发现机房、网络的问题比我想象的要严重，基本上是"三缺、三无、三乱"：缺少网络拓扑图，缺少机房强电和弱电的布线图，缺少线缆标签；无设备台账，无设备配置的备份，无专人管理。由于没有专人管理，机房、配线间管理乱，接线乱，线缆标识乱。摸了底，心里也有了底，我首先开始建立设备台账，保存现有设备配置文件，然后按照"万兆核心、千兆桌面"的标准，结合实际业务情况重新进行网络规划：

（1）内网改静态路由为动态路由，2 台核心交换机和 16 台汇聚交换机全部启用 OSPF 动态路由。

（2）汇聚主交换机改单路光纤连接为双路光纤连接，并启用 VRRP 协议上连；所有汇聚机房机柜改双路供电为一路不间断供电（UPS），一路市电；汇聚交换机全部使用双电源，接入交换机尽量使用双电源。

（3）所有网络设备光纤全部改为单模光纤，逐步淘汰多模光纤及模块，服务器电口千兆网卡逐步改为电口千兆连接（或者是万兆电口连接），HIS 核心数据库服务器暂时不动，还是使用多模光纤连接。

（4）所有接入交换机与汇聚交换机取消堆叠和级联方式，全部改为端口聚合方式连入汇聚交换机。

（5）每个接入交换机使用一个 VLAN（出院结算、财务收款等单独做 VLAN），尽可能减小 VLAN 的范围。

（6）校准线缆标识，每个配线间重新理线，没有使用配线架的一律安装配线架和理线器，配线架到接入交换机的跳线停止使用"手打线"，全部换为成品跳线，跳线和配线架停用手写标识，标识全部用标签机打印后粘贴，同时完成房间信息点到配线间的接线图纸，如果原来有 CAD 图纸的则直接标注，没有图纸的则画出布线示意图。

（7）统一规划内网网段，网络设备管理和服务器使用固定 IP 地址，遵循统一命名规则，终端电脑通过 DHCP 服务器自动获取地址。设置内网校时服务器（NTP），所有设备与其进行时间同步，服务器操作系统尽量使用 Linux。

规划做完后，我向部门负责人和主管院领导汇报，由于第（1）~（4）条改动太大，还有可能影响业务，领导决定等到网络升级时实施；第（5）~（7）条对全院影响不大，最多影响一栋楼，可以先实施，第（7）条中现有业务服务器 IP 地址不动。在科室负责人的支持下，我协调全科 12 名同事，两人一组，每组负责一栋楼，在尽量不影响临床业务的前提下用了差不多一个月的时间完成计划的全部工作。这也为即将到来的全院网络设备升级打好了基础、做好了准备。

2012 年 6 月中旬，网络升级项目启动，我们用两台 DCRS - 9808 替换原有的 RG - S8606 和 DCRG - 7604 作为内网核心交换机，RG - S8606 继续作为外网核心交换机，汇聚交换机全部替换为 DCRS - 5960，接入交换机全部更换为 DCS - 5750e 和 DCS - 3950。2012 年 7 月末，虽然有点小意外（一批网络线缆不合格，其导线材料使用的不是铜而是细铁丝，导致很多科室网络不通），但我们还是按照既定时间完成了所有工作，彻底解决了"三缺、三无、三乱"问题。同时，在院领导的支持下，我们对主机房的配电系统做改造，对汇聚机房的 UPS 做优化升级。在整个项目中，我充分发挥自己的专长，从整体设计（网络系统、配电系统）到实施，再到项目验收，基本是我带领科室人员独立完成的。

从工程师到部门管理者

2012 年 9 月 22 日，周六，沈阳深秋的小雨已经令人感受到冬天的临近。上午我刚刚参加完一级建造师建设工程经济考试，中午休息的时候接到院人力资源部电话通知，让我准备接任信息工程部临时负责人，下周一完成交接。我就这样成了部门的管理者。

周一，交接还算顺利。科室的老主任郑姨把自己负责的工作和科里同事的基本情况向我做了介绍。郑姨是退休后又返聘为科室业务指导主任的，主要负责科室绩效奖金发放，平时大家遇到问题都会找郑姨帮忙分析处理。在相当长的一段时间里，郑姨给了我很大的帮助。

从人入手，第一次开启末位淘汰

接手后没有多久，我就被层出不穷的问题搞得"头大"。一是业务问题：

（1）HIS 每天上午 8 点半至 10 点半经常出现数据库"死锁"，每到这个时间段，科里的电话经常被临床科室"打爆"；

（2）院领导和管理部门需要的各种管理报表、上报数据响应不及时；

（3）有部分项目由于厂商和需求变更等原因长时间没有验收。

二是科室管理问题。科室人员工作积极性差，老员工的问题尤其突出。但最主要的问题还是我进入医院时间短，对医院业务流程不熟悉，对 HIS、电子病历等系统不熟悉，千头万绪不知道如何"下手"。

我原来学的项目管理理论和实践经验，在现在的岗位上感觉完全不够用。面对问题，我决定还是沉下心来先调研，经过一段时间的调研（主要是找科室人员、驻场工程师、临床医护人员等谈话），我觉得应该先解决科室"人"的问题，遂向院里提出三个申请：

（1）申请增加科室人员绩效奖金，综合奖金系数由原来的 0.8 提到 1.0，以提高大家工作的积极性；

（2）对科室人员进行摸底考核，最好能建立排名和末位淘汰机制，以此触发大家的工作紧迫感；

（3）适当地引入一些专业技术水平强、有一定工作经验的人员补充科室力量。

在院领导和主要管理部门的支持下，很快我的三个申请都得到了落实，科室所有人的奖金系数调整到 1.0，对新招聘的人员在试用期满后进行综合考核并按照排名实行末位淘汰，择优留用。把原来驻场的 3 名经验丰富、能力出众的工程师招入科室，还招聘到 1 名有大厂工作经验的网络工程师。当时，这些举措在一定程度上解决了科室人力和应对问题能力不足的问题，但是业务问题仍然没有解决。

第一个三年规划

经过一年的准备，按照医院发展要求，通过对现有问题进行归纳总结，我分别从网络机房安全建设、业务系统建设和科室建设三个方面做了三年（2014—2016 年）信息化建设规划，并在党委会上向院党委做了汇报，具体规划内容如下：

（1）建设医院统一的外网出口（不再允许科室自己开通宽带），内外网必须逻辑隔离，如果有条件的话尽量做到物理隔离。

（2）外网部署必要的安全设备，如防火墙、上网行为管理、网站防护等。

（3）新建 12 万平方米的门诊部与住院楼弱电网络和机房，由信息工程部主导，按照国家相关标准设计、实施和验收。

（4）如果继续使用小型机，建议使用 UNIX 系统配合 Oracle 数据库（原来用的是 Windows Server 操作系统和 Microsoft SQL Server 数据库），或者放弃使用小型机而改用 x86 服务器架构。

（5）对现有 HIS、电子病历等业务系统进行升级，从原来的 Windows SQL Server 数据库改为 Oracle 数据库。

（6）信息工程部建立相关科室管理制度。参照行业标准、国内同行做法结合科室实际工作内容进行定岗定编，制定岗位管理制度。按照工作能力、工作完成质量和临床满意度等计算科室二次绩效。

（7）对一些重大项目（合同金额大于 100 万元的）引入信息项目监理，请监理单位协助对信息项目进行管理。

（8）对医院主要业务系统进行安全等级保护测评和备案。

院领导们听了我的汇报后，不但给予肯定，还提出进一步要求：要把"人、财、物一体化"系统建设和办公"无纸化"建设纳入整体规划中。

按照规划目标，我们计划在 2015 年完成 HIS 的升级改造，同步完成门诊、住院电子病历结构化建设和以财务、预算、运营为核心的"人、财、物一体化"系统建设。时间紧、任务重，很多现实问题摆在了我们面前：是在原有系统上升级，还是更换新的系统？是医院自主研发，还是购买厂商成熟的产品？是继续与原有厂商合作，还是引入新的厂商？到底什么样的 HIS 和电子病历系统适合我们医院呢？以财务、预算、运营为核心的"人、财、物一体化"系统应该怎样建设？建成后应该达到什么样的效果？为此，书记、院长不但带领信息、医务、护理、门诊等多个部门到全国多家信息化标杆医院参观学习，还邀请行业内市场占有率较高的公司到医院进行方案交流。通过参观、学习和反复方案论证，我们决定采用购买成熟产品的方案，即以 HIS 和电子病历系统为主，购买业界市场占有率高、服务口碑好的产品进行集成。有国家部属医院、辽宁省属医院成功项目案例的，并且在辽宁地区有实施和运维团队的公司优先考虑。

第一次升级 HIS

2013 年 12 月，我们完成 HIS、集成平台、临床数据中心、电子病历系统、"人、财、物一体化"系统招标工作，分别进行 HIS、电子病历系统和"人、财、物一体化"系统建设，并计划在 2015 年 10 月完成它们的上线，2018 年 8 月完成集成平台上线，2018 年 10 月完成历史数据清洗，临床数据中心上线。

现在回想起来，作为项目负责人的我，那时真是"无知者无畏"，刚刚入职一年多，还没有摸透临床业务流程就敢对多个厂商的业务系统进行集成，还没有对财务、预算、库房（药品、耗材）管理有深刻的认识就敢推动"人、财、物一体化"，还没有统一科室人员思想……太多的"还没有"注定上线的过程是痛苦且不堪回首的。

经过一年多的准备，2015 年 10 月 1 日，HIS、电子病历系统和"人、财、物一体化"系统同时上线。没有想象中的美好，这是一场炼狱般的考验。三个顶尖的团队和产品，如果没有一个很好的领导者，那么组合起来未必会产生大于"3"的效果。我们的第三方总集成商派驻现场的项目经理虽然对 HIS 很熟悉，但是对电子病历系统和"人、财、物一体化"系统并不是很熟悉，加上信息工程部和相关职能管理部门人员参与度都很低，导致所有上线前的准备工作看似都做了，但是效果"不敢恭维"。例如，上线前基础字典参考用的是北京大学人民医院和朝阳市中心医院的混合版；进行药品、耗材库盘点时发现实物与账目严重不符并且相差很大；系统上线前只是简单地测试了基本业务流程，并且大部分是工程师测试的，临床医生根本没有参与测试，只有部分护士参与测试。总之，就像李晓莉主任说的"简单的住院流程倒是磕磕绊绊地还能进行下去，稍微有点特殊情况，系统就立马罢工，现场的项目实施人员一人负责一个科室，帮医生下医嘱、帮护士执行医嘱，每天就是不停地道歉、应急"。病区打电话、门诊收款打电话、急诊重症室打电话基本上是责怪和催促的口吻，工程师一直找不到原因，只能不断地道歉。

我和科室大部分同事当时的工作就是不断地从一个科室到另一个科室去安抚，赔礼道歉，向医生、护士、患者解释。整个上线期间院领导给予我们部门和项目团队莫大的鼓舞和信任，这是支撑我们的根本动力。上线 1 周我只睡了 10 个小时，上线 1 个月没有回家，近 1 年基本没有晚上 9 点前下过班，也是从那时起，我对临床业务流程有了深入了解，对自己的不足认识更加深刻，也更加迫切地想找到一个标准或者方法来对多系统集成进行衡量。

2016 年 10 月，HIS、电子病历系统和"人、财、物一体化"系统上线一年多，整体趋于平稳，基本能够支撑医院的临床业务。电子病历系统运行最稳定、临床反馈问题最少，"人、财、物一体化"系统主要还是初期账目与 HIS 的初期账目的对账问题，但支撑日常工作基本没有问题。问题最多的是 HIS，我们使用的是 6.0 版本，采用"数据库—中间层—应用层"三层架构，应该是该公司全国第一家用 Oracle 数据库与三层架构的医院客户，数据库服务器采用两台惠普 DL980G7 外接共享磁盘阵列，使用 NEC 双机高可用集群软件实现数据库双机热备，中间层建立在 4 台惠普 DL580G8 与 16 台惠普 BL460cG9 刀片服务器搭建的虚拟化服务器上。"数据＋处理＋呈现"是当时比较火的软件架构，但其并没有给我们带来设想的结果，就像薛万国老师说的："应用开发人员不应该对软件架构如此热衷。因为 30 年来，软件的逻辑架构没有变。'数据＋处理＋呈现'过去是在一台机器上运行，现在是把它分布到不同的机器上而已，架构没有变。但这种变化带来了软件系统性能变慢、系统复杂性增加的问题，增加了系统开发和维护的难度和成本。"

经过一年多时间的运行，我们发现 COM ＋、JBoss 这些中间层服务器经常莫名出现问题，工程师通过日志很难找到原因，最直接简单的处理方式就是"重启"。有时候我们笑称"重启"能解决医院信息系统 80% 的问题，后来这个比较"万能"的解决办法被临床医护们掌握得很好，他们通过"重启"解决终端电脑大部分问题。

按照整体建设规划，我们应该启动集成平台和临床数据中心建设工作，但是此时我们对集成平台和临床数据中心的概念不是很清晰，对建设标准和目标不明确，临床医护对 HIS 的满意度也很低。经过项目组讨论，我们决定放慢项目进度，先充分思考，考虑成熟再继续实施。先积极与临床科室沟通，收集临床反馈，不断改进 HIS，保障系统稳定性的同时，对系统不断进行优化；然后找一个建设标准对 HIS 建设情况进行整体评价。

主管院领导了解我们的思路后，鼓励我们"走出去、请进来"。向国内信息化先进的标杆医院学习，请行业内专家大咖来医院指教。在主管领导的支持下，我带领科室的业务骨干通过查找资料文献、了解各个厂商的技术方案、积极参加 CHIMA 大会等方式不断学习，但这样获取的知识都很碎片化，存在很多认识的误区与盲区，我们迫切地想找个专业的培训班系统地、有针对性地学习。

很幸运，我结识了中国医大一院邵尉主任，邵主任建议我到北大 CIO（信息总监）班去学习《医院信息互联互通标准化成熟度测评方案》和《电子病历系统应用水平分级评价标准》这两个标准，用这两个国家级的行业标准来对我院信息系统和应用做一个综合评估。经过对行业标准的自主学习、参加标准的宣讲会、请专家到院指导，我对标准有了比较深刻的认识，也明确了建设集成平台、临床数据中心的目标。为此，我们经过综合评估论证，决定先解决多系统集成数据字典统一的问题，再联合业务管理部门，按照十大角色要求，结合内涵管理对临床业务流程进行梳理，主要是梳理业务质控点、闭环管理等内容。

按照这个思路，我们制订了"两步走"计划：第一步，对标互联互通标准化成熟度四级甲等要求，完成集成平台、主数据、患者主索引建设，明确交互服务，利用新大楼机房建设的契机，完善信息基础建设，加强网络安全建设；第二步，对标电子病历系统应用水平分级的四级要求，请院级领导帮助协调，由医务部主导，以内涵管理为系统建设出发点，按照标准要求对各个角色逐项梳理业务功能点、医疗质控点、安全风险点等，对已有的、临床反响比较大的系统功能模块进行优化，对没有的业务系统和缺失的功能点进行购买和完善。计划报主管院领导批准，并经院党委会通过后执行。

信息工作终于得到临床认可

经过近两年的努力，2018 年 7 月，我们通过医院信息互联互通标准化成熟度四甲评审专家现场测评；2019 年 8 月，通过电子病历系统应用水平四级现场专家测评。通过这两次测评，信息工程部与医务部、护理部、临床科室深度沟通、默契配合，不但让职能部门对信息工作有了更加深入的了解，还扭转了临床医护人员对信息工程部的看法，临床医护人员开始用信息化思维思考问题，站在信息化角度提出临床系统需求。两次测评的顺利通过，让院领导更愿意使用信息工具，"让数据说话，参考数据管理"更是深入医院日常管理中。最重要的是，这提振了信息工程部人员的士气，让大家体会到自身价值所在。

有了信息互联互通和电子病历系统应用的基础，在门诊部、护理部的帮助下，我们重构了患者门诊、入院、出院流程，减少患者就医不必要的等待时间，尽量让患者少走冤枉路，先后推出"诊间缴费""预约出院""一站式预约"等便民就医举措。2020 年，我们与心电中心和外联部建成了覆盖县、乡、村 71 家基层医疗单位的远程心电诊断平台，完成 4.5 万例常规心电诊断、3000 多例动态心电诊断，及时抢救数名突发心肌梗死患者。患者在基层只需用身份证（或者健康卡）实名就医，我院医生就可以通过平台调阅患者历次就诊记录。2022 年，我们与重症医学科共同申报并完成"5G + 远程重症监护"省医疗健康应用试点项目，该项目顺利经过省工信局验收，并被推荐给工信部和国家卫生健康委。2020—2022 年，配合病历质控部门连续三年做好"国考"数据整理上报，2022 年我院在国家排名中进入"A"行列，在辽宁省所有三甲医院中排名第五。

弹指一挥间，经历过，努力过，在成长。"十年磨一剑，梅花香自苦寒来"，从 2014 年开始我陆续参加了一些集中培训：HIMSS 培训、北大 CIO 班、HIT 专家网 CIO 班、CHIMA CIO 班、知南课堂等。通过培训，我对如何做好医院信息化执行人有了更深的认知："凡事预则立，不预则废。"规划顶层设计是医院信息化建设的基础；"何意百炼钢，化为绕指柔"，学会横向、纵向沟通，获得院领导、管理部门和临床的支持，可以助力项目顺利实施；"一个好汉三个帮"，做好科室管理，合理分工，优化绩效考核方案，锻炼新人，培养科室后备力量，是项目和日常工作的保障。

结　语

工作像陀螺，一旦转动起来就很难停下来，我即将迎来自己的第二段 HIS 人生。"路虽远行则将至，事虽难做则必成。"感谢附属一院的领导和同事给我这么好的工作平台和日常支持；感谢 CHIMA 和王才有老师，感谢北大 CIO 班和姚乐老师，感谢 HIT 专家网和朱小兵老师，感谢知南课堂和路健老师，感谢你们给了我学习的平台使我能够有幸结识医疗信息圈的大咖们；感谢辽宁的同道伙伴们，特别是邵尉主任、张翔主任、牛铁主任、全宇主任、孙岩国主任、辛涛主任，你们是我初入医疗信息化的导师，指导我一点点成长；特别感谢我的家人，让我放开手脚工作，没有后顾之忧。医疗信息化之路虽然艰难重重，但是有这么多陪伴，真好！愿所有 HIT 人不忘初心，享受和书写自己的 HIS 人生。

与新一代 HIS 一起慢慢长大

郑州市中心医院　李晓莉

看了各位前辈的 HIS 人生，对大家丰富的 HIT 从业经历表示羡慕和敬仰。我虽然到信息科工作也快十五年了，但是真正意义上进入 HIT 这行，对医院信息化建设有比较深刻的认识，也就是近七八年的事，所以我一直认为自己还是 HIT 的一名新兵，是一名和新一代 HIS 一起慢慢长大的新手妈妈。

初识 HIS（2014 年以前）

2010 年，在我参加工作三年之后，我从郑州市中心医院（下称医院）人事科专业定岗来到了信息科，那时候的医院信息系统只需要简单支持收费业务，信息科的主要工作就是拉网线、维修打印机、进行简单的系统运维和数据查询。十个年轻人，有那么半年时间，每天除了简单的工作就是玩"三国杀"、自制角色牌，真的是"无忧无虑"呀！

2012 年 6 月底，随着医院发展的需要，住院非结构化电子病历开始上线，而我是 7 月 1 日开始休产假。2013 年 1 月上班之后，正好赶上医院上线门诊医生站，我作为项目负责人全面负责门诊医生站的项目实施工作。正是对于这个项目的管理，让我对 HIS 有了一个粗浅且初步的认识：HIS 就是把纸质的处方和病历文书，用信息系统展示出来。

从孕育到艰难出生（2014—2017 年）

随着医院逐渐发展壮大，集团化医院发展模式为医院带来了更多的机遇。2014 年，在一次中国院长大会上，我们的院领导班子参观了当时新一代 HIS 架构的系统展示，那时候有着德国血统的三个"一体化管理"（前后台一体化、集团资源一体化、医患一体化）理念和医院的发展战略完美契合，令我们"一见钟情"。经过多轮磋商和谈判后，我院与之确定了战略合作关系，医院项目组自此孕育而生。作为新手妈妈的我又小心翼翼地接过这个小小的"生命"，并负责让它在医院这个家庭中苦壮长大。

然而，生养过孩子的人都知道，对孩子的所有美好幻想都会在孩子出生后变成"一地鸡毛"。经过一年多封闭开发，新一代 HIS 就像是温室里的花朵一样，在移植到大自然之后，面对突如其来的风吹日晒就变得脆弱、不堪一击。现在回想起来，当时项目组人员就像一群新手父母，作为院方项目负责人的我，仅仅只有一次门诊医生站的上线经验，公司方项目负责人当时还是一个总监级别的工程师，但实际上我们对于 HIS 的经验也仅仅停留在封闭开发经验和一些其他行业项目实施经验上，更不要说其他项目组成员了。尽管项目实施方案很完善，看着很"唬人"，但真正实施时可操作性太差，成为标准的"可远观而不可亵玩焉"。举个例子，因为战略合作的内容有 HIS、HRP、电子病历、集成平台、临床数据中心、运营数据中心等内容，现在我们都知道应该先把主数据、集成平台、HIS、电子病历这些基础系统先上线，稳定之后再上线临床数据中心，但是当时我们是多个项目同时上线，院内基本的业务流程还没有完全搞清楚，基础数据还没有完全准备好，仅仅进行了简单的测试，就在一个分院进行上线试运行。简单的住院流程倒是磕磕绊绊地还能进行下去，但是不敢出现一点特殊情况，否则系统立马罢工。现场的项目实施人员一人负责一个科室，帮医生下医嘱、帮护士执行医嘱，每天就是不停地道歉、应急。当时 ICU 用的一个特殊的耗材，名字稍微有点长，系统报错，医嘱没办法执行。病区着急地打电话报修，工程师却一直查不出原因，护士着急地打电话抱怨："医嘱不能执行，患者死了你们负责呀！"工程师一个劲地道歉："是、是，我们的问题，我们负责、我们负责。"有那么将近一年的时间，我基本上未能准时下班，那时候我儿子大概才三岁，周末想带他去公园转转，结果三公里不到的路程，骑着电动车的我在路上停了五六次接电话，最后儿子忍无可忍，奶声奶气生气地说："妈妈，你们能不能换个好一点的系统。"这些现在被拿来调侃的事，饱含了我们当时多少的无奈和辛酸呀！厂家的项目经理换了一波又一波，从小到大都没和人吵过架的我在和工程师、项目经理的一次次吵架中对业务流程熟悉起来，自己也通过学习高级项目管理师课程，对项目管理有了更多体系化的知识积累和经验，HIS 也度过了它水土不服的幼儿时期，一切逐渐地回到了正常的轨道上。

自我学习和迭代，茁壮成长为新时代少年（2018—2021 年）

2018 年年初，经历了漫长的磨合期之后，全集团 5 家医院的门诊、住院业务系统全面上线。各系统基本能支撑医院的临床业务了，但是操作的易用性太差、临床满意度低，在每个月的行政科室考核排名中信息科总是徘徊在后三名，科室人员士气低下，获得感差。如何优化系统、提高临床满意度成为我们工作的重点和方向。一方面，我们加强科室人员分包联系临床，广泛收集临床反馈意见积极优化。另一方面，我们寻求行业建设及评价标准对医院信息化现状进行评估。也就是在这个时候，我接触到了《医院信息互联互通标准化成熟度测评方案》和《电子病历系统应用水平分级评价标准》，一接触到这两个标准我就眼前一亮，就像是之前养孩儿全凭自己琢磨，养得好不好也不知道，现在国家有了标准的像"九年义务教育"的培养体系和评价方法，我们可以就此对医院信息化建设现状做一个全面、客观的摸底和评价。经过对标准的学习、向专家请教、对照临床反馈意见，我们制订了评级工作"两步走"的战略规划，请示院党委决策后执行。当时，最突出的问题是信息系统孤岛林立，不同系统之间基础字典标准不统一、无法共享，所以我们第一步先对标《医院信息互联互通标准化成熟度测评方案》四甲标准，对集成平台、主数据、患者主索引、交互服务、网络安全等信息化基础建设进行一一规范，查漏补缺。对于已经有的做得还不到位的功能进行优化，对于缺失的功能进行补充，经过将近一年的努力，2019 年年初，我院通过了医院信息互联互通标准化成熟度测评的四甲评审，信息化建设得到了国家层面的认可，在院内大家也逐渐扭转了对信息化建设的负面印象。紧接着，第二步从临床业务内涵管理出发，结合电子病历应用水平分级评价标准的五级标准进行了临床业务功能梳理。这也是第一次以十大角色为视角、业务管理流程为路径，对 HIS 进行的全面摸底，看问题角度的改变也让我们能与临床操作人员感同身受。例如，以住院医生的角度，梳理患者从入院开始的每一步操作，包括医嘱开立能否剔除多余操作，传染病诊断能否在一个界面直接上报，病历书写能否直接插入检查检验结果，患者出院病历首页能否一键生成……系统的设计和完善只有站在临床人员角度考虑，改出来的功能才能更符合临床的工作习惯。再加上电子病历应用水平分级评价需要医务科、护理部的全程深入参与，需要从业务管理流程层面进行彻底的优化和多层次的培训，从而提升全院人员的信息化素养，让行政管理部门更加依赖信息化管理手段，让临床人员更加容易接受将信息系统作为提升日常工作效率的有效工具，所以系统各方面的使用满意度也一点一点地得到了改善。

当然，这个好的转变，还得益于院领导对信息化的更高期待和用"数字说话"的日常管理要求，赋予医院 HIS 更多的内涵和外延能力的提升。得益于新一代 HIS 的好基因以及从嗷嗷待哺以来的陪伴和一起成长，我们对 HIS 的每一个功能和流程都了如指掌，所以对于其他部门提出的需求能够更好、更快地响应。2019 年，医院在省内率先打造无痛医院、推进舒适化医疗建设，为此由麻醉科牵头成立了"疼痛小组"。但当时疼痛小组人员有限，有国外留学背景的麻醉科主任就提出通过信息化手段实现全集团疼痛集中管理的需求。我们当时查阅了大量资料，发现国内还没有类似的信息系统，所以就自己实现需求、画流程图，在现有 HIS 的基础上改造，用了不到两个月时间，就做出满足疼痛小组应用的"VPU 疼痛虚拟病房"模块，实现了疼痛小组对全集团手术患者进行分散收治集中化管理的需求，得到了疼痛小组、院领导的高度认可，也成为其他医院来交流学习的一个亮点。这样适应医院战略发展的故事还有很多，虽然信息科没有开发能力，但是对 HIS 的全面认识和把握使我们有了较大的控制权和自主权。

新一代 HIS 也在一次次的正反馈中逐渐地从遭人嫌弃的"后进生"变成了人见人夸的"新时代少年"。

不断汲取其他系统功能，让自己变得更加成熟与强大

"新时代少年"也无法做到十全十美，为了让医院这艘大船更快更平稳地航行，我们吐旧纳新，集众家之所长。在不断地汲取能量和精华之后，新一代 HIS 逐渐摆脱厂家的标签，真正变成我院的新一代"大 HIS"。我们以系统化思维方式，对于所有新上线的信息系统，以主要应用对象为出发点，从业务流、数据流两个维度进行梳理，通过信息系统间的数据互联互通，实现业务流程的全过程管理和展现。用户只需对业务进行操作，而不需要去辨别是用了哪个系统的哪个模块。

2022 年，我院成为第一批国家日间医疗质量规范化管理哨点医院，同时还是郑州市的日间手术管理质量控制中心。日间手术中心主任想让信息科帮他们对日间患者进行全过程管理，因为日间手术的准入规则要求以及后期的随访等特殊管理要求，在现有 HIS 基础上直接改造难度很大，我们评估之后决定引入第三方系统进行规范化管理。但同时，因为我院日间手术实行的是集中收治、分散管理的模式（即患者还是分散在各专业病区进行日常管理），所以又无法脱离住院医生站，而且还涉及预住院、手术预约、麻醉评估等流程，所以我们最终确定了以 HIS 为业务主线，以日间手术系统为数据归集点，并以专业规则为管理主线，以互联网医院患者服务主线为日间手术系统实施方案。实施路径明确之后，日间手术系统很顺利地上线运行。在没有增加临床医生工作负担的同时，实现了日间手术患者的全过程数据采集和质控，也提升了患者的就医体验。

所谓"海纳百川，有容乃大"，新一代 HIS 其实更像是一个业务平台，是一个承载医院业务流程、管理流程、服务流程的数据平台和内核，并以此为磁场源源不断地吸附和扩展能量，为医院的高速发展提供强大的能量支撑。

结　语

从 2014 年到 2024 年，十年时间，我从一位狼狈生疏的新手妈妈，变成了一名小升初孩子的家长；十年间，我从一名医疗信息领域懵懂无知的"新兵"，成长为一名提起专业就侃侃而谈的"老手"；这十年，我见证了儿子的成长、HIS 的成长、自己的成长和医院信息化建设的成长。所以特别感谢有这么一个机会，让我对过去的十年有一个总结和离线备份。从此，我整理行囊，与儿子、新一代 HIS 一起迈入属于他们的"中学时代"。

HIS 伴我成长

空军军医大学第二附属医院　尹小青

有人曾说过，"每一条路上都有出发的人，每一个人头上都有一方明媚的天空"。选择医疗信息化这个职业有些偶然，转眼间二十多年已过，在这个行业能生根发芽主要是因为内心的那份热爱。除了我个人的努力外，更多的是医院给了我成长进步的机会和平台，我心存感激。

初入 HIS 工作场，历练夯实基础

初次与医院 HIS 结缘是 2002 年，当时我还在开发区某个计算机公司上班，正负责某集团公司 OA 项目的实施及改造，公司的 OA 系统是基于文档数据库 Lotus 二次开发的产品。我爱人是空军军医大学第二附属医院（下称医院）的一名外科医生，我们住在医院的家属院，孩子 3 岁多，在上幼儿园。我们每天忙里忙外，感觉年轻就是资本。有一天陪孩子在操场玩的时候，我偶然听说医院要搞信息化，正在招聘。心里就有了应聘的念头，既高兴又忐忑，如果我能应聘成功该有多好啊，就不用早出晚归在路上奔波，还可以兼顾家庭和孩子，但当时心底还是有一丝丝犹豫，毕竟医院以治病救人为主，计算机业务不是主流，加上医院的特殊性，个人发展多少会受到限制。但为了孩子，我果断做出取舍，很快找到了当时的负责人毛遂自荐，幸运的是第一次见面双方都比较满意，2003 年 3 月，我就顺利到医院上班了。

当时我们的办公室隶属于原医教部。其实那时候医院已经有信息科，主要负责拍照摄像、管理图书馆和校园网等。办公室设在住院部一楼的东北角，一进门是个维修间，中间放置了办公桌，机房在最里面，和办公区之间用玻璃门分隔，当时业务系统服务器是 2 台惠普 LH3000，操作系统是 Windows NT，数据库是 Oracle 8.17。医院应用了收费系统、住院医护站等基础模块，用户终端操作系统主要是 Windows 98，病区已经开始应用并打印电子病历了。

那时我们办公室共 7 人，其中 1 位同事是办公室负责人，1 位同事主要负责接听电话，其他 5 位同事（包括我）负责全院业务网的网络、电脑、打印机、应用软件、后台服务器及数据库等日常运维管理。那时候没有明确分工，有活大家一起干，碰到问题请教同事，

他们都很热情地解答，办公室氛围很好。当时医院的业务系统主要是上级免费下发，这些应用程序大多基于 PowerBuilder 环境开发，有操作手册，只需要按手册组织实施应用就行。我本身是计算机专业出身，之前一直在从事类似的工作，很快就能上手，1 个月左右我被安排了单独值班。

2004 年，我所在的办公室正式划归信息科，同时把校园网的管理职能整合进来了，信息科增加了 2 名校园网管理人员，但业务网运维人员基本没变。记得年底的时候，科室共有 5 名工程师，1 个出国探亲，1 个是在读研究生，还有 2 人准备结婚，有近一个月时间我几乎是连轴转，不但要修电脑、修打印机、装系统，还要处理日常应用中的各类问题，问题要一项一项去排查，每天电话接不停。维修台经常摆着主机、打印机等着维修，一台新主机顺利装好系统、搭建应用环境、安装调试应用程序至少要 1 个小时，碰到特殊情况，有时候一晚上都在折腾几台电脑。

那时候单位会计算机的人不多，能接触到的资源很有限，遇到问题主要靠自己努力想办法攻坚克难，几次我被叫去帮临床科室、营房科、科研科等科室处理早期自建的单机版数据库故障，做得多了，能力自然也就提高得快。随着家用电脑普及，我因为具备家属和单位工程师的双重身份，加上自己的热情，经常利用空余时间到家属区上门修电脑，有求必应，因此，我有幸认识了医院的很多专家教授，他们是医疗专业领域的佼佼者，他们身上的奉献和敬业精神深深地感染并影响了我，我鞭策自己一定要像他们一样爱岗敬业，潜心做好业务。

进入 HIS 发展的关键期

2005 年，随着医院信息化的发展，现有机房不够用了，办公室迎来了一个重要改变，分为软件和硬件两个组，我被任命为软件组组长，负责业务网的软件应用、后台运维、中心生产机房和校园网管理等。我除了自己要做大量的具体工作外，还要负责小组成员的合理分工，整体把关结果。硬件组留在老办公室，扩大了维修间，硬件维修、网络和其他机房管理业务被剥离出来由硬件组负责。软件组和中心生产机房搬到科技楼一层，校园网业务整合到软件组，新的办公室仍然和机房在一起，中间用玻璃门隔开，3 排共 9 个机柜，装了精密空调，生产系统更换了新的设备，HIS 的数据库升级成 Oracle 10G，并做了 RAC（Oracle 的一种分布式数据库解决方案），数据库每天凌晨做一次备份，业务应用也随之越来越多了。

新的问题来了，当时信息系统大多是上级统一下发的版本，并不能全部满足医院个性需求，临床科室慢慢有了很多想法。在不能采购的情况下，要解决实际问题，首先考虑借力，兄弟单位能分享的先拿来用，实在不行，就想办法自主研发。好在我对 PowerBuilder 等开发工具上手比较快。更幸运的是我遇到了一大批特别好的前辈和同行，遇到研发问题就向他们请教。一直以来他们无私地帮助了我很多，可以说知无不言、言无不尽，做人做事都是我的榜样，也是我人生中的贵人，我一直在努力向他们学习。还记得我在医院开发的第一个工具是用 Lotus 做的 B/S（浏览器/服务器）版的参保信息核查工具，让病区查验参保人员和住院本人是否一致。之后，我埋头做了一个又一个小工具来满足科室的各类需求，当然也做接口开发、触发器创建和存储过程编写，当时的想法很简单，在确保安全和规范的前提下，及时为用户解决问题最重要。

2006 年，我们升级了新下发的药品系统，业务网部署了安全产品，平时我还是继续按科室需求开发应用小工具，比如输液贴印制、腕带打印、医保核算、费用清单打印等，但耗费精力的还是日常运维。到了 2007 年，医院信息化有了关键性的变化，医院采购了 LIS，实现了检验业务的数字化运营管理。同年，领导外出开会带回来一张下发的光盘，里面是一套电子病历系统。通过研究摸索，我们很快自行成功升级应用了半结构化的电子病历，解决了早期电子病历用 Word 书写不方便管理的问题。同时我们建立了新的物资管理系统，率先自主研发了"农村合作医疗直通车"程序、"灞桥合疗"小程序等，患者可以通过它们直接在医院进行报销结算。

2008 年，我们自行实施建设了门诊"一卡通"和门诊医生站系统，配合软件公司实施了门诊智能分排系统，取消了门诊的挂号窗口，改成"一卡通"办卡、缴费等窗口。医生在门诊室呼叫患者就诊，完成挂号、写电子病历、开申请单和电子处方等，实现了门诊工作的全新转变，在使用过程中我们想了各种办法不断优化程序，提高效率。同时我自行研发应用了读取二代身份证信息办卡的功能。同年，还建设应用了合理用药系统。

2009 年，医院又迎来了一个关键转变。医院采购了 PACS 一期项目，重点建设应用平台和放射科部分内容，实现了放射科日常业务的信息化建设。同时借助 PACS 项目购置，我们的核心设备又有了一次质的提升。HIS 服务器换成了 IBM 3850，存储换成了 EMC 的 480，PACS 归档存储应用了 EMC Centera。后台硬件设备升级后，安全性和稳定性得到了很大提高。也就是那年 7 月，我开始接手兼任业务系统数据库的管理员，同时负责中心生产机房的日常运维管理。我自己的业务能力也在实践中得到不断历练提升，很有成就感。

又一次被压上了担子

应用的不断拓展对医院的信息安全提出了新要求。2010 年医院实施应用了桌面应用软件等。到了 2011 年，医院新建了三栋住院楼，保障任务明显增加。我的孩子顺利考入了西工大附中初中部，为了孩子，我和爱人选择了在孩子学校附近租房子，我又开始了每天早晚奔波在路上的日子，从西安的东郊到西郊，日子过得充实且幸福。

2012 年，医院新建了教学大楼，信息科又搬家了，办公室从科技楼搬到了教学大楼，业务组再次细分，分为软件组、硬件组、校园网和综合办公室四个组，我继续负责软件组。医院信息化的发展进入了快车道，医院投资建成了国内一流的现代化中心机房，核心设备均采用知名品牌的双机冗余设计，保证了机房的安全性和可靠性。考虑到各种灾害的影响，现有的机房改为备份机房，形成了异地一主一备的容灾架构，机房基础设施有了保障。这一年医院顺利通过了三甲复审，多少个日夜加班努力，我们确保了医院信息方面的零扣分。

2013 年，我们建成了架构合理、性能领先的"双活"生产中心，为医院的业务系统提供了强有力的支撑平台。生产中心应用了 Oracle RAC、VMware HA、EMC VPLEX、EMC RecoverPoint 等技术。网络核心层交换机采用 2 台思科 6509。存储采用 2 台 EMC VNX5700，配合其成熟的 VPLEX 解决方案实现存储虚拟化。关键的 HIS、LIS、PACS 数据库系统运行于 x86 高性能 IBM 3850 物理服务器之上，采用 Oracle RAC 实现其业务连续性，以保证其性能需求。从网络、存储、服务器、数据库四个层面进行架构设计，实现了网络的高可用性、存储的"双活"、数据库的负载平衡。

生产中心不仅实现了本地应用"双活"，还与老生产中心通过 EMC RecoverPoint 实时同步异地备份，形成主备的容灾架构，从而实现了数据及应用的容灾，进一步提高了数据中心运行的可靠性，该方案满足了我院业务系统的高可用性和高可管理性等要求。为慎重起见，我们先将 LIS 数据库迁移到新服务器，待运行稳定后，接着很顺利地迁移了 HIS 数据库，同时采购了 4 台 IBM 3850，对非关键性业务应用的服务器通过 VMware vSphere 解决方案实现服务器虚拟化，并将前期烟囱式管理的这些服务器统一迁移到此平台，运维更加方便快捷。其间，医院还采购建设了无线移动医护项目，我又自行研发实现了我院与市医保联网实时结算系统，解决了市医保患者实时结算的问题。同年我们还建设了 PACS 的二期（实现了超声与内镜、病理、核医学、心电与电生理等全面应用）、OA、临床药学管理、医院感染实时监控等关键应用，医院的信息化建设有了飞跃发展。对我个人来说，这也是个转折点，这一年我通过竞聘当上了信息科的副主任，继续负责软件组工作，能在这么好的平台做点事，是领导和组织给我的机会和厚爱，可以说我是非常幸运的，我倍感珍惜！

到了 2014 年，医院引进了一个医保软件的开发公司，进一步优化和整合了医保相关的信息系统，使医保联网应用更加全面和高效。同时，建设并应用了银医通项目，门诊开始大量应用自助机，刚开始自助机只有办卡、门诊预交金充值和查询等功能。同年，医院就给自助机增加了门诊输液、高龄老人照顾、婴儿防盗、康复、体检、药品供应链等功能，系统应用越来越广泛了，信息科的日常工作任务也越来越重。这一年值得欣慰的是我的孩子考上了西工大附中高中部，我还要继续奔波在路上。虽然辛苦，但日子过得充实。

2015 年，我们又建设了血透、全院重症、急诊以及其他上级下发的系统等。记忆最深的是有一个冬日的夜晚，应该是凌晨 1 点左右，我突然接到值班人员的电话，HIS 生产服务器有一个节点运行不正常。因为那时候还不具备在家远程查看处理问题的条件，顾不上其他，我立刻开车前往现场，处理完已经快 4 点了，考虑到早上要给孩子做早饭，就一个人连夜开车回家，可能是太累了，开着车都忍不住打瞌睡，我开到南二环桥上时，突然感觉车子要横穿马路冲下栏杆，心想这下完了，情急之下我猛地把方向盘往里面一打，车子倒是没有直接冲下去，"砰"的一声，车头直接撞到栏杆上，当时我愣住了，停了一会才缓过劲，摸了摸身体，人没事，看着四周漆黑寂静一片，很害怕。出于本能，我赶紧把车子重新发动了一下，车头损坏可车子还能开，啥也没多想，赶紧开着车回家。又是一个不眠夜，干我们这行的加班熬夜基本就是常态。第二天到单位看着各种忙碌的身影，我又元气满满，就像啥事也没发生过，又开始了崭新的一天。

2016 年，我们进一步升级完善了医保联网的网络架构及安全防护措施，同年 12 月 21 日医院在全国率先启动了新农合跨省异地就医联网实时结算功能。同时又陆续建设了合理用药处方点评、PICC 静脉置管、护保物流配送、儿保、医德医风管理、输血评估等系统，并自主开发接口实现这些系统与我院 HIS 的全面融合。我们自行研发了黑灯药品管控和自助摆药系统等，实施应用了下发的绩效考核等系统，不断拓展信息系统的应用范围。

2017 年，孩子高考，六年的奔波陪读生活暂时告一段落，我又回到医院附近居住，有更多的时间投入工作中。那一年我们按要求完成了上级下发的多项建设任务。2018 年，医院成立了数字化委员会和办公室，全力推进医院数字化建设，我在技术上负责如期建设我院的互联网医院一期工程，从零开始，第一次打通了互联网和业务网的壁垒，建设了统一外联接口平台，自行改造了现有程序，经过加班加点努力攻关，如期实现了线上线下互联互通以及线上用户的挂、缴、查等基本业务功能。同年我们全面升级了银医通系统，更换了自助设备，在功能上增加了预约挂号、自助签到和扫描充值预交金等，部分自助设备还可以打印检查报告，为进一步方便患者就医，病区配置了壁挂自助机，开通了自助充值预交金和查询等功能。

2019 年 8 月，部门来了新主任，我继续竞聘为科室副主任。2020 年，医院获得了互联网医院的牌照，迎来了互联网医院发展的新机遇。2020 年 3 月 19 日，我院互联网医院正式上线运行，我们继续不断探索开发新的应用领域，拓展了线上问诊、复诊患者线上购药、医技线上开单缴费、健康宣教等功能。为方便人民群众就医，我们和合作软件公司一起努力，率先在全省实现了省、市医保的移动支付。长久以来，第三方和 HIS 的接口以及科室部分需求都是由我们自主研发完成的。医院的信息系统也越来越庞大，已超 100 个。我一如既往踏踏实实把经手的每一件事情做好，相信所有付出大家是看得见的。

矢志不渝的坚守与奉献

2020 年，我开始把后台服务器权限和数据库管理员职位交了出去，多年来紧绷的弦终于松了。在这 11 年中，因各种原因，大部分时间，数据库无第三方维保服务，只能自己边学边干，也培养了我的自学能力。同年，我牵头实施了新版的住院医生站和电子病历系统，实现了住院电子病历的结构化，并建设了初期以肾内科为主的慢病管理平台和医疗大数据查询平台，不断提高患者的就医体验。临床的信息化建设又上了一个新台阶，我个人的技术能力在实践中得以快速提升。

2021 年 5 月 1 日，我轮岗了，16 年的软件组组长职务终于要交出去了，我对这个岗位很有感情，付出的心血让我难以割舍，我积极调整心态，退到幕后工作，看到科室年轻的同事一个一个成长起来，由衷高兴，我们的 HIS 事业后继有人，相信他们接棒后会把医院的信息化做得更大更强。在组织的安排下，我实施了放疗多模态数据处理系统，随着新政策落地，我完成了相关家属就医程序的改造，帮助科室不断优化完善老系统，继续开发实用工具。

2022 年，我院医保系统接入国家平台，我改造了门诊和住院的收费程序，实施了数字化介入中心管理平台，进一步提升了专科的信息化应用水平。同时抽空配合用户不断优化和完善老系统，尤其是线下门诊应用的相关系统，比如处方发药、线下挂号等，配合处理了门诊的主索引信息等，也做了一些创新的探索应用，期待通过自己的不断努力能提高效率和患者的满意度、体验感，尽自己的微薄之力为医院信息化的发展做点力所能及的事。

2023 年，我按要求改造优化了门诊"一卡通"、住院收费、药剂科的相关就诊程序，开发了药品贯标、床位管控、摆药通知、结算退费等工具。近期我和临床科室的教授们一起学习做数据挖掘分析、构建预测模型等，参加全国创新大赛，并荣获了一些成绩，尝试做科研，希望能开花结果。这两年有幸参加了 CHIMA、HIT 专家网、北大 CIO 等培训班，认识了很多全国各地优秀的同行朋友，让我明白了做人做事既要低头拉车，也要抬头看路的道理，拨云见日，受益匪浅，我又有了整装再出发的动力和勇气，未来我也将努力前行，不忘初心。

结　语

日子如白驹过隙，转瞬即逝，这是我已经走过的 21 年的 HIS 从业心路历程，一路走来要感恩和感谢的人太多太多，在此我就不一一列举了，但你们的恩情我会永远铭记于心。这也是我一段难忘的人生历程，是我的 HIS 人生轨迹，作为一个医信人我很骄傲。向前看，人生总要不断做出取舍，让我们带上激情继续前行。

人怎样选择世界，世界就怎样选择人。我们默默地选择起点，更希望能骄傲地选择终点。我将始终保留内心那一束光，继续努力奋斗，照亮未来的自己和我身边的世界。

从零启幕，我与 HIS 的璀璨蜕变

南通市第六人民医院　洪石陈

初识 HIS：初步求知，摸索前行

2007 年，我从计算机应用专业毕业，在北京两所大学的信息中心开启了职业生涯，专注于网站制作、服务器管理和网络安全管理等关键领域。通过实践的磨砺，我积累了丰富的网站建设和网络安全经验，熟练运用 ASP 等编程语言开发了多个网站。随着对个人发展的考量以及实际生活问题的凸显，恰好遇到家乡南通的医院招聘网络主管的机会，于是在 2012 年 3 月，我回到了熟悉的土地，加入了第一家医院的网络部，开启了我的医疗信息化之旅。

该医院作为一家二级妇产科专科医院，信息系统并不算复杂，这为我提供了充足的时间逐步深入地了解整个系统结构。通过亲身体验和系统的学习，我逐渐理解到，医院的核心运作依赖于 HIS，它承担着人员、财务和物资管理的重任。我所在的网络部主要负责医院网站的构建，以及其他系统与 HIS 的集成，同时还负责管理网站及应用服务器。

借助之前网站开发的经验，我根据医院的具体需求成功创建了预约导诊分析系统，此系统能够追溯每位患者的就诊途径。然而，在职业生涯的初期阶段，我对 HIS 的认知仍较为肤浅，主要将其视为处理医疗费用的实用工具，尚未完全领悟到其在医疗服务中的核心地位和深远影响。

首次 HIS 升级：直面难题，破局勇进

人生的旅程中往往会遇到各种预料之外的机遇与挑战。某个偶然的机会使我有幸加入南通市第六人民医院。

早在 2014 年，我们医院就建立了一个以 HIS 为核心的整体医疗信息系统，其中整合了 EMR（电子病历系统）、LIS（实验室信息系统）、PACS（影像储存和传输系统）等多个子系统。这种集成化的架构设计初衷是提高医护人员的工作效率，同时由于其 C/S（客户端/服务器）架构模式，系统相对稳定。然而，随着时间的推进，原有系统在实际使用中逐渐暴露出很多问题。

一方面，体检系统与 PACS 之间存在隔离，导致信息流通不畅。例如，在进行体检时，医生往往需要依靠详细的影像报告和图片来辅助诊断，但由于系统之间的隔阂，这一过程变得异常烦琐且容易出错。另一方面，检验系统的单一功能已无法满足检验科日益增长的复杂和多样化需求，影响了检验结果的准确性和及时性。

此外，PACS 缺乏足够的质控功能，也是一个突出的问题。在医学影像的处理和存储过程中，质量控制至关重要。但系统在这方面的不足，致使影像的清晰度、准确性和一致性难以得到保证，有可能对疾病诊断和治疗产生严重误导。

同时，自助服务设备和掌上医疗应用对 HIS 的交互稳定性提出了更高要求。患者使用这些设施进行挂号、缴费或查询就诊信息时，常遇系统卡顿、数据延迟甚至丢失的情况。这给患者带来不便，也影响了医院的服务形象和效率。

更严重的是，现行 HIS 仅支持 32 位 Windows 7 操作系统。随着技术的更新换代，这种局限性日益显著，新的软硬件无法兼容，使系统的安全性和稳定性面临巨大挑战。

面对这些紧迫的问题，医院果断决定对 HIS 进行全面的升级改造，并迅速组建了新一轮的信息化建设领导小组，明确将患者需求置于信息系统建设的中心。2019 年年底，我们迎来了这一重要时刻。

系统转换是一项艰巨复杂的任务，其难度堪比一场无硝烟的战争。为了尽量减少对临床工作的影响，我们精心策划了分阶段实施的策略：先从门诊系统开始，待其稳定后再逐步过渡到住院系统。那段日子令人难忘，整整一周我几乎没有合眼，一个月来都是凌晨才疲惫地回家。

将电子病历系统从文档模式转向结构化模式虽看似简单，但实则充满挑战。取消复制功能并增加质控功能，对习惯旧工作方式的医护人员无疑是重大考验。他们不得不重新适应新的病历书写规范和质控要求，这经历了一个漫长而艰难的过程。

完善与优化：以评促建，查漏补缺

历经一年的系统上线调试并稳定运行，我们的团队不仅成功应对了医务、护理、门诊等科室提出的近千项问题和需求，还在挑战中汲取经验，逐渐打磨出一套高效、精准的解决策略。打下坚实基础后，我们进入了以评促建、查漏补缺的阶段，并完成了 29 个系统（模块）的建设。

在建设"医疗健康信息互联互通标准化成熟度测评"四级甲等的道路上，我们从不只是满足于基本的硬件升级或软件更新，而是在现有平台上增加了医院共享文档库、移动患者 360 视图和科研管理平台等功能，极大地提升了信息共享的便捷性和医疗管理的智能化。同时，根据新版的互联互通标准，我们还进行了数据脱敏处理，确保患者信息的安全，并对临床服务系统、医疗管理系统和运营管理系统进行了升级改造，以全面提升医院信息化水平，为通过"医疗健康信息互联互通标准化成熟度测评"四级甲等的目标奠定了坚实基础。

为了达到"电子病历系统应用水平分级评价"五级的要求，我们首先补充建设一些缺失的系统，如移动护理、CA 数字认证系统、电子病历评级数据质量管理分析系统和闭环流程追溯管理系统等。这些新增的系统不仅填补了之前的技术空白，还提升了电子病历的管理和应用效率。同时，我们还对现有的 LIS 进行了升级改造，以满足"电子病历系统应用水平分级评价"五级的要求。这一系列举措为医院未来参评国家"电子病历系统应用水平分级评价"奠定了坚实的基础。

创新与变革：二次升级，尝试微服务架构

在第一次 HIS 升级时，我们弱化了 HIS，将重心放在 EMR 上，对 HIS 的功能和性能要求相对较低，甚至连门诊和住院的医嘱功能都在 EMR 里。但在对接国家医保平台后，以及面对日益增长的系统需求，原先使用 Delphi① 开发的 HIS 逐渐暴露出诸多问题。

（1）开发人员不足，难以满足日常需求。随着系统的复杂度不断增加，维护和优化工作变得越来越繁重，但有限的开发人员无法及时响应和处理各种问题，导致系统的稳定性和可靠性受到影响。

（2）架构老旧，每个对接模块相对独立，没有统一后台，导致系统更新不一致。不同模块之间的数据交互和流程协同出现障碍，严重影响了工作效率和数据的准确性。

（3）维护烦琐且工作量巨大，与各系统交互的日志调阅困难。在排查问题和进行系统优化时，由于缺乏有效的日志管理和分析工具，往往需要耗费大量的时间和精力去查找和解读相关信息。

经过深入调研，我们发现目前市场上广泛采用的是 Java 开发语言和 B/S（浏览器/服务器）＋微服务三层架构。这种架构具有高并发处理能力、良好的扩展性和灵活性等优势。

基于此，我们决定对 HIS 进行二次升级。

新版本的系统架构采用 B/S 三层架构，前端和后台均使用 Java 开发语言，不仅符合国家的信创要求，还统一了后台管理，建立了统一挂号预约平台等，实现了各个对外数据接口的数据统一，更新程序也得以统一，避免了各模块更新不一致的情况。

在我们的努力下，新版 HIS 的升级改造顺利完成。有了第一次升级改造的经验，这次我们做了充足的准备。对原有的接口进行了改造，对集成平台服务接口、国家智慧医保接口、互联网医院掌医接口、自助机服务、电子票据接口等历史接口进行了改造迁移。在系统上线前，我们在测试环境下对收费处、药房、药库等工作人员提前进行了多次培训，确保他们在系统上线后能够迅速上手。我们在夜里 0 点 30 分停机，开始进行数据库增量备份、数据库版本升级（从 11g 升级到 19c）、数据库迁移并库（实现 HIS、电子病历系统新

---

①　Borland 公司出品的面向对象程序设计的开发软件包。

数据库的并库）等，凌晨 4 点开始测试业务，早上 6 点业务测试完毕，完成了门诊和住院 HIS 的同步切换。

这次的上线切换，也让我总结了一些宝贵的经验和建议：

（1）针对现有住院患者，在现有医保政策下，切换 HIS 时不支持办出院再入院的方式，只能通过数据导入的方式。但导入的历史数据需要经过校验，数据校验难度较大，需要安排专业人员逐一校验，以确保数据的准确性和完整性。

（2）在切换系统的前一天、当天和次日，建议暂停号源紧张的科室的线上预约功能。若未进行相应控制，可能会导致不少患者在新老系统切换期间预约挂号和退号受到影响，容易引发患者投诉，影响医院的服务质量和声誉。

（3）医院应提前一周左右发布上线公告，提前告知患者，做好自助机、小程序不能使用的准备，并提前做好增加收费窗口的准备，以应对可能出现的就诊高峰和排队情况，保障患者的就医体验。

（4）由于所有的接口很难在测试环境下走完全套流程，HIS 公司需要安排相应开发人员保障，尤其是针对自助机、小程序、医保接口等的开发人员。这些接口在门诊 HIS 切换时经常出现问题，只有专业的开发人员提供现场支持，才能迅速解决问题，确保系统的顺利切换。

（5）核心厂家必须到现场，熟悉核心的交互接口。不能等出现问题再去研究接口，以免浪费大量时间。特别是集成平台、小程序、自助机等与患者有交互的系统厂家，他们的参与对于系统的稳定运行至关重要。

（6）核心系统（EMR、HIS）现场至少需要两组或以上的人员，一组负责保障，一组负责处理应急事务。项目经理一定要脱岗，不允许做具体的业务工作。如果条件允许，可以安排三组或以上的团队，尤其是现场收集问题的人员充足，以便及时发现和解决问题。

在大家的共同努力下，本次切换顺利实现了平稳过渡。我们采取问题日日清的方式，及时解决当日发现的各项问题。在新版 HIS 的支持下，我们迅速完成了窗口医保刷脸支付、自助机医保刷脸付、医保移动支付、医保亲情付的对接。市平台的数据上传和省监管平台的数据上传都正常，没有对数据上报产生影响。收费员也很少反馈以前由于卡顿导致的电脑死机和单边账的情况，出现医保报错信息时，也能通过日志快速定位并处理问题。

展望未来：载誉欣喜，志远图进

在医疗信息化的道路上，我们医院始终走在同级别医院的前列，在院党委的正确领导下，成立了以医务科、护理部、门诊部、药剂科、服务中心、信息科等为主的工作专班，各医技科室以及临床医务人员共同参与，严格对标医疗健康信息互联互通及电子病历评审标准，进行了多场管理业务讨论以及临床人员的培训动员会议。经过我们的不懈努力和持续奋斗，2022 年 11 月，我们成功获评国家"医疗健康信息互联互通标准化成熟度测评"

四级甲等；2023 年 8 月，我们再次迎来了胜利的喜悦，顺利获评 2022 年度"电子病历系统应用水平分级评价"五级。

这些成绩的背后，离不开每一位工作人员的辛勤付出和智慧汇聚。回顾这段历程，我感到无比自豪和满足。从最初对 HIS 的初步了解，到如今能够游刃有余地面对系统升级改造及处理各类复杂问题，我在挑战与机遇中实现了个人价值的飞跃。

同时，我也深知，医疗信息化建设是一项没有终点的任务。面对科技的日新月异和医疗服务需求的持续演变，我们必须保持学习的态度，不断创新，以适应新的发展趋势。展望未来，我将持续投身于医疗信息化的伟大事业，为提升医院的服务质量和管理效率贡献自己的力量，让 HIS 更高效地服务于患者，为医疗行业的繁荣发展添砖加瓦。

但行前路，无问西东

南京医科大学第二附属医院　柳　明

我的工龄在今年恰好满 20 年，奉行三省吾身的我终于有时间静下心来细细梳理一路走来的过往。"人生"这个词于我而言偏大了，顶多就是些许经历。

当年填报高考志愿时，大家都说计算机专业将在 21 世纪大有前途，是"万金油"专业，未来不愁没有工作。因此还不成熟的我人云亦云地选择了这个专业。所谓"众口铄金"大抵如此，怎奈计划赶不上变化，毕业之后我才发现：满大街都是学计算机的！

初出茅庐

2004 年，我刚进医院那会儿，一踏入信息科大门，映入眼帘的就是一人多高的机柜，上面那密密麻麻的网线初看着实震撼。当时，医院的信息化内容还是以费用结算为主，尚未形成全院级的信息系统部署。

2007 年，在我工作的第 4 个年头，我很幸运地赶上了医院的第一次全院级信息系统实施工程。那时科里人很少，所以大家都得当"全能战士"。从搬梯子、掀吊顶到拉开静电地板布线，从机房改造到服务器上架，从数据库安装到心跳配置，从基础字典到需求调研，我们都在认真学习。当年 11 月底的某个傍晚，HIS 正式上线，时任院长与我们一起在挂号收费窗口等待着上线后的第一位患者，当票据从嘎嘎作响的针式打印机吐出时，我们都如释重负——总算开了个好头！

按照总体布置，我第一次挑起重担，主要负责检验、超声、内镜、心电、脑电等医技条线实施。至今我仍清晰地记得，那两个月里，我几乎每天晚上跟着仪器工程师在医院加班，琢磨数据传输、把控图像采集质量。虽然嘴角起泡、困乏交加，但是兴奋之情溢于言表，因为那时的我就是一块海绵，渴望吸收更多的知识。正是因为那时的全力投入，我才知道检验仪器有 RJ - 45 双绞线、RS - 232、USB 等多种数据传输方式，并掌握了市面上主流的图像采集卡型号乃至使用何种设备能够与之最匹配；也正是因为那时的沉浸式体验，为我日后的工作打下了良好的基础。

首遇瓶颈

信息化项目的实施期结束后，工作随即转入旷日持久的日常运维，最初那种新鲜感、好奇感日渐消减。信息部门的工作琐碎、繁杂，且具有较高的重复性，真可谓左手端着电脑、打印机、网线"三件套"，右手提着需求、数据库、系统 Bug"伴手礼"。"是不是未来一直做这些事？""5 年、10 年后是不是不会有变化？"那段时间我的脑海时常回荡着这样的心灵之问，按现在的话来说，我遇到了职业生涯中的首个瓶颈期。

哲学上有一条著名的论断：世界上唯一不变的就是一直在变！经过深思熟虑之后，我决定申请外出进修。临床医生进修的目的是精进医疗技术，而我进修的目的是研究"兴趣点与拓展医疗信息化"思维。彼时恰巧中国人民解放军总医院计算机室可以接收进修生，于是在 2011 年 7 月，我踏上了赴北京的进修之行。

大开眼界

我始终坚信，在北京的那半年进修经历是我职业生涯中浓墨重彩的一笔，也是宝贵的财富，更是返回工作岗位前的蓄力。

在中国人民解放军总医院，我见到了精神矍铄、笔耕不辍的老前辈任连仲，以及时常接受期刊专访的业界顶级专家薛万国。

我有幸分配在软件运维组，见识了传说中的"军字一号"。不得不说，"军字一号"当年在中国人民解放军总医院诞生，而后在全军医院推广使用，其设计思路以现在的眼光看也是独一份的。同时，它的系统功能实用、数据表比较规范，令我印象深刻的是它的表名、字段名为英文命名，容易识别。进修期间，兄弟部队医院打来的咨询电话，也基本与"军字一号"相关。这不禁让我想起 2023 年两会期间引发热议的《关于建设全国统一医院电子病历系统的提案》。

中国人民解放军总医院计算机室有着比较完备的组织架构，包括终端运维、软件运维、软件开发、网络管理、数据库管理等，大家各司其职、团结协作。在这里，我第一次参加了科室交班会议，第一次目睹了真实的平板电脑移动查房，第一次看到了信息部门运维软件，第一次见到了运维大屏，第一次感受到一个强大的信息部门的实力。于是，我设立目标，在那半年时间里，钻研 Delphi 语言，完成了人生中第一个自研程序，也拿到了第一份计算机软件著作权证书。

进修期间，我前往西安参加了职业生涯中的第一次学术会议，并第一次登台做了 5 分钟的主题分享。我得感谢原中日友好医院的田红卫老师，正是在田老师的关心下，我加入了第一个学术组织 CMIA，获得了第一张委员证书。

快速提高

回到单位后，我将"医疗数据集中查询平台"在检验科、病理科、核医学科等科室投入使用，反响良好。另外，我编写了"医生签到程序""科室事务登记程序"，也收到了较好的评价。尽管只是小小的程序，但是从马斯洛的需要层次理论来说，那种获得感与被认同感是无可比拟的。同时，我之前打下的基础此时也派上了用场。检验科新购仪器的联机，只要是同品牌、同型号，不涉及 DLL 文件的二次开发，我都尽量自己解决。超声科新购的设备，我按照记录下来的联机操作方法，联机成功率保持在95%以上。如果按照经济效益来计算，若干年来我为医院节省了可观的本该付给厂商的联机费用。

我喜欢思考，保持独立思考的习惯，所以在完成日常事务的同时，我将所思所想转化为文字，开始"码字"之旅。从几百字到上千字，从几篇到十几篇。慢慢地，原本整个小学期间一直被语文老师诟病的写作能力也在提升。我也在尝试在大家看来不属于主流业务的科研，从高校课题到学（协）会课题，尽管经费不多，但也是一种将想法进行实践转化的有效途径。我还会积极申请加入一些有影响力的学术组织，比如 CHIMA。学术组织犹如大家庭，成员基本都是同行，大家有疑问一起探讨、有经验一起分享、有活动一起参加，拓展朋友圈、扩大信息量。

尝试转型

什么是转型？可以是换赛道、换领域、换行当、换方向等。例如，雷军从小米手机跨越到小米汽车就不失为一次有想法的转型。

当到了四十不惑这个年龄，当我意识到各种会议上的青年论坛开始由年青一代唱主角，当我通过 CHIMA 青年辩论赛见识到年青一代的思维更为跳跃时，我便很自然地开始琢磨自己应该如何转型呢？

幸运的是，我确实琢磨出一点儿东西。

我们单位是医学院校的附属医院，临床人员承担着教学任务。对此，我心驰神往。一次偶然的机会，学校的生物医学工程与信息学院新开设"网络技术及医院网络管理架构"课程，询问我是否愿意任教。自那时起，我又多了一重教师的角色。为人师，丝毫容不得马虎与懈怠。无论是备课还是授课，我都反复思考、细细打磨。了解学生最初为何选择这个课程，同时让学生了解这个课程的本质与价值是我的职责。教学，从来都不是简单的照本宣科，而是教学相长的过程，是传道授业解惑的过程，是"授人以鱼不如授人以渔"的过程。通过三个学年的教学工作，我深刻领悟到这件事的重要意义。它不但要为医疗信息化领域培养后备力量，而且要为医疗信息化事业培育医工复合型人才。

思考与感悟

1．关于机会

俗话说，机会留给有准备的人。

首先是有准备。这不是速成行动，而是经年累月付出时间与精力的过程，是为自己聚沙成塔、添砖加瓦的过程。

其次是获得机会。我的经验是，前期多数的机会得靠自己努力争取，毕竟争取一下起码有50%的成功概率。当自身具备一定实力之后，机会将主动找到你。人生中的机会也许不会很多，关键的就那么几个，碰到好的机会就要抓牢。

2．关于目标

大家还是得有个小目标，万一实现了呢？

我在若干年前就已经将临床常说的"医、教、研、管"四维度目标微调为适合自己的"技、教、研、管"四象限，并且在这个框架下笃定前行。目标不在于大，在于可落地；目标不在于多，在于可实现；目标不在于快，在于稳定。目标不必唯一、目标不必统一，找到适合自己的最重要。

3．关于主动权

什么是主动权？受到厂商的节制越小，信息部门掌握的主动权就越大；主动权越大，信息部门的底气越足；底气越足，受到其他部门尊重的可能性越高。此乃良性循环，不二法门。这里需要提到CHIMA去年刊载的《信息科"技术空心化"现象的反思》系列文章。文章犀利地指出了信息部门技术退化，仅做"甩手掌柜"的危害性。

如何增强主动权？一方面，主动权取决于手中握有的资源多寡。最优状态：信息部门掌控了源代码，对于技术层面的修改不用在意厂商的态度。中等状态：虽说没有源代码，但是对于数据库表结构了如指掌，对常见问题解决办法信手拈来。不尽如人意状态：对管辖系统了解不深，调数据、做报表、解故障都得寻求厂商支持。另一方面，主动权取决于信息部门的自主学习能力。知识储备常更新，业务流程记心间。打造学习型信息部门，任重而道远。

结　语

20年弹指一挥间，吾辈永远是青年，奋斗之路还将继续。《HIS人生》专栏有深度、有温度。我愿赋诗一首与诸君共勉。

> 莫彷徨但行前路，
> 且珍惜无问西东。
> 人有志坚如青松，
> 生无憾一展鸿鹄。

我的巨龙 HIS 人生

广东巨龙信息技术有限公司　师广跃

感谢郭扬帆校长的邀约，作为参与中国医院信息化建设的众多公司中的一员，巨龙公司能够在郭校长大作《HIS 人生》中留墨，倍感珍惜。郭校长是老巨龙人，在巨龙公司近30 年的发展历程中，其既是参与者，也是见证者。我作为一名巨龙的新兵，为没有与郭校长一起共同经历巨龙前 10 年的发展历程而常常抱憾，也为我经历的巨龙近 20 年的职业生涯中未有机会经郭校长点拨而感到遗憾。巨龙前 10 年的发展，业界有很多专家介绍过，郭校长在本书前面篇章中也有概述，在 2023 年华南医院信息网络大会论文集收录的《广东医院信息发展四十年回顾》（常奕著）一文中也有介绍。如果对巨龙感兴趣的，可以阅读巨龙创始人黄锦麦院长的回忆录，本书"巨龙往事"章节也有更详细的记录。作为巨龙的新兵和医信行业的服务者，我的 HIS 人生也是我的巨龙人生，两者深深地交融在了一起。

第一份工作在巨龙

2005 年 3 月，大四下学期刚开学不久，我和同学就结伴南下来到改革开放的前沿阵地——深圳找工作。一个从中原腹地走出来的农村学生娃，一直很清醒地知道，毕业意味着什么，所以我非常珍惜每一次的面试机会。看着同学们一个个陆续进了华为、中兴等大厂，自己所投简历毫无消息，焦急万分，也曾对自己的能力有过怀疑。半个月过去，眼看着带的盘缠已快见底，有个别和我一样没有找到工作的同学打了退堂鼓，准备回学校。2005 年 3 月 17 日上午，巨龙人事部突然通知我到东莞石龙面试。当时没有多想，我就背着行李坐上了深圳到石龙的火车。经过笔试、面试及面试后焦急的等待，3 月 22 日，巨龙人事部通知我，我通过考核最终被录用了。我于 3 月 24 日到东莞石龙巨龙公司报到。从此我这个新人进入巨龙，踏上 HIS 征途，正式开启了我的 HIS 人生历程。

巨龙 HIS 的传帮带

我于 2005 年 3 月 24 日上午到位于东莞市石龙镇新城区正龙科技园的广东巨龙信息科技有限公司（2011 年变更为广东巨龙信息技术有限公司）报到。当时和我一起报到的有汤理国、高志高、付芳林等 6 个人。我们几个都是刚毕业或即将毕业的小伙子，对医信行业或者说 HIS 完全不了解。我们当时仅有的知识就是在学校学习过的操作系统原理、计算机网络、数据结构、数据库等理论。当时公司的技术和实施业务，分为软件一部、软件二部、工程部、维护部等。软件一部是新产品开发，由栾文宪总经理带队，当时在攻坚 JA-VA 独立版的 C/S/S 三层架构的巨龙统一医疗应用平台（即巨龙 6.0 产品）；软件二部由胡虞罗经理带队，完善、支持、实施巨龙 5.0 产品；维护部负责维护巨龙 3.0 及 4.0 版本产品。我们从 3 月 25 日开始进行突击培训，培训内容由 HIS 业务、数据库、开发工具三个板块组成，每个板块学习一个星期。整个培训由王纪东负责。其中软件一部的簪晓恩等也都穿插授课。当时培训的主要是 5.0 产品，数据库是 Oracle 9i，开发工具是 PowerBuilder 6.5，培训的方式是先发一些公司的产品业务流程图、概要设计、详细设计等电子版资料，在电脑上学习，并有 Oracle 9i 安装包、PowerBuilder 6.5 安装包等，安装跑流程。然后王纪东抽时间讲课、答疑等。经过三个星期的突击，我们对这三个板块有些认识，但还是稀里糊涂。然后我们几个被分别安排给有经验的项目经理带着下工地。巨龙有个比较好的传统就是传帮带，只要你肯学、肯问、肯摸索，总有意想不到的收获。

我的传帮带老师是姚玉清，当时他负责阳西县人民医院的业务，当年 4 月底这个医院的信息化系统已经验收，我们一起去了一个星期做收尾的工作。然后我跟着他去支援了东莞市南城医院的信息化系统上线，当时是邝贤友和曹峰负责实施。当时 HIS 模块基本上线完毕，我也就跟着收集一些需求。6 月，我们开始进入惠州市人民医院（现惠州市第三人民医院，简称"惠州三院"），也可以说惠州三院是我真正开始学习的地方。当时我负责培训，初入职场，语言、业务流程、详细功能等几个方面对我打击很大。我当时有浓重的河南口音，说话也不委婉，直来直去，业务流程都是初学，详细功能更是一塌糊涂，以这样的知识储备去培训在临床一线工作的医生、护士、药师、收费员、检验员等，说实话自己都没有信心。事实证明，培训的前几天我就被投诉了好几次。幸亏有姚玉清、钟亮华等老员工在场化解。当时我的压力很大，我还在试用期，如果再这样可能要打道回府了。所以我利用晚上培训结束后、周末及其他休息时间，结合培训过程中的实战需求，自己反复练习业务操作层面的每一步，结合开发工具，把公司的产品流程整个都理顺弄清楚了。经过一段时间的摸索、咨询，我基本上能一一解答在培训流程中临床人员提出的问题，并于2005 年 8 月份通过公司转正考核。然后我协助姚玉清、钟亮华完成惠州三院的信息化系统上线等工作。

2005 年年底，惠州市中医院、揭西县棉湖华侨医院也开始准备上线 HIS，原本由姚玉清负责，后来由于姚玉清主攻惠州市中医院，我于 2006 年 3 月被派往棉湖华侨医院负责业务。对我来说，这既是一个学习和提升的机会，也是一个挑战。当时公司带到各工地的程序和数据库等软件都是保存在公司电脑的硬盘中，我和同事直接把硬盘拆下，然后安装到医院的主机中，最后把软件拷贝到医院的系统里。当时棉湖华侨医院新采购的一批戴尔电脑，不支持外接硬盘，我为这事捣鼓了几天才把程序和数据库安装好。棉湖华侨医院是我进入巨龙接触 HIS 以来第一次全程负责的项目。从程序、数据库安装，到实施方案制订、基础数据准备、全院培训、本地化开发、系统上线、验收等，每一步都是边学习、边咨询、边总结、边输出，每实现一项就给自己和客户多一分信心。这个项目要感谢当时医院的李志衡副院长、信息科黄乙松主任、收费组组长、药剂科主任及临床各科主任，虽然他们知道我很稚嫩，但对我依然充分地信任。也许是我的稳重给了他们信心，也许是我求解的方式、方法等确实能解决问题，整个项目的每一步进展都能按预想的实现。每天上午、下午、晚上三班全院培训，晚上 10 点半培训结束后，针对临床科室、药房、收费等提出来的问题，我马上修改。即使到凌晨两三点甚至通宵，我也坚持修改，第二天培训时让操作人员可以直接操作及看到修改后的效果。我用了两个多月时间，将门诊建档、门诊医生站、门诊收费、药库、药房、住院医生站、住院护士站、电子病历、检验、医技等功能全部上线。系统上线过程中，我秉持当天的问题当天就解决的原则，每晚坚持工作到凌晨 1 点甚至更晚。我修改完问题后，都会当晚更新版本，并到每个临床科室查看并说明更新内容后再回宿舍休息，第二天早上 8 点准时再到科室继续跟踪。由于这样持续及时地跟踪和处理，医院对巨龙公司及我本人也非常认可与肯定。所以在全院系统上线一个星期后，我提出验收时，找各科主任签字几乎没有什么阻力，李副院长也带我一个个科室确认、答疑、签字。这个项目创下了公司那几年上线、验收最快的纪录。我认为，也许这就是所谓的双向奔赴。只要你站在对方的角度用心地付出，总会得到客户的认可。

棉湖华侨医院的项目结束后，我又回到最初学习的地方——惠州，接手惠州市中医院的项目。当时姚玉清已转为维护部经理，负责公司的维护工作，此时工程部经理是周平。惠州市中医院已经上线了门诊系统、检验系统，住院系统等还没有上线。我接手姚玉清的工作，负责上线住院系统。住院系统于 2006 年 10 月 30 日正式上线，整个过程也是得到了医院领导的认可和支持，并于 2007 年 4 月全院验收。至此，我在巨龙第一阶段的任务已经完成，惠州市中医院项目验收后，我也于 2007 年 5 月回到公司做短暂的休整，开始为东莞市医院信息化建设发力。

巨龙在起伏之中找到自身坚守

巨龙 5.0 产品，在 2000 年到 2006 年几年间，从开发到在阳西、惠州、东莞、广州等医院逐步落地，产品功能已经趋于完善。

2007 年之前，巨龙的东莞客户中除了东莞市石龙人民医院采用巨龙 5.0 产品外，大部分医院都还在使用巨龙 3.0 或 4.0 产品。且这些使用巨龙 3.0 或 4.0 产品的客户的维护，基本被已独立的老巨龙人接管。巨龙公司于 2003 年从广州迁回东莞石龙时，公司自有维护的客户已不多。2000—2005 年这段发展史，不在本文赘述。2007 年 5 月我从惠州回到公司后，东莞市医疗信息化市场正处于第二阶段爆发期。2007—2012 年，巨龙公司接手大部分客户并完成 5.0 产品的升级改造工作。我非常感谢巨龙，让我有幸赶上并参与这一阶段的信息化建设，这几年我参与的信息化项目有：

2007 年 5 月东莞市横沥医院和东莞广济医院同时启动全院信息化项目；2007 年年底我协助姚玉清启动湖南省中医药研究院附属医院的全院信息化项目；2008 年初我参与广州市海珠区妇幼保健院电子病历项目；2008 年 8 月我接手东莞市石排医院全院信息化项目；2009 年 3 月我接手东莞市清溪医院全院信息化项目；2009 年年中，东莞市第七人民医院全院信息化项目启动；2010 年中我接手东莞市大岭山医院全院信息化项目；2010 年 11 月东莞市樟木头医院全院信息化项目启动；2011 年 7 月东莞市黄江医院及东莞市东坑医院全院信息化项目同时启动。至此，东莞的旧有客户全部切换至 5.0 系统，其中东莞市黄江医院采用了 6.0 的全线产品。这一阶段我也实现了从项目经理到区域经理到公司副总的转变。学习不断，成长也一直不断。

随着 2010 年医疗信息化并购热潮的出现，2014 年兴起的移动医疗投资热映入公众眼帘，以微信、支付宝等 App 为载体的互联网医院建设使银行十分看好医院的信息化建设。传统的医疗信息化公司面临越来越大的压力。2009 年，巨龙新推出的 Java 独立版 C/S/S 三层架构的巨龙统一医疗应用平台（巨龙 6.0），在大连大学附属中山医院落地，该医院于 2013 年顺利获评"电子病历系统应用水平分级评价"六级，"医疗健康信息互联互通标准化成熟度测评"四级甲等。该产品在 2013—2018 年间陆续在吉林、北京、四川、云南、江西等十几家医院上线。但全国市场始终没有完全打开，推广也遇到前所未有的挑战，这对我来说也是一种遗憾。

巨龙本身重技术而轻市场，再加上 2016 年 4 月市场部杨经理又从公司离职，公司在市场上的处境更难了。此时，我临危受命，技术、工程、维护和市场全面负责，重点倾向市场。由于角色跨度大，我本身性格又比较稳重偏内向，而市场又关系到公司的生存，所以对我来说，2016 年是很不容易的一年。好的是，在公司黄董、栾总的充分信任和支持下，经过一年的摸索，通过自我突破和同事的支持，我逐步把之前的客户关系理顺，并于2017 年开始带领公司逐步摆脱生存的困境，同时也积聚公司之力，持续在技术、服务上下功夫。基于自己在公司所担的角色，我发现如果市场、技术、实施、维护一起抓的时候，能够调动全公司的资源为一个目标而努力，相较于其他大公司各部门的互相推诿，当时这样做的效率是最高的，从客户的反馈看也是最好的。但也有弊端，一是在专业市场上竞争力不足。因为你在和客户沟通时首先想到的不是把单子拿下，而是先评估公司能不能把项目落地，应该派谁去实施，公司自有技术能否实现，能不能在规定时间内验收、回款等这些问题。在思考这些问题的过程中，有些客户可能就会认为你没有信心而转向其他公司。

二是公司规模做不大。其实做大也不是我们追求的，这里也不详述。所以基于以上弊端，公司从 2017 年起，经营策略就转变为不再轻易拿新单，而是为现有客户提供极致的服务，以技术服务的黏性延缓产品更换的速度。在新单的选择上，只在我们能力范围内接单，并做到一旦接单就对客户负责到底，而不是一味地扩大市场份额。慎始敬终、行稳致远，也许这条路很难，但我们一直在坚持。

落日归山海，烟火向星辰

以上是我在这个行业 19 年的成长历程。医疗信息化系统特别是 HIS，是一个基础的民生保障工程。它的社会属性决定了服务于它的人员、团队或公司，不能被资本所绑架，因此我们要有极致的服务意识和奉献精神，要有深厚的行业沉淀和持续稳定的服务团队。作为从业者，我尽力以这种标准来要求自己，平衡团队与客户，时刻强调风险意识与底线思维，保持系统持续稳定运行。在稳定中求生存，在生存中求创新，从哲学的高度来讲，就是始终保持"三性"，即主体性、适应性、创造性。主体性即产品自研且保持稳定；适应性即在对的时间、对的环境提供对的产品，用以生存；创造性即创新。随着新技术、新标准、新理念不断出现，特别是信创与智慧医院的碰撞，最终会迸发出什么样的火花？我们拭目以待。

落日归山海，烟火向星辰。最后，我以在公司的讲话作为本文的结束语：

巨龙公司匆匆走过 29 载，它没有对绩效的过分追求，没有对员工的过分苛刻，只有对所处行业的默默付出，只有为不能给客户提供满意的产品及服务而自责，只有为不能给员工提供更好的工作环境及生活保障而遗憾。

回首巨龙的过往，巨龙人一直以坚韧不拔的精神，在这个行业中积极地学习和创新。巨龙没有巨额的订单，没有过硬的资源，但巨龙人一如既往地对这个行业充满着执着与热爱。没有怨言，只有服务与完善。只要医疗信息化的发展不停滞，我们巨龙人就会继续为了心中的那片执着而坚守。

感谢一直以来使用巨龙产品的客户，由于你们的信任，我们的坚持才有意义，正是你们对巨龙不断地鞭策，我们才得以不断地进步。

感谢所有巨龙人的坚持和付出，正是你们的坚持和付出，我们的坚守才有意义。只有你们对巨龙一如既往地支持，我们才能持续不断地传承。

医疗信息化，巨龙一直都在，亦将继续扬帆远航。

从医院 CIO 到企业 CEO

广东阳普智慧医疗信息科技有限公司　李　铁

如将 HIS 视为贯穿医信人职业生涯的轴线，那些生动活泼、刻骨铭心的故事便是被串起来的一颗颗珍珠，演绎着中国医院信息化过往三十多年的五彩斑斓与跌宕起伏。我的 HIS 人生，是从奉祖学医开始的。

长辈受益跌打医方，奉祖学医不敢违抗

我的爷爷生于清末民初，在兵荒马乱中靠着一身功夫养活一家老小，他以镖师身份游走于粤赣交界要塞——梅关古驿道。由于常年行走江湖，皮肉之伤在所难免，爷爷治疗跌打损伤的医方就成了他的护身本领。靠着做镖师赚来的钱，爷爷让整个家族过上了殷实的日子。中华人民共和国成立后，爷爷做镖师的营生难以为继，于是成了一名乡村郎中，他交代父亲：技多不压身，武功虽好，但那些祖传的跌打损伤医方才是"铁饭碗"啊！

我的父亲初中毕业便入职了大余西华山钨矿，成了工人阶级的一员。我们一家六口仅靠父亲每月三十余元的工资，生活实在拮据。多亏祖上传下的跌打损伤医方，让父亲得以兼职"赤脚医生"，全家的物质生活水平因此大大提升。父亲常叹：还是懂点医靠谱呀！于是，受爷爷和父亲两辈的影响，我认识到非学医不可。

有心结缘医学信息专业，国际视野擦亮 HIS 明灯

高考时我超水平发挥，以优异的成绩考取了湖南医科大学的医学信息学专业。入学后，大学系领导给我们新生描述了医学信息学专业的美好前程：我们这个专业是原卫生部特批的四所部属院校试点专业，旨在学习借鉴发达国家医学信息学成功经验，探索发展我国自身的医学信息学事业，培养融知识、能力、素质为一体的理、工、医、管相结合的复合型、创新型高层次人才。父亲问我，读了医科大学却不当医生，那毕业后做什么工作呢？我竭尽所能用一大堆专业词汇描述后，父亲一言以蔽之：就是用电脑帮医生看病呗。现在看来，他老人家真有大智慧。那简洁、朴实无华的言语，往往直达真理，大道至简。

理想很丰满，现实很骨感。师哥师姐们毕业后大都分配到医院的病案室和图书馆工

作。当时，全国范围内医院有电脑的都稀罕，更别说用上信息系统和设置信息科了。理想中的"医学信息学"专业变成了现实中的"图书情报学"，以培养医学图书管理员、医学文献检索专业人才和病案管理员为主要目标，探索医院信息系统管理人才的培养模式。也就是说，医院信息系统专业还处于探索阶段。为此，我花了整整三个月的时间来思考自己的职业生涯：我的未来在何方？我该怎么办？迷茫、彷徨和焦虑，也许就是参悟前的阵痛。直到系里开设文献检索课，通过拨号上网能检索到国际最新文献，我才惊喜地发现，原来欧美发达国家的医院信息化建设早已开展得如火如荼：医院信息系统覆盖了各个部门科室，成为保障医院诊疗业务和运营管理的必要支撑；信息中心成为医院重要技术部门；信息总监职位作为交叉学科带头人被医院格外重视。与此同时，国内的医院信息化建设方兴未艾：北京协和医院成功研发了国内首套医院管理信息系统——中国医院信息系统；部队医院也开始研发"军字一号"军惠系统。我不再迷茫，确信国内医院信息系统建设日渐繁荣是大势所趋。在 20 岁这年，我此生的职业方向就此明确，也验证了父亲的灼见：用电脑帮医生看病。全球化的视野和乐观的趋势判断，帮我擦亮了一生事业的明灯。

李主任慧眼引荐，为伯乐舍广赴莞

毕业季，我怀揣着个人梦想直奔原广州陆军总医院自荐。信息科李主任看完材料安慰我说："小李，你的条件不错，可惜我们这编制已满，我可以把你推荐到其他医院。"后来，我收到了广州某知名医科大学附属医院信息中心的橄榄枝。多年后，我以医疗软件公司总经理身份拜访李主任，向他聊起此事表达谢意时，他才感叹道："小李，是你呀，真可惜当年科里没指标把你留下来。奇怪，我不是给你推荐医院了吗？不知后面怎么又说你自己没去了。这样也好，你看，现在都成总经理了。"曾经的遗憾，成就了别样的精彩。

毕业那年寒假，姐姐让我去她那儿玩。闲聊中，姐姐说东莞有一家香港人开的医院，服务好、技术高，深受东莞市民欢迎。姐姐又补充道：老爸不是说你学的专业就是用电脑帮医生看病吗？这家医院的患者多得看不过来，你这样的人才一定会受到重用。就这样，抱着好奇的心理，我带着简历来到这家外资医院。没想到这家医院对人才如此渴求和尊重，办事效率之高让我惊叹。仅仅半天时间，人事经理、主管副院长和院长就迅速完成了对我的面试，还包括"一条龙"的健康体检。而让我无法抗拒的是李镜波院长用心良苦的话语："小李，我们医院引入的是国际医院管理运营模式，建设国内领先的医院信息系统对提高医院运营管理水平意义重大。你毕业于重点大学，又是当前医院急需的交叉型专业人才，进大型公立医院很正常。你去体制内，就只能遵循体制内的培养模式，从最基层开始干起。如果你来我们医院，你就是我们医院信息化建设的规划师。"于是，我义无反顾选择了东莞东华医院。所有的功名利禄，在伯乐的相识相知面前都是浮云。

选型初识前辈李包罗，协会结识校长郭扬帆

在医院信息化选型工作会上，面对市场上三大品牌：北京众邦、军惠和广东巨龙，院领导当即拍板，要选就选最权威的！于是，主管院领导专门组团前往北京协和医院调研众邦系统，而接待我们的正是李包罗教授。记得当时李教授感叹道："想不到一家民营医院对信息化如此重视，对信息化之于提升医院管理水平的认识如此前瞻。"北京众邦的专业技术能力无可挑剔，从项目启动到上线以及验收，现场全程仅靠一名工程师入驻医院就全部搞定。我们医院信息科的工程师都抱着偷师学艺的态度，无条件支持配合并开展各项工作。这种状况放在今天简直就是天方夜谭。与北京众邦的合作，为医院信息科奠定了扎实的技术团队基础，也让医院深刻认识到：医院信息化建设，产品技术虽重要，但及时周到的本地化服务更不能缺失！

伴随北京众邦的退市，医院不得不更新 HIS，又将软件服务商定格在省内——本地企业更有条件和可能提供周到的服务。为充分了解全省医院信息化实际发展水平，李院长亲自带队前往多家医院实地考察。给我们留下最深印象的，便是中山市人民医院的信息化建设工程：它创造性地提出了利用信息系统，以患者为中心对流程进行再造，这也正好符合东华医院的办院理念。于是，承建中山市人民医院全院信息系统的软件供应商成了我们的合作伙伴。该公司在服务我院时有诸多服务亮点，令我印象最深刻的是某年大年初一，为了最大限度降低更换系统对医院业务的影响，公司主动提出利用春节这一业务淡季加班加点完成 HIS 更换。大年初一早上 7 点，我便来到信息中心机房，确认新旧系统切换是否完成。眼前的一幕真心让我感动：只见熬了通宵的公司交付老总带着手下工程师在服务器前紧张地等待着，奇迹终于在 30 分钟后发生了，导了一个通宵的数据终于顺利完成！新旧系统因此顺利完成更换。公司还配合医院在全省开创了免挂号就诊模式，免去了患者挂号及换科退费的奔波，简化了门诊流程，大大提升了门诊患者满意度，为医院成为"全国百姓放心示范医院"立下了汗马功劳。东华医院信息化水平因此赢得了东莞市同行的普遍认可。我也因此成为东莞市医院协会信息专业委员会的副主任委员，进而有缘与另一位副主任委员相识、相知、相惜。这位副主任委员便是江湖人称"校长"的郭扬帆。

甲乙方似太极阴阳，听从内心入职乙方

我与郭校长的 HIS 生涯似乎完全互补，恰似彼此的镜像。郭校长早年在医疗软件公司（也就是乙方）工作，后来入职了公立医院，再后来离开了东莞，入职了南方医科大学顺德医院。我则先在东华医院（即甲方）工作，接着离开东莞入职顺德第一人民医院，后来干脆下海成为乙方软件公司的总经理。

在医院信息科工作的 15 年里，我深切感受到乙方工程师的不易，认识到只有甲乙双

方互通有无、精诚合作，才能保证项目高效顺利地推进。我常给科室工程师强调：对医院信息系统项目而言，甲乙双方就像太极图的阴阳两极，你中有我，我中有你。与此同时，我还认识到：我们公司虽然在信息技术方面有优势，但工程师们的医学专业知识比较缺乏，对医院业务管理的理解不够透彻，对流程的梳理和字典的定义逻辑不够专业。我逐渐认识到大学所学科目的巨大价值：与临床专业一起学的基础医学课让我熟悉了医学专用术语概念和临床思维模式，为我日后与临床医生沟通交流奠定了专业基础；图书情报学专业里的医学主题词、编码、分类、主索引、文献检索和病案管理等，都蕴含着医学信息收集、分析、整理、利用的学科思维和方法论，这为我日后熟悉医院信息系统主数据结构和业务流程奠定了理论基础；对微积分、线性代数、模糊数学等高等数学基础科目上的研究，让我对计算机运行原理和编程思维有了根本性的认识。

总之，既懂医学相关学科知识，又掌握了计算机信息学处理技术恰恰是我作为医院信息系统工程师的核心竞争力所在。于是，作为甲方的我越来越深入地涉猎医院信息系统的内核，逐渐享受到作为乙方战胜挑战的成就感。如果我当时就留在医院信息科工作，那无论如何努力，我的成果也只能体现在一家医院的系统上。如果能入职医疗软件公司，我就能更大刀阔斧施展所学，研发出医护体验好、患者满意度高、医疗质量更有保障、经营管理更高效的 HIS，并为更多的医院所共享。不甘平庸、乐于创新、拥抱变化的我在不惑之年，终于听从内心呼唤，毅然决然地离开了体制，投入了企业的怀抱，回到了广州。

力排众议建信息平台，力挺 HIS 微服务再造

入职公司的三年里，我几乎轮值了公司除财务外所有的部门岗位，从行政后勤、产品研发，到售前顾问、销售，再到交付运维，并于 2017 年年底正式成为总经理。其间，我最难适应的不是工作难度，而是从甲方转变为乙方后服务心态的调整。记得有一次在一家医院担任项目经理期间，该院一位院领导在不明真相的情况下当众对我怒吼、指责、谩骂，我却能始终面带微笑从容处之。手下的工程师不解问道："李总，错不在公司，咱凭什么受这委屈？"我还是面带微笑："我当过十几年的甲方，理解他们的处境和难处。我们既然是做服务的，客户不满意就是我们的不对。"实践证明，经历过这次项目的团队成员，日后都成了公司的骨干。他们被委屈撑大了格局，被困难锻炼了意志，被使命点亮了事业的明灯。

2018 年初，眼看医院集成平台建设和"医疗健康信息互联互通标准化成熟度测评"渐成趋势，在公司内部普遍不看好的情况下，我力排众议挖来"区域平台"技术团队，实施降维打击策略，在两年内便完成了产品研发和交付，并帮助广州中医药大学第一附属医院相继通过"医疗健康信息互联互通标准化成熟度测评"四级甲等和五级乙等评审，为公司在广东省内占据平台市场赢得了先机。2020 年，根据"电子病历系统应用水平分级评价"的政策指引，我深刻认识到应用主流编程语言，引入微服务架构，打造融 HIS、电子

病历为一体的核心业务系统乃大势所趋，于是我力挺研发团队，历时两年，终于推出了基于微服务架构的一体化云 HIS 平台产品，我也因此被广州中医药大学第一附属医院授予年度"医院发展贡献奖"。伴随汕头市中心医院顺利通过"电子病历系统应用水平分级评价"五级评审，我们公司的集成平台和一体化 HIS 产品线顺利达到"双五"标准。商场如战场，既然选择了做乙方，知道了自己的使命所在，更知道自己内心对 HIS 的热爱，我就有了承受一切委屈的度量和排除一切困苦的勇气与担当。

师彼之长，为中华健康管理信息化有为求索

经过三十多年的蓬勃发展，我国的 HIS 事业取得了举世瞩目的成就：医疗信息化应用水平大幅提升，建立实用共享的医药卫生信息系统成为保障。作为新医改顺利推进的"四梁八柱"的"八柱"之一，以 HIS 为基础建设"三位一体"的智慧医院成为医院高质量发展的重要技术支撑。与此同时，我们也清醒认识到：我国医学信息学作为一门学科，在学科基础理论建设层面与欧美发达国家还有很大差距，甚至尚未真正建立基于自然科学逻辑的理论研究体系；医院信息标准应用还不足，未解决关键问题，未实现规模效应，导致标准建设与用户实际需求脱节；信息系统建设缺乏科学的顶层设计，系统建设频频忙于应付政策评级要求，导致医护操作体验倦怠，患者就医缺乏人文关怀，医院管理效率提升乏善可陈。

从学科发展角度看，中国医院信息系统作为中国医学信息学重要分支，亟待强基固本：医学信息学基础理论研究和难点攻关对于 HIS 的价值意义，就好比"芯片"核心技术理论研究之于通信产业；医院信息标准建设的科学性、全面性、实用性将决定各系统数据源头的质量，直接关系到医疗大数据的交换、共享和挖掘利用；基于国际医疗软件评价标准理论体系，结合国内实情，选取适宜稳定安全的新兴技术，科学规划设计适应医院高质量发展需要的新一代医院核心业务系统，才有可能改变国内医院信息系统低水平、重复建设的现状。

北宋大儒张载的"横渠四句"曾激励过无数仁人志士。我斗胆为投身医信事业的朋友们拟个"求索四句"：为 HIS 立心，为医患立命，为强基师彼长，为智慧医疗开纪元。

如何研读国际医学信息学先进的基础理论研究成果并攻关难点？如何结合国情促进我国医院信息系统学科发展？如何助力中国医院信息标准建设更加科学、全面、实用？如何借助 AI 等新兴技术科学规划和研发让医患满意、医疗高效的新一代医院核心业务系统？"路漫漫其修远兮，吾将上下而求索。"

《"健康中国 2030"规划纲要》明确了自 2016 年起我国未来十五年医改的方向：由以疾病治疗为中心转变为以疾病预防和健康管理为中心。医院信息化如何拓展到以预防为中心且贯穿全生命周期的健康管理信息化？《黄帝内经》有言："上医治未病，中医治欲病，下医治已病。""上医治未病"意思是说：最高明的医生就是在疾病未形成前就能提前有

效干预。如何应用新一代信息技术和新质生产力帮助医护人员做好健康管理？如何协同医护人员帮助老百姓不得病、少得病、得小病和少花钱，成了我下半辈子职业生涯的使命。因此，终吾一生，如果能在墓志铭刻上一句话，我希望是：中国医疗信息化和健康管理数智化的求索者。

销售的尽头是创业，我的急救 HIS

广东医通软件有限公司　李媛婷

我是江西九江人，由于地缘、经济的关系，很多江西的年轻人选择到广东、上海或者浙江发展，我也一样，毕业后来到了广东。我的专业是财务管理，短暂实习后，我确认这不是我的兴趣所在。多年后做了"九型人格测试"，我再次确认自己是挑战型人格：喜欢探索未知；自主意识非常强；热衷于掌控复杂的事情；对于一眼就能看到结论的事情或者配合性的工作，我提不起任何兴趣。回顾工作的 19 年，我在一线参与竞争的项目不少于300 个，即便是在团队结构很完整的情况下，我也会自己研究业务需求、组织思考方案、查阅各项资料、找寻每一个项目的创新点，并负责答辩。在创立医通的 5 年，我发出去13000 多个 PPT。在客户的遴选现场，我应该是唯一一个每个项目都会在场，给客户讲解方案、承诺服务的创始人，记得有一次，某位院长在我们的方案书中看到法人代表授权书，抬起头推了推眼镜问道："你是老板啊？"我恳切地回答："我是医通软件法人代表，我会对项目负全责。"我认为在中小企业里没有比担责更重要的使命。

我之所以走上创业之路，得益于一位客户，他一语点醒梦中人。我于 2005 年入行，热爱真的是最好的老师，在我没有 IT 学习背景、没有市场营销背景，并且就职的公司平台不大的情况下，我居然在 5 年的打拼中摸索出了一套工作风格，并且闯出了一定的名气。广州 IT 行业卧虎藏龙，我要感谢那 5 年中自己如饥似渴、不知疲倦的探索精神，更要感谢曾经给过我机会和帮助的客户和朋友们，他们让一个年轻人在陌生的城市找到了自己的方向，打下了职业的根基。我写过一篇小作文《一个销售的自我修养》，它在行业内流传，我也因此结缘郭扬帆老师，并收到撰写本文的邀约。在漫长的人生旅途中，凡事皆有因果。如今我看到行业内或者公司里稚嫩的年轻人时，我内心最柔软的地方都会受到触动，我可否尽我的绵薄之力帮帮他们？也许一个帮助就能带给他们自信和希望，让他们走上一条不同的人生路，毕竟数字经济代表着先进生产力和未来。当年，知名 IT 外企如甲骨文、微软、惠普都在不同阶段向我发出邀约，我也因为业绩不错受到老板的重视，被提拔为副总经理。被重视当然是令人兴奋的，可当我向一位客户开心地提到这件事时，他却语重心长地告诉我："销售的尽头是创业，以你的个性，职业经理人不是你最合适的终点。继续把时间花在一线，积蓄能量，走一条自己的路，我看好你！"

"销售的尽头是创业。"就是这一句话，拨开了我职业规划的所有迷雾，让创业成了我信仰一般的笃定选择，此后我再也没有被任何事情干扰。

从 2010 年开始，我有机会不断参与政府组织的各种人才进修班，诸如清华的专精特新班、北大的 CIO 班、中大的金融投资班、华工的民营企业人才培养班等。除了经营业务上的积累，我还结识了许多优秀企业家，尤其是跟"创二代"的接触，更坚定了我创业的信念。在 2017 年民营企业人才培养工程的学习班上，50 个同学中有 16 个"二代"，但他们并不是我们所认为的"富二代"，他们大多在国外毕业后回家族企业接班，也会到工商联、青联等社会组织锻炼学习，去链接更多的社会资源。他们将自己的学识与父母的积累结合到一起，投入研发或者创立品牌，延伸产业的微笑曲线。"创二代"们明确的人生轨迹令我很受触动，蓄势积力需要传承，达成一个领域的可观成就绝非一日之功、一人之力，而是几代人倾注心力做同一件事。我有一个女儿，我期待能选定一个赛道，做出自己的产品和品牌，培养专业的团队，把企业做起来、传承下去，这是我内驱力的来源。

拜访 100 位急救专家

立足长远，我深感赛道选择的重要性，数字经济发展了 20 多年，再做贸易型、区域型的业务必定不能长久，我得找到一个持续有需求、有价值，又能够发挥独特效用的行业。根据在数字医疗领域多年深耕的积累，我发现了这个行业需求分散、业务复杂、技术应用相对薄弱的特性，在确定"专精特新"的发展路径后，我决定将公司的主营业务落在医疗急救这一细分市场上。经过仔细分析，急救作为基础民生实事，当前还存在三个方面的挑战：急救资源不充足、不均衡；相比门诊和住院，急救对及时性要求极高；现代化管理手段欠缺。生命至上，为生命保驾护航的急救领域亟待提质增效。

2019 年的中国程序员日，是我参加工作的第 14 个年头，我和几位合伙人筹资 2000 万元，创办了医通软件。我们是一支相对成熟的创始人团队，由技术专家、领域专家、市场开拓及企业管理互补型团队组合而成。我们也明确了医通创立的初衷：希望通过新一代信息技术，提升危急重症的救治效率，降低致死致残率。分众传媒创始人江南春说：是非即成败！去做一件对最终用户有价值的事情，再远也会有成功的一天。我也将这句话结合自身的管理心得挂在了公司门口，激励我和团队不忘初心、坚持长期主义，做出好产品，擦亮公司的口碑和品牌。

创业之初，我查阅了很多资料，并且积极申报创新课题，和用户洽谈联合开发，同时真正理解业务需求，做好产品设计。我定下了半年拜访 100 位急救专家的工作计划，一位专家在会谈结束后听说了我的计划，风趣地问道："你还差 99 位吧？"可见，要成为行家里手，绝非一日之功。在接下来的半年时间里，我遍访协和、华西、湘雅、中山、齐鲁等医院的知名急救专家，向他们请教急救的业务流程、管理痛点及他们对信息化的期望。

2020 年 4 月 17 日，广东省的 10 位知名急救专家（含医学会及医师协会的主委、副主委）齐聚医通，听取我们的产品设计报告，给出优化的建议及意见，我们汲取了宝贵的经验。为了不受疫情影响，我们在僻静处租下两套别墅作为研发中心，独立办公、封闭开发，如期将部分产品交付给联合开发的用户，在试运行阶段继续迭代和完善产品。在创业的第二年，我们就成功竞得不少有影响力的大医院的项目，并且与研究型医院合作，结合大数据和人工智能技术获得了多个课题支持，这让我们在专利、知识产权、标准和书籍出版方面快速积累了优势，尤其是我们和深圳大学总医院发布的航空急救标准，在当下国家大力发展低空经济的政策下，会迎来很大的发展机遇。

兵马未动，粮草先行。在创业一年以后，我意识到 2000 万元的研发资金肯定是不够的。我们的系统要满足急救医疗突发性强、紧迫性高、病因复杂的特性，要达成临床医护人员的使用便利性、管理人员的质控完整性、研究人员的数据高可用性，开发难度极大。于是，我也开始了融资之路，先后洽谈了 26 家投资机构，记得在一次投资会谈后，投资人问我："公司最大的优势是什么？"我想了想："是我心中的志向和坚持。"作为一个应用创新公司，原创性技术和商业模式都不是最大的竞争力，创始人心底不可磨灭的抱负情怀才是企业真正的灵魂，也是一家公司解决一切问题的内生动力与能量之源。这并不是在抬高自己的价值，而是我深刻理解到企业的属性，提醒自己肩上有沉甸甸的责任。虽然在多轮洽谈之后，我们出于对赌条款的原因最终未达成融资，但这也让我们增加了一项创业的必备技能，让我们在接下来的多个创业比赛中获得了良好的成绩。在第 3 个财务年度，我们获得了省级"专精特新"中小企业、科技型中小企业、高新技术企业、广州市"种子独角兽"企业等荣誉。我个人也成为政协委员、科协代表，公司知识产权超过 100 项，市场触角延伸至 12 个省，成功服务 7 个省的用户，产品成熟度和团队稳定性在逐步加强，总体研发投入也超过 6000 万元。初尝创业成果的喜悦，更加坚定了我们走"专精特新"中小企业发展路径的信念与信心。

制定"三个 100"战略

截至 2024 年，我们已经为超过 200 家医院提供数字急救解决方案，服务的医院接近 50 家，其中大部分是三甲医院，除了院前急救、院中急诊、五大中心等常态化的产品以外，我们还延伸了 18 个子方向，例如航空急救、旅游急救、高原急救、涉老场所急救等，可以说已经在行业落地生根。随着对行业的理解加深和大环境的变化，在 2024 财年之初，我们制定了三年内的"三个 100"战略，即：服务 100 家三甲医院、稳定 100 个员工的公司规模、100% 精品工程交付，确保在"做大做强"的远景目标之前，做到"小而美""专而精"。为此，我们今年投资成立医通华东分公司，拓展江浙沪市场，与总部形成"华南 & 华东"双格局，服务大湾区和长三角这两个中国潜质最优的市场。

摸着石头过河，变着法子前行

在公司，我的工号是001，我既是一把手，也是一号员工，当政府部门领导或者客户来公司考察时，我的开场白都是"我是医通001号员工李媛婷"，这意味着我不仅是团队的引领者，还是那个承受最大压力与风险的开路"头雁"。尽管公司创立之初就遭遇疫情，但医通始终确保员工工资准时发放，这是我的准则。说起来简单办起来难，很多创业者做不到这点，实实在在地担责意味着我要用真金白银承担公司所有的风险，把工资发出去是创业者的责任，不能让员工遭受损失。无论面临什么局面、何种关头，我从未卸下肩上的责任与担当，作为女性，我想这是我身上最有力量、最闪光的地方。

2023年以来，经营环境变化极大，立项周期更长、项目预算更少、行业竞争更激烈、回款更慢，每一条都是压在中小企业身上的沉重压力。虽然处理复杂问题天然就是创业者的本职也是其必备的能力，但我也感受到工作以来前所未有的困难。也许女性身上与生俱来的韧性和耐心在企业经营管理上能发挥独特的效用，我常常觉得自己在推着石头上山、摸着石头过河，既要全力以赴，又要放平心态，我们难，大家都难，只要方向是对的就坚持下去，未到绝境处，不见彼岸花，相信"相信的力量"。

数字急救的未来

一线有"神明"，我一直保持着对一线的倾听与感知。近年来，在政策导向、环境催化、技术带动等多重因素的影响下，数字急救信息化市场需求在逐年增加。由于行业积累丰富和提前布局完善，主动找我们合作的用户和企业越来越多，需求也进一步延展和细化。研究型医院对新技术的应用和数据的高可用性也提出了更刚性的需求，这个领域非常有可能在完善急救信息化的建设后，利用大数据和人工智能技术进一步开发急危重症专病数据平台及内容平台，形成立体化的IT应用场景。这是一个需要时间沉淀，有自身发展规律，更依靠精耕细作的行业。从竞争格局上看，目前入局者并不算多，行业集中度也较为分散，面对较大的市场空白，大家或许都能"分到一杯羹"。从商业模式上说，服务项目的交付运维也是长期且复杂的，很难做到赢家通吃。当初我们正是看到这个特点，才选择进入这个领域创业。急救医疗差异化大、复杂度高、流程烦琐的问题让企业没有捷径可走，唯有精耕细作、修炼内功，把产品和平台做扎实，不断提升技术研发水平与自主创新能力，扩大市场份额，晋升为行业头部的核心才是经营的"王道"，这也是真正属于普通人的机会。成为这个领域的隐形冠军，是我和团队的理想，我们会朝着这个目标一直走下去，为民生发声，为产业助力。

从 Trak 到 Soarian，国外 HIS 在中国的各自成长

国际商业机器公司（IBM）　李　明

"凡是过往，皆为序章。"刚刚毕业走进医院的时候，我就想过多少年后、哪段时光将会是我人生中最值得回忆的经历。未曾想到，离开医院职业转型的前后几年，恰恰是我视野开阔且思维转变最激荡的时光。

之前看到"个人发展与国家时代发展紧密结合""与时代同行"的口号式的话语，不免有些不以为然。回首过去，如今的我也深刻地感受到个人发展与时代同呼吸、共命运，在社会发展大潮中，我们是一朵朵顺势奔流的小浪花。

不知不觉，我在这个行业已经从业近 17 个年头了，和大部分 HIT 人一样，我从 HIS 做起。稍微不同的是，我接触的都是国外的 HIS 产品，并且从事售前和实施工作，后来也主要在外企 HIT 相关公司就职。我目睹了国外的 HIS 在中国的发展变迁，下文将分享我的所观所感。

Trak 篇

在 20 世纪 90 年代，中国 HIS 市场刚刚起步，除了 IBM 本土开发的 HIS 产品外，鲜有国外 HIS 进入中国市场。1998 年末，中国石油中心医院/管道局总医院在中石油的财力支持下引进原北京东华诚信电脑科技发展有限公司（现上市名为东华软件）代理的澳大利亚 MedTrak 产品。这家位于河北小城廊坊的三甲医院，成为国内首家完整应用国外 HIS 的医院，包括网络建设在内整体预算已经接近千万元，这成为当时国内最大的一笔信息化建设投入，引起了业内关注。

东华公司医疗部刚刚成立，在医疗软件和服务方面几乎零经验。最初的三名实施工程师之前对行业并不了解，而医院方面对信息化的理解更是空白，有些人甚至分不清计算机室和打字室的人。大部分员工很少能接触到个人电脑，以至于培训时，我说"把鼠标移向界面的左上方点击××菜单"，真有人拿起鼠标贴到显示器的左上角，把光盘架当茶杯托的笑话也时有发生。

"菜鸟"遇到"小白"，又涉及国外的 HIS 产品实施，现在看来简直是不可思议，但就是这样，双方一步一步摸索过来了。

讽刺的是，东华新员工来医院实施项目，是由我们的客户对新员工进行系统的应用培训的。MedTrak 首本操作手册教程还是由医院编制的，医院对于 MedTrak 的重要性不言而喻。

2000 年左右中国医院信息化的主要应用需求来自医保的驱动，主流的 HIS 产品基本以财务为核心，并以护士工作站的应用为信息的始发，鲜有以临床为核心的系统。MedTrak 功能涵盖膳食管理、新生儿管理、资源管理、电子病历、医嘱通信、PACS 图像系统、检验检查等，有 100 多个模块，体现了全新的医院信息化管理模式。用管理员身份打开界面，只觉眼花缭乱，整个流程走下来，真有"刘姥姥进大观园"的感受。

作为 CIS 的核心 EMR，也着实让我们大开眼界。第一次见到国外所谓结构化的电子病历，我便理解了 EMR 的益处，但是在国内实际应用却遇到很大挑战，因为其根本不符合病历书写规范，医务科也不可能认可，最后只能重新开发适合国情的电子病历系统，这是后话了。以临床为核心的 HIS 搅动了国内市场，甚至有些国内公司偷偷来医院参观了解。该系统具有的功能也带来新的理念，17 年前当我第一次见到菜单选项中的临床路径——Clinical Pathway 时，不知该如何准确翻译，更不知其内涵，我查阅期刊文献，国内只有华西医院骨科护理方面有两三篇文章。

和不少人一样，我并没有意识到国外系统本地化实施是个艰难的过程。我和其他临床医生、护士借调到计算机室，只是协助实施工程师做界面翻译，进行数据准备，承担全院的培训工作。我最初的想法很天真，界面翻译好了，数据字典有了，就能稳妥上线并开始使用了，后来发现不是那么回事。用户完全按照现有的工作流程思维模式要求对系统进行改造，甚至有人要求将打印出来的医嘱单和电脑里的医嘱单进行人工核对，这让人感觉多此一举。可是最优化的流程是什么样的，我们也很难明确。

实施过程中，医院自己摸索创建了一些相应的数据标准和体系，比如医嘱数据表的体系和分层结构，这成了 Trak 医嘱数据的中国版本，但实施过程中它也体现了不同临床背景下的冲突。比如，在国内更换青霉素批次后，需要重新做皮试，外籍临床顾问很吃惊，不明白为什么皮试已经做过了还要重复做，我们视为理所当然的，却遭到质疑。

上线初期，系统也并非一切顺利，尤其是老医生不太能接受，认为它的效率反倒不如手工来得快，也不太理解根据系统制订的一些规则。一位老医生对我发牢骚：我当了大半辈子的医生，竟然不会下医嘱了，平常用的医嘱竟然下不出来（其实是操作不规范导致的）；护士也抱怨换药不方便了。至于患者因各种问题跑到计算机室闹事的，也不在少数。

与此同时，这样庞大的系统，很多功能模块并没有利用起来，其中财务系统、EMR 等功能模块完全是重新开发的。此外，由于功能关联性强、节点控制较多，操作也相对烦琐。

时任计算机室主任蔡梅平接受媒体采访的时候直言不讳："系统自带的有些功能一直没能够用上，系统的利用率只有 30% ~ 50%。"外籍实施顾问也很感慨地说："你们用系统是在降级（downgrade），而不是升级（upgrade）。"

升级后的 BS 版本 TrakCare 功能更为强大，结合 Ensemble 集成平台与数据分析工具 Speedminer，后台增添流程编辑器和触发器以及界面编辑器，令人眼花缭乱，可谓 HIS 中的"巨无霸"。不夸张地说，TrakCare 领先同期国内产品至少 5 年。当时北京某三甲医院院长看过 TrakCare 系统的演示后，说有种看"美国大片"的感觉；一位从业多年的架构师则感叹这是一种系统之美。

2001 年，在与北京安贞医院、北京友谊医院、哈医大一院签约后，Trak 在中国市场进入了稳健发展阶段。

2006 年，经过多次论证和在现场达成的共识，华西医院方面终于选择东华为 HIS 合作伙伴，这也标志着东华代理 Trak 产品在中国市场将达到新的里程碑。

此后，东华逐渐脱离 Trak，加快本地化步伐，依据 Trak 精髓开始自行开发 HIS 产品，产品线也不断延伸，仅仅保留 Caché 数据库和平台产品。

东华医疗事业部由最初的 7～8 人发展为如今有 1600 多名员工的大部门，拥有包括协和、华西等在内的数百家客户。然而，Trak 对于东华来说已经逐渐退为历史，收购 Trak 的美国 InterSystem 公司重新在中国开拓 HIS 市场。

通过 HIS 项目的实施，我也逐渐意识到，HIS 不是一个简单的购买设备就能上线的工程，而是涉及全院各个部门。坦率地说，身为医生的我这才意识到自己并不全面了解医院和医疗运作，在与实施人员调研全院各个部门后，我才对医院的业务流程和管理流程以及职能部门的工作方式有了深入了解，也懵懵懂懂地意识到管理问题的重要性。HIS 应用能否成功与医院的整体管理水平和医疗水平密切相关，实施过程也需要科学的项目管理和医院的积极配合，尤其需要像我这样从事临床工作的医生等职能部门用户积极参与实施。高级用户的积极参与也很重要，东华将其实施的宝贵经验进行推广。

这些道理，都是我慢慢感悟和体会到的，Trak 开启了我对医院、医疗管理新的认识，让我预感互联网将改变我们每个人的生活。离开医院前，我最后一篇论文发表在《医学与哲学》上，论文名叫"医学网络带来的思考"。那时候我刚刚晋升主治医师，这篇文章也预示我的职业生涯将因互联网而改变。

作为 Trak 系统的国内第一代高级用户，系统上线后，我回到临床岗位，在医院值完最后一个夜班后，我加入了东华。我依旧对产品投入了很大的激情与精力，这是对产品的一种深沉的爱。正是 Trak 影响了我以后的职业发展道路，也正是这段经历让我相对轻松地跨进了外企的门槛，开启了另一种职业道路与生活方式。

新波科技的 HIS

2003 年，经由客户推荐，我加入了位于北京 CBD 汉威大厦的新波信息科技有限公司，新波科技是新加坡电脑系统集团（SCS）在中国注册的公司，SCS 是新加坡两大 IT 公司之一，隶属新加坡科技集团，是淡马锡（Temasek）下属企业，类似我们国资委下属的二级子公司。SCS 分别在上海和北京设立了分公司，在成都建有研发中心。这是我加入的第一家外企，内心不免存有一些好奇和憧憬。

新波的 HIS 产品在中国商品注册名为"iHIS"，最早是新加坡军方使用的系统，在新加坡的部分医院也有应用。新波参考原版本，结合国内需求用 Java 重新开发 HIS，系统设计采用 J2EE 多层体系架构。其由于是国内市场上出现的首家 BS 架构产品，又是外资机构直接销售，因此受到业内格外关注。它灵活的流程设置是系统的一个亮点，根据流程引擎和规则引擎构建整体业务流程，并根据不同的规则和身份产生信息流、资金流、工作流和物流，并能自定义流程和环节，尤其在医嘱流程上，可以实现闭环管理。

2003 年年底，新波科技与北京同仁医院签约，医院在新建的亦庄院区部署新的 HIS。同仁医院亦庄分院是新建的院区，新院区的筹建和管理成员不少是从北大和清华毕业的工商管理硕士，北京同仁医院管理有限公司信息部的张琨、朱若华时常来到新院区，这些朝气蓬勃的青年管理团队对新院区的建设充满了热情和新的想法，并提出不少高质量的需求。医院定于 2004 年 5 月份开业，对 HIS 的开发要求比较急迫，第一期便计划先上线门诊登记、收费、护士站和药房等基本模块。

面对上线的急迫要求，测试、培训的工作任务也相对繁重，最多时候现场驻扎了 30 多名工程师和实施顾问。大量的用户培训工作无疑是个不小的挑战，除了课堂讲授的形式外，我将每项业务流程剪为片段，制作成教学录像，放在内网上供医务人员点播学习，现在想想这就是最早的慕课教程了。两年后，同仁医院新任信息中心主任潘登看到教程和培训文档的时候不禁莞尔，这对他来说有种熟悉感——他在哈医大一院任信息科负责人的时候，我也在那里实施并主要负责 Trak 培训。

就这样 iHIS 如期上线了。上线初期各种磕磕碰碰我们也都克服了过来，尽管对于窗口单位来说，BS 架构速度有些慢，但是刚开业不久的院区在患者数量不多的情况下还是可以接受的，待第二期再改善。

现使用我在 2004 年 8 月 24 日《健康报》上介绍同仁医院亦庄院区信息化的文章，以反映当时的一些情景。

同仁医院亦庄院区信息化建设从高起点入手，经过认真考察审核，采用了新加坡的一套系统，借助其内在先进的设计思路，旨在为医院提供更好的发展利器。从合同签署到同仁医院亦庄院区系统上线，至今系统运行不到半年时间，无论对医院还是对厂商来说都是不小的挑战。亦庄院区系统的筹建工作时间很紧，不少人员在来亦庄院区前没有接受过培训，给系统的运行带来不少困难。一套新的信息系统在引进、应用时，势必会产生一些波折，需要磨合。这种"不适应"不仅体现在医院用户身上，患者也需要调整就诊观念，这主要表现在持卡就诊上。该院区信息中心主任表示，尽管使用电子就诊卡看病在南方某些城市的医院不是新鲜事，但在北京，这样的医院并不是很多，北京市卫生局（现北京市卫生健康委员会）也刚刚试行市民卡就诊。亦庄院区附近的一些居民和外来务工人员并不是很愿意接受这种方式——首次就诊要填写详细的个人信息，还要收取 10 元押金。在急诊部开业的一段时间内，相当多的患者当天就诊结束后就退卡。由于患者不肯多交纳预交金，在就诊过程中出现多次往返交费的现象，其用卡的便捷性并没有体现出来。系统管理员查询到的相关报表显示，在开始运行的两周时间里，退卡率几乎达到了 58%，进入 8 月份以后才有所下降。同样使用就诊卡的同仁医院东院区，退卡率低于这个数字，这与该院区所在地区居民的文化水平、消费心理有密切关系。信息化为亦庄院区的职工和管理层建立了良好的沟通平台。在公告板上，员工们对亦庄院区的发展建设提出了各种建议和意见，从医院市场宣传推广到食堂饭菜质量问题都有反映，公共事务部的管理者也及时反馈和答复；对于医院的各种事务，管理层也能第一时间发布。这种互动的沟通是前所未有的，增进了管理层和员工们的相互理解与团结。

新波科技作为我供职的第一家外企，也让我有机会走出国门参观国外医院，使我有了直观感受。同时，我也体会到了新加坡公司严谨办事的文化。写方案的时候，老总审阅修改我的文档，甚至挑出了中文逗号和英文逗号混淆的错误，让我恍惚间回到当实习医生时上级老师严格地为我修改病历的场景。

2004 年年底，出于各种原因，我离开了新波科技，办理完离职手续，走出电梯，汉威大厦播放的背景音乐是《忧愁河上的金桥》，我心里不免产生淡淡的忧伤。

2005 年新波团队主力陆续转到了康博嘉信息科技，继续 HIS 产品开发和市场业务开拓，并定位服务私立高端医院和民营医院。同仁医院亦庄院区成为 iHIS 绝版用户。

2008 年 12 月，SCS 被新加坡国家计算机系统（NCS）全面收购，在中国的新波科技相应地并入 NCS 信息科技中国分支机构。至此，新波科技成为历史名词。

西门子之 Soarian

2005 年 10 月，国庆假期一结束，我到花家地西门子总部办公室办理入职手续，次日就飞抵长沙客户现场——湖南旺旺医院。

我到达坐落在长沙人民东路这所新建的医院时，院内已装修完毕，人员基本到位并在进行各种培训，大家都在为年底的开业做最后的冲刺准备。湖南旺旺医院是当时国内最大的境外投资的综合性医院，和很多人一样，我也略显吃惊——原来"雪饼"还建医院！同时，我注意到了医院主楼顶端左侧竟然有西门子标志性的蓝绿色 Logo，一所医院把一个公司的标识与医院的名字并行还是很少见的。

后来得知，西门子与旺旺集团签署了战略协议，由西门子提供"Siemens One"的整体解决方案，即西门子整合自身各个业务集团的产品和方案，为客户提供全套解决方案。换句话说，西门子为客户提供一切能提供的产品和方案。医院大到各种医疗设备仪器、弱电设备，小到电源开关都是西门子的。一句话概括，西门子把这所医院用西门子产品武装到了牙齿。

西门子当时旗下设九个业务集团，其中医疗集团的利润率是最高的，中国市场是全球范围内业务增长最快的。无论海外市场还是中国市场，高端医疗设备领域仍是国际三巨头 GPS（GE、Philip、Siemens）平分天下，和海外市场一样，在中国这三家企业竞争激烈，而医疗软件逐渐成为三巨头新的业务增长点，因此它们在市场上都给予了很大的投入。

2004 年，西门子 Soarian HIS 在中国市场开始浮出水面，这个号称 6000 人开发的世界级的 HIS 产品，包含工作流等许多新鲜的概念。一位业内朋友看过演示后，兴奋地对我说，市场上终于有能和 Trak 抗衡的国外 HIS 产品了。

Soarian 突出的特点是流程管理（HPM，Hospital Process Management），强调了医务人员的协同，通过流程配置器，能够快速便捷地定义医疗流程。整个系统基于 SOA 架构基础，能充分协调复杂流程、不同角色、分散的部门、大型团队的应用。由于西门子也生产心血管设备，因此它集成了心血管信息系统，完善自身的 CIS 功能。其他功能，比如"我的工作列表"可自由定义工作任务，以提高医务人员的工作效率，令人耳目一新。当然，和其他国外系统一样，财务和 EMR 方面还是其弱项，需要艰难的本地化改造过程。

当时据传华西医院对此感兴趣，西门子方面也在与其积极接触。作为竞争对手的售前顾问，我极力在华西客户面前强调国外产品本地化的各种困难，以及潜在的各种风险，很显然是有所指向的攻击。但是生活永远充满了戏剧性，那次售前工作结束后，我就接到了西门子的工作邀请。

新版本研发还是在美国，南京的研发中心似乎分配了一些开发任务，我所供职的西门子（中国）有限公司（SLC）医疗解决方案部是实施负责团队，当时我们主要负责新版本测试和需求整理。现场除了项目经理和包括我在内的三名中方实施顾问外，还有两名印度籍工程师。

医院计划 2005 年 12 月 31 日开业，但是根据进展情况，新版本肯定来不及上线了。医院方面临时用中国台湾的另一个版本替代，计划待我们的产品稳定成熟了再替换回来。

就这样，虽然对产品有所抱怨，但我还是和其他实施成员一起踏踏实实地埋头测试和汇总需求，和外籍同事相处得还算融洽，都很尊重彼此的生活习俗和文化。在此过程中也遇到有趣的事情，我曾给研发部门提出一个需求，要求遇到使用过敏药物的患者时，用红色字体标识，以警示用户。开发人员给我的答复是：如果用户是红绿色盲怎么办？难道你们不雇佣色盲人士吗？这是对雇员的生理歧视啊。这真是让我哭笑不得。我也毫不客气地回复：这种警示是针对医护工作者的提示，在中国，医护工作者需要体检，临床医疗、检验科等岗位不可能是色盲，这些岗位的工作人员如果患有色盲会对患者的安全产生极大风险。

然而新版本的研发比较迟滞，项目经理每次开完电话会议以及和客户沟通后，脸上总是阴晴不定。一转眼就是次年春节，总部决定派我们团队去美国接受培训并和研发团队积极沟通，护照签证已经办好，就等出行了，却迟迟没有动静。到了 5 月份，全体团队成员撤离项目现场，加上去年公司管理层出现了一些人员变动，我内心隐隐约约产生不好的预感。

时间到了 2006 年 6 月 4 日，西门子中国区医疗集团 CEO 和 HR 总监突然召集团队开会，向我们宣布由于公司战略调整，取消 HIS 在华业务，团队解散。我和团队成员虽然感到突然但也不意外，我很快就在协议上签字，并提出唯一的额外要求，就是请 CEO 给我一封亲笔签名的推荐信，作为向商学院推荐之用。

一个月后，2006 年 7 月 5 日，我来到公司交出工牌，办理离职手续。回首那还来不及熟悉的花家地的灰色小楼，在旁边即将建成的西门子中国总部新楼已经拔地而起，外观玻璃墙安装完毕，显得那么冷漠、严肃。

2012 年西门子曾经短暂地恢复 HIS 业务，甚至找到国内的代理商合作，但是仅仅几个月后，又再次关闭此项业务，可谓昙花一现。同年我入职微软，得知当初西门子旺旺项目组中包括项目经理和我在内的 3 人又重新成为同事，我并不感到意外。

3 年后，在北大光华管理学院 MBA 战略课的个人作业中，我以这三家公司的产品在中国的经历形成了案例报告，从公司产品、市场策略、实施、内部管理等维度进行了分析。课后，有位同学冒出一句：既然外国医疗软件产品在中国的实施那么艰难，那你怎么去 IBM 了？我一时语塞，支吾回应：想看看"蓝色巨人"是如何玩医疗的。那年，IBM 就推出了"智慧地球"以及相应的"智慧医疗"理念。

"中国医院信息系统"诞生侧记

北京协和医院 李包罗

开头的话

我是医疗卫生信息化战线的一名老兵。30 年过去，弹指一挥间。中国医疗卫生信息化领域正是在这 30 年间，从一片荒芜的未开发之地变成了星罗棋布的绿洲，虽然还不能说是繁花似锦，但起码也是一片生机盎然的沃土。幸运的是，我目睹也积极参与了这样一个伟大而充满挑战与机遇的大工程。

30 年前，我背着按组织者要求油印的 80 份论文到西安参加中国电子学会医药信息学会的成立大会。论文内容是介绍用 COBOL 语言写的病案首页管理软件，虽然幼稚和简陋，却是我平生发表的第一篇论文。

25 年前，北京协和医院团队完成和推广的基于微机和 FoxBASE 的药库管理系统获得了卫生部的科学技术进步三等奖。现在看来，那实在是小儿科的玩意儿，但当时着实是微机医疗卫生信息化应用的弄潮儿。

20 年前，我承担国家"八五"重点科研课题"医院综合信息系统研究"的主体设计，第一次把 Client/Server 体系架构引进医院信息系统的应用实践。在此基础上，众邦慧智公司将其发展成大范围推广的"中国医院信息系统"产品，掀起了国内一波一体化医院信息化建设的高潮。

10 年前，电子病历和临床信息系统的研发应用起步。至今我们已经看到众多专业化的产品在几百家医院实现了成功的应用，包括 CPOE、LIS、PACS、手术室系统、ICU 系统、医生护士移动工作站等，它们成为医院临床医务人员不可或缺的得力助手。

今天，医疗卫生信息化已经成为医疗卫生体制改革的重要支柱。区域卫生信息化，以及支持管理决策和临床决策的医院信息系统和电子病历系统，形成席卷全国之势。

我就像一个远途跋涉的旅行者，向前看的时候，目的地远在天边，眼前是无数艰难险阻，真可谓"蜀道之难，难于上青天"。但向后看，走过的路竟然已如此漫长，出发时的情景恍如隔世。往事并不如烟。本文把众邦慧智公司的创业和"中国医院信息系统"的诞生这一段历史记录下来。是非成败并不重要，重要的是，我们参与了，我们努力了，我们的辛勤与汗水、心智与探索、踟蹰与进步、失败与成功都融在了中国医疗卫生信息化滚滚向前的洪流之中。记录下来的无论是浪花或漩涡、激流或浅滩，都可让我们的同行者、后来者记得有这些人和事，即便是作为茶余饭后的谈资。

我相信，只要我们的方向正确，只要我们每一步都踏在坚实的路面上，一路走下去，终有一天会抵达我们的目的地。

武汉会议

从中国 30 年 HIT 发展的历史来看，CMIA 武汉会议是一个新的开始，自然也就是一个新阶段的开始，英文叫"Milestone"（里程碑）。中国医药信息学会（China Medical Informatics Association，CMIA）于 1980 年成立，通常我们将其视为我国医疗卫生信息化事业的正式开场。CMIA 的会议是唯一有关卫生信息化的全国规模的会议，当时由国家卫生部、中国人民解放军总后勤部卫生部和国家中医药管理局轮流组织，每三年举办一届，1996 年的第四届轮到国家卫生部举办。

卫生部有一个计算机化领导小组，由何界生副部长任组长，成员包括几位司长，时任医政司司长的迟宝兰是一个计算机应用的骨灰级"粉丝"，还有卫生统计中心（现卫生统计信息中心）的老主任陈育德教授等人。领导小组下设办公室，挂靠卫生统计中心，由李本增任主任。还有一个专家委员会，成员有王继中（医科院）、林师垚（肿瘤医院），来自协和医院的我是最年轻的小辈。其他前辈都是大学毕业生，而且都是非医药学专业毕业。据我当时的认知，搞计算机应用的一定是学 IT、统计、理工科的，这是因为当时 HIT 知识不普及、有神秘感，包括德高望重的陈育德教授，他本人是北医的卫生统计学教授，但也总说自己不懂 IT，因此他尽量避免"武断地"在计算机应用的重大技术方向、战略上做决策。

筹备会议的责任落到了卫生统计中心和计算机化领导小组办公室的头上，其中一个重要的任务是为陈敏章部长写一篇主旨报告。陈部长答应参加这样一个技术型的大会，让我们很兴奋，为领导准备发言稿的任务交给了我。

陈部长是我国有名的消化内科专家，是临床胃窥镜技术应用的开拓者。他是我在协和医院 30 余年经历过的 7 任院长中的第 2 任。陈院长早年毕业于上海圣约翰大学，法语底子很好。一个法国 IT 代表团（布尔公司，BULL）访问协和，说服陈院长搞计算机化管理。

陈院长动心了，跟我说："李主任，给你 30 万元，从法国引进一套计算机系统，搞医院计算机化管理，怎么样？"当时 30 万元可不是小数目，现在回想起来，我毫不犹豫地拒绝了这个差事，真是上策。以当时的环境、IT 技术、开发平台（连汉字处理系统都没有）、人力资源（有软件开发能力的只有我一个人），加上昂贵的硬件设备，根本连 HIS 的门儿都进不去。当年的 30 万元，相当于今天的三五百万元，但能买到的机器，其能力大约也就相当于一台微机的水平，硬盘以 10M 计，内存几百 K，结果只会是 30 万元打水漂。

武汉大会报告的内容，我清楚记得的只有一句话，这句话是我写的，陈部长采纳了，没有更改一个字："迄今为止我国还没有一家医院实现了完整的、一体化的医院信息系统。"这是一句结论，是对过去十年我国医院信息化发展程度的一个总结，它催生了我国自主的、完整的、一体化的医院信息系统建设。

当时医院信息化的现状是：微机大行其道，发展快的医院建立了由十几台微机联网的"3 +"网。软件的平台是个人数据库 FoxBASE 和 FoxPro。Fox 平台在卫生行业已经被用得出神入化，我的协和学生竟然钻到系统的内核，用"Li Baoluo"替换了原厂的 Logo，和协和开发的微机药库管理应用软件一起流传了出去，卫生部门很多 IT 技术人员在使用这个版本。一开始有人跟我说：我们用的就是你开发的 FoxPro，我还感到莫名其妙，后来仔细查问才知道是这么回事。幸亏那个时候美国对盗版软件追得不那么紧，否则学生的一个玩笑可就让我摊上大事了！

FoxPro 本质上是一个数据文件管理系统，一些企业级数据库必备的功能，如对标准 SQL 语句的支持、数据完整性的控制、并发实施业务的支持、系统与数据安全性的控制等都十分欠缺。尽管如此，还是有很多医院开发并运行着相当复杂的应用系统，协和就使用了 20 多个系统，如住院患者费用管理、职工工资管理、奖金计算、药库管理、病案首页管理等。医政司在司长的主持下，还在全国范围内着力推广了在这一平台上开发的药库、医院统计、人力资源、病案首页等应用系统，我主持开发的协和医院药库管理系统，推广到了全国几百家医院，还被选为中美医院管理合作项目的基础软件，费用极其低廉。中国人民解放军总后勤部卫生部也在副部长的领导下，成功推广了某军区原卫生部的病案首页管理和数据归集系统。但这些系统都是相对孤立的，局限在部门级、局部的业务与需求，没有服务于全院的数据库系统。我们称其为部门级的微机局域网应用阶段。这样的系统遍地开花，已经不能满足医院管理的进一步需要了。

此时一体化的医院信息系统其实已经呼之欲出了。"医院综合信息系统研究"作为补充的重大课题列入了国家的"八五"课题，政府拨款 100 万元，项目的主要承担单位就是卫生部医政司医院管理研究所。

政府的拨款是每 3 年划拨一次，每年不过 30 多万元，刚够买一台服务器，对于开发新一代的完整信息系统而言不过是杯水车薪。第一个动心思利用外资、成立开发医院信息系统的专业化实体的是迟司长。因为卫生部和中国科学院都在国内有和日方合作办日语培训班的项目，迟司长和软件所的许所长便熟识起来。许所长知道迟司长的设想后，热心介绍了正在中国寻找合作项目的美国硅谷计算机设备技术公司——WYSE 公司的史蒂文（Steven）先生。史蒂文先生在武汉会议的开幕式上代表美国的 WYSE 公司致贺词。

"八五"国家重点科技攻关项目

入选"八五"国家重点科技项目课题对我国医院信息系统的意义重大。有这样一顶金光灿灿的帽子，再加上腰间鼓鼓的 100 万元科研经费，迟司长带领裴东红及其团队信心满满地踏上了在新一代架构平台上构建完整的医院信息系统的征途。"医院综合信息系统研究"的课题是"八五"的补充课题之一，"八五"计划实施于 1991—1995 年，补充医院信息系统这个项目已经是 1992—1993 年，是时任朱镕基总理指示国家重点科技攻关项目要补充与民生相关的课题才加上的。

新一代集成的、一体化的医院信息系统（Integrated Hospital Information System）技术上的两个显著特点是：第一，要采用企业级、市场化的关系数据库管理系统（RDBMS）；第二，要采用客户机—服务器体系架构。换句话说，就是要舍弃当时卫生系统几乎清一色的微机/FoxPro 平台。反对的一方有很多理由，例如，花不起买数据库的钱，卫生部门技术力量弱，玩不转商业化关系数据库管理系统，真正需要一体化医院信息系统的医院没几家，市场不成熟，FoxPro 更符合中国国情……

众邦慧智的由来

100 万元可以看成一体化医院信息系统开发的启动基金，但仅仅靠一个课题不足以成功引导全国医院信息系统实施的新浪潮。需要一个实体，要能够吸引并且稳住一支高技术人才团队，还需要客户支撑……要想将它发展为一个可持续发展的事业，必须面对市场。所谓面对市场，其实就是要成立一家公司，按照市场经济的规则操作，尽早脱离国家科研经费支持的哺乳期，独立成长。

20 世纪 90 年代初，中日友好医院看中了我为协和在 3COM Plus 网络环境和 FoxPro 平台上开发的住院患者收费管理系统。这个软件可以管理 1000 张床位患者的入、出、转和记账收费任务，可以集中地或者分散地把在不同服务地点（最主要是在病房）发生的费用录入计算机，统一结算，印制发票，向财务报账。

1994 年 8 月，北京众邦慧智计算机系统集成有限公司在北京市石景山区正式注册成立，这是一家中美合资、股份制的 IT 技术高科技公司。我国第一个专职开发、销售、服务医院信息系统的公司正式成立了。中国医院信息化的自主软件产业自此正式启动。记得刚开张时，公司的总部设在燕莎附近的光明写字楼，开发部仍然设在北医。不经意间，我们成了这一历史进程的见证者、参加者、开拓者，应该感到骄傲与自豪。可惜，这是我们 20 年后回忆往事的推论，而不是当时的真实感觉。因为那个时候不确定的因素太多了，前路漫长而迷茫，是"先驱"还是"先烈"，没有人能知道。

Illustra 落选

我们曾经到过美国学习，最大的收获是否定了将众邦慧智的产品整个构建在 Illustra 平台上。这对于刚刚成立的众邦慧智公司而言是战略问题，事关生死。

从计算机科学和 IT 技术的角度来看，医院信息系统其实就是一个数据库系统在医院环境的实现。数据库技术是核心，是基础，选择什么样的产品作为众邦慧智所开发的数据库系统的基础，自然关系到众邦产品的前途。Illustra 是一个新产品，号称面向目标的后关系型数据库，代表数据库技术的发展方向。当时"面向目标"的概念具有很高的话题度，平台、语言、工具、数据库，一切都要戴上"Object-Oriented"的帽子才算时髦。但我们肩负着选择众邦慧智产品技术路线的重任，有更多的复杂因素需要考虑，包括：

(1) 需要先进且成熟的数据库产品作为基础；

(2) 有成功应用的案例，最好是医院信息系统的成功案例；

(3) 对 Client/Server 体系架构有完整的支持；

(4) 有比较丰富、可靠的开发工具可供选择；

(5) 比较容易获得和掌握数据库运营管理和开发技术；

(6) 价格有竞争力，利于向全国医院推广。

Illustra 是选项之一，但进入我们考虑范围的还有 Oracle、Informix、Sybase、DB2 和 SQL Server。在对 Illustra 有了更深入的了解之后，技术团队共同的认识是 Illustra 几乎是离我们的要求最远的。

Illustra 后来的发展证明了我们当初的决策是正确的，仅仅两年之后，Illustra 被卖给了 Informix，而后，Informix 又连带 Illustra 被卖给了 IBM，几经转手，也没能挽救 Illustra 走向销声匿迹的命运。今天看来，这是一个正确的决定，但也是一个有风险的决定。

研发中国医院信息系统

众邦慧智的目标是开发满足中国医院信息化迫切需要的一体化医院信息系统。"一体化"是一个体系架构的词汇，用以区别自下而上的、部门级的信息系统和它们的组合。一体化信息系统一定是自上而下设计的，不仅满足部门级窗口业务的需求，还要充分考虑和满足医院高层的管理需要。所有的数据要实现发生地一次性录入和全院共享。这样的系统，主要瞄准的是全国 1000 家左右的三甲医院，首先是东部经济较为发达地区的医院。这就是我们当时直接面对的市场。

资本、市场和技术是任何一个公司成果运作的三大要素，我们靠着 100 万元项目经费启动，引进外资获得可持续支持。1000 家三甲医院这样的市场需求是明摆着的，软件市场的成熟要靠培育，前景是美好的。虽然在技术路线方面存在一些小的争论，如体系结构问题、数据库问题等，但统一起来难度不大。公司最终决定选择客户机－服务器的二层体系架构、SQL Server数据库、PowerBuilder 开发语言和平台。由于决定在一个新的平台上开发全新一体化的医院信息系统软件，因此原来在 FoxPro 平台的产品要放弃了，技术过时了，大多数技术团队也都解散了。并不是我们不愿意留他们，而是因为在旧平台上走惯的人，特别是技术熟练、小有成绩的人，不愿意从头开始，他们对旧的产品恋恋不舍，而我们新产品团队不得不一切从头开始。

我们先确定了系统架构和需求分析的团队。首先排入公司产品功能的子系统包括住院患者管理（ADT）、住院患者费用结算、医院财务凭证管理、药品管理（药库、药房）、病案首页管理、住院患者医嘱处理（护士工作站版）、低值易耗品管理、仪器设备管理。

程序员的招聘工作进展得并不顺利，我们希望招收既了解医院，又有 IT 软件开发基本技能的人才，太难了！最后，我们招了一名数据库管理员。

数据库选择 SQL Server，主要有三个原因：第一，它脱胎于 Sybase，虽然 Sybase 在比较成熟的商业化关系数据库管理系统中最年轻，但对 Client/Server 架构的支持是最彻底的；第二是出于对微软产品的信任；第三，当时它最便宜，医院用得起。当时 IT 界的普遍认识是，比起 Oracle，SQL Server 只适合中小型的企业用户，我们说服反对派的理由是：我们的目标——医院信息系统，不过是一二百台终端，每年十几个 G 的数据增量，和动辄成千上万台终端的系统比较，其实就是中小型的企业用户。后来的发展证明，我们的选择是正确的，因为中国的医院信息系统几乎被 C/S 架构、SQL Server 数据库垄断了近 15 年。

最初以管理信息系统的开发为主是正确的。当时，无论是需求的迫切性、投入的规模还是技术上的复杂程度，都要求我们先从管理信息系统而不是临床信息系统入手。实际上，这也是世界各国医院信息系统发展的必由之路。

门诊医生工作站没有放在第一期工程中实现。中国三甲医院的门诊天天人满为患，门诊大厅像是拥挤不堪的集市，日门诊量 5000 人以上。在当时，如果让每一位门诊医生面对患者时都用电脑下诊断、开医嘱，从技术上来讲太具有挑战性，还是先挑容易的干吧！

医嘱处理是临床信息系统与管理信息系统的分水岭。当时，越来越多的省、市卫生厅（局）要求医院为住院患者提供日花费清单，医保人群的不断扩大和医保结算电算化的要求，使得复杂的病房医嘱处理系统成了最有优先权的子系统。从全国范围来看，医保系统没有大规模深入医院信息系统内部，而是止步于与医院现有信息系统的对接，这和卫生部门自主开发的医院医嘱系统先行一步的发展、应用和完善有关，所谓先下手为强，在这一点上，众邦慧智对卫生部门信息化的健康发展是有突出贡献的。

病房医嘱系统是医生用，还是护士用？是面对临床开发，还是面对记账开发？这既是技术路线选择问题，又是实施策略问题。这是一个关系到实施的难易、成败和系统能否可持续发展的全局性问题。众邦慧智选择了面对临床开发，首先让护士使用其路线、策略。所谓面对临床，就是开发医嘱处理系统，在医生、护士看来，录入的是医嘱，能够满足的是临床的需要，而在系统内部，则既能把医嘱转换成记账的条目，交给住院处记账，又能转换成医嘱执行单、摆药/领药/给药单、化验/检查申请单，发给护士、药房和医技（辅助）科室执行。面对临床的医嘱处理系统具有可持续发展的能力，可以方便地转换成住院/门诊医生工作站的核心部件，也有可能与后续的临床电子病历系统、临床决策系统相衔接。

选择病房护士作为医嘱的录入者，这是在充分考虑了医院的特有文化环境，特别是三甲医院的环境后决定的。医生本质上是知识化的、个体的、独立的自由职业者，行政命令的施压只会引起更强烈的反感。信息系统初始上线的阶段，受到使用者的抵制，这几乎是全球的普遍现象。如果试点医院医生抵制医嘱录入，整个项目就失败了，这是很大的风险。初始阶段不改变医生的工作流程，又能实现医嘱的计算机化，这才是一个稳妥的实施途径。护士是可以承担起这样一个过渡阶段的任务的，因为护士有足够的临床知识；护士群体管理严格，工作高效；医嘱进入计算机以后，后续处理可以大大缩短护士们的文档处理时间。如果护士能够完成医嘱的录入和处理，会为下一步医生的电算化医嘱处理树立榜样、提供经验。

我主要承担全系统的模块划分、数据结构/数据库设计、ADT 和医嘱处理两个应用系统需求分析和概要设计的任务。这里碰到了两个难点，一个是在数据库设计中，如何平衡正则化（Normalization）和运行效率的矛盾。正则化是理论基础，可以保证关系数据库的完整性和一致性，但追求高级范式的正则化肯定是以牺牲系统的运行效率为代价的。我和老朋友多次讨论过这个问题，结论是只能按照需要，实现二者的平衡。为了效率，适当允许冗余字段的设计，但一定要有相应额外的机制设计保证冗余字段的完整一致性。另一个就是医嘱处理。面向临床的医嘱处理，我在 FoxPro 平台上没有触及，许多管理、处理、流程、数据的模型要靠自己抽象出来。能否抽象出模型，是对一个 IT 高级系统分析员在 IT 基础理论方面的分析、归纳、总结、逻辑抽象能力的综合考验。医嘱，作为一个信息对象，有着十分复杂的信息学属性，在众邦慧智医嘱系统的数据结构和概要设计完成后，我撰写了一篇论文《临床医嘱的信息学属性》，其中抽象出一系列的模型和概念，如医嘱的分类、医嘱的执行状态、长期医嘱的 24 小时定义、医嘱与执行的关系、医嘱的执行频率、医嘱的相互关系（成组医嘱、父子医嘱、医嘱的互斥）等。这些抽象出的模型与概念成了众邦慧智医嘱系统设计的基础，使其具有良好的可塑性和灵活的适应性，成了其能够长时间占据医嘱处理技术制高点的根本。多年以后，我们还能听到很多同行对众邦医嘱处理系统基础设计的赞誉。

以上这些在技术路线上的决策、在实施上的策略、在设计理念上的创新，经过长时间的实践证明是正确的，是有远见的，是符合当时中国 HIS 的市场需求和公司实际能力的。这使得众邦慧智产品"中国医院信息系统"成了中国 HIS 市场第一个十年期间的主流产品，成就了众邦慧智公司自 1996 年到 2006 年的十年辉煌。

"北京大学人民医院" 实施项目

无论是国家 "八五" 课题 "医院综合信息系统" 项目，还是众邦慧智的 "中国医院信息系统" 产品，要想成功，必须过好医院实施这一关。第一个目标医院是北京医院，这是一家直属卫生部管理的三甲医院，医院计算机室主任林昕参团到美国学习，后来院长率队到中国台湾交流，但不知为什么，最终没谈成。后来我们选择了北京大学人民医院（简称 "人民医院"）。人民医院也是三甲医院，位于西直门，和卫生部对门。人民医院多年来热心于引进信息化技术，20 世纪 80 年代盖新楼时就把当时流行的主机架构的 RS232 信号线布满了新建的大楼，之后又上线了以微机网络为基础的门诊划价收费系统，可惜最后都失败了。即使如此，当时的杜院长还是斗志昂扬，敢于拍板吃这只 "中国医院信息系统" 的螃蟹。我们指望它闯出信息化医院计算机管理的新路子，只有一条道，即同心协力走向成功。

一个复杂的、类似 HIS 这样的应用系统，实验室联调通过，距离可以在医院的实际工作环境中正常使用，还有很长的路程要走。学术上称作 "β 测试"，这与产品客户化不同，很多问题是软件开发者的错误或者没有经验而造成的。我们的团队是第一次在 Client/Server 的开发平台上写应用，再加上平台系统软件的不成熟和不稳定，如微软的 SQL Server 4.0 数据库系统就有很多隐患，这使得我们上线系统的过程很不顺利。

我们遇到的第一个问题就是多个并行的作业对同一数据资源的争抢问题。先是死锁的问题，后来是效率的问题。最突出的就是病房护士工作站录入医嘱确认后，后台要生成一条条临床执行处理，例如，一条长期用药医嘱要按给药频率分解成三条给药执行条目。病房医嘱处理的工作时间很集中，基本是上午 10—11 点，而系统处理医嘱耗费资源多，服务器 CPU 和存储 I/O 负担重，常常导致作业拥堵、失败。后台系统管理员忙着寻找和清理掉堵塞关键路径的进程，病房里护士长喊着："生了吗? 生了吗?" 本来应该问 "医嘱生成执行成功了吗"，结果简化成 "生了吗"。负责操作的小护士会回答 "没生" 或者 "生了"，引得哄堂大笑。

堵塞、死锁、效率低下，甚至宕机，是系统实施前期最为棘手的问题，有人将其归因于 SQL Server 数据库管理系统。我们组织了囊括北京众多知名数据库专家的咨询会，包括北大、清华、人大、北航的名教授，结果众说纷纭、莫衷一是。最极端的建议是应该转移到更稳定、更成熟的 Oracle 系统。我们设计者当然不会轻言放弃，不到黄河心不死! 经过长时间的努力，情况逐渐好转。事后总结起来，问题十分复杂，大约 70% 依赖于对应用程序的纠错、优化、改进，20% 依赖于 SQL Server 由 4.0 到 6.5 的不断进化，10% 依赖网络、硬件的升级改造，系统的运行才最终稳定下来，这时离开始上线，大概已经过去一年了。至于清除系统的全部隐患，不断提高系统的运行效率和安全性，这恐怕是伴随产品整个生命周期的任务，就像微软永远有补丁（Package）发行，直到新产品替换掉老产品。

　　张蕾是众邦慧智另外一名技术骨干。她到公司稍晚，接手我在人民医院项目实施的任务。她在这样一个长期烦琐，要求高超技术、丰富经验和成熟社交综合能力的工作中表现出色，与客户建立了融洽的合作关系，后来任众邦慧智的总工助理、副总工，成了我的得力助手，对众邦慧智产品的不断优化有突出贡献。

　　另一个普遍的问题是用户对使用新系统的抵制。由于系统的不成熟，再加上过渡阶段往往需要手工处理与计算机处理并行操作，用户使用系统的工作时间延长，劳动强度增强。在人民医院，这个问题在药房表现得很突出。计算机医嘱下来得晚，错误多，药剂师处理得不熟练，常常导致药房无法正常下班。我陪同医院的李月东书记到药剂科去解决问题，开始谈得很好，我从技术上解释了过渡时期的困难，李书记耐心地听职工抱怨，提出发加班费、提高奖金，安抚职工，但有位组长依然不依不饶。突然，李书记一拍桌子，一通严厉批评之后，他放下一句狠话："你再说干不了，成全你！明天我派别人来，你就别干了。"李书记的态度是对的，之后，药剂科激烈反对的声音听不到了，全院的意志统一到如何用好众邦慧智的系统，而不再讨论用不用这套系统。后来我们在多家医院实施系统时，遇到来自药剂科或明或暗的抵制很普遍。医院管理层的坚定支持，是信息系统上线成功的根本保障。不仅仅是管人，还要制定政策、制度，流程再造，以适应计算机加入后的新的业务流程。人民医院以李月东书记和计算机室何雨生主任为首的管理团队对系统实施的全力支持，是项目实施成功的重要助推力量。

　　系统投入运行之后，最让人担惊受怕的莫过于系统宕机了，即整个系统崩溃。门诊收费系统可以承受的系统停顿也许不应该超过 15 分钟，住院系统虽然可以承受 1～2 小时，但医嘱处理是上下文相关的，容不得任何数据的丢失。我在负责人民医院项目的实施期间，遇到过不止一次宕机，多数是经过重新启动机器就恢复正常了。但最严重的一次，经过系统工程师一整夜的奋战，数据库也无法恢复正常。更让人气恼的是，连续两天的数据备份都没有正常完成，而系统管理员竟然没有发现、没有报告、没有处理。到了第三天早晨 5 点，我下命令恢复前两天的数据库，以使系统能够在 8 点正常开工。这就意味着住院系统必须把前两天的工作重新做一遍，包括住院处、出院处、药房及所有病房。院方把有关的人员聚集到一个大教室，我开始硬着头皮布置为了数据的完整一致性而必须做的数据补充录入的工作。我既紧张又沮丧，觉得实在对不起这些为了系统上线，已经超额付出了那么多时间和精力的医院的合作者们，我愧疚地向大家报告事故的原因、已恢复的程度、数据补充录入的次序和方法。我实事求是地讲完后，没有出现任何激烈的指责和声讨的局面，大家平静地离开，赶快回去干活、补录数据了。这次危机就在大家真诚合作和共同努力下，安然渡过了。开发商和客户的关系，真的像杜院长所形容的类似于夫妻那样，经过长时间的辛苦努力，都希望共同抚养的孩子健康成长，大家是可以互相理解、共同解决问题、追求双赢的结局的。

小荷才露尖尖角，早有蜻蜓立上头

众邦慧智成了中国第一个专业的医院信息系统开发商、供应商，敲响了中国医疗卫生信息产业的开市钟声。"中国医院信息系统"成为中国第一个集成的医院信息系统，开创了基于客户机/服务器和商业化企业级数据库架构的医院信息系统的新时代。一个公司，一个产品，站在全国信息化浪潮的风口浪尖上，引领中国医院信息化十年之久，自己有幸参与了这么有意义的历史性事件的全过程，应该引以为荣。

事业的成功，不外乎天时、地利、人和。

天时：中国改革开放的局面，经济飞速增长，此机遇乃天时也，可遇而不可求。

地利：中国有县级医院一万八千家，三甲医院近千家，信息化管理是一个日趋强烈的刚性要求，之后还有电子病历、临床决策、区域卫生信息网……如此广阔的市场前景，世界上还有第二个可以与之比肩的国家吗？

人和：广阔的人脉横跨大陆，牵手投入医疗信息化事业，连接政府与市场，万众一心，众志成城。

回顾众邦慧智，所有这些条件都是生来就具备的。众邦慧智十年的辉煌，毫无疑问和这些优越的条件密不可分。但这些仅仅是成功的必要条件而已，如果要把充分条件全部列出来，众邦慧智恐怕还有诸多不足。

滚滚长江东逝水，浪花淘尽英雄。

是非成败转头空。

青山依旧在，几度夕阳红。

附录　英文简写的全称及中文释义

AE/SAE：Adverse Event/ Serious Adverse Event，不良事件/严重不良事件。

AIX：Advanced Interactive eXecutive，先进交互运行系统，是 IBM 基于 AT&T UNIX System V 开发的一套类 UNIX 操作系统。

BBS：Bulletin Board System，网络论坛。

CAD：Computer Aided Design，计算机辅助设计。

CCNA：Cisco Certified Network Associate，思科认证网络工程师。

CCNP：Cisco Certified Network Professional，思科认证网络专业人员。

CEO：Chief Executive Officer，首席执行官。

CHIMA：China Hospital Information Management Association，中国医院协会信息专业委员会。

CIO：Chief Information Officer，首席信息官。

COM +：Component Object Model Plus，COM + 提供基于 Microsoft 组件对象模型（COM）的企业开发环境。

CPOE：Computerized Physician Order Entry，计算机化医嘱录入系统。

CRC：Clinical Research Coordinator，临床试验协调员。

CSDN：Chinese Software Developer Network，中国软件开发者网络。

CTMS：Clinical Trial Management System，临床试验管理系统。

DCRS - 9808、RG - S8606：网络交换机的不同型号。

DHCP：Dynamic Host Configuration Protocol，动态主机配置协议。

DNS：Domain Name System，域名系统，是 Internet 上解决网上机器命名的一种系统。

EDC：Enterprise Data Center，企业数据中心。

GCP：Good Clinical Practice，药物临床试验管理。

HADR：High Availability Disaster Recovery，是 IBM DB2 数据库高可用性数据复制机制，最初被应用于 Informix 数据库系统中。

HIMSS：Healthcare Information and Management Systems Society，医疗卫生信息和管理系统协会。

HIS：Hospital Information System，医院信息系统。

HIT：Healthcare Information Technology，医疗信息化。

HITer：Healthcare Information Technology（er 为英语"人"的后缀），医疗信息化从业者，亦称医信人。

HP：Hewlett-Packard，惠普，从事软件和信息技术的公司。

IBM：International Business Machines Corporation，国际商业机器公司。

ICU：Intensive Care Unit，重症加强护理病房。

IP：Internet Protocol，网际互联协议。

LIS：Laboratory Information Management System，实验室信息管理系统。

MCSE：Microsoft Certified Systems Engineer，微软认证的系统工程师。

NTP：Network Time Protocol，网络时间协议。

OSPF：Open Shortest Path First，开放式最短路径优先。

PACS：Picture Archiving and Communication System，影像存储和传输系统。

PB：PowerBuilder，是一个由美国 Sybase 公司开发的集成化开发语言工具。

PDCA：Plan－Do－Check－Act，计划－执行－检查－处理。

PESTEL：Political，Economic，Sociocultural，Technological，Environmental，Legal，宏观环境分析模型，用于评估宏观环境对企业的影响，包括政治、经济、社会文化、技术、环境和法律六个方面。

PI：Principal Investigator，主要研究者。

RAC：Real Application Cluster，实时应用集群 Oracle 数据库中采用的一种高可用性技术。

SMART：Specific，Measurable，Achievable，Relevant，Time-bound，目标管理原则，指目标应该是具体的、可衡量的、可实现的、相关的、有时间限制的。

TSAMP：Tivoli System Automation for Multi-platforms，可以运行在 AIX、Linux、Solaris 和 Windows 上，用来管理集群软硬件资源，一旦发生故障时，

这些资源可以被自动恢复或故障转移。

UPS：Uninterruptible Power Supply，不间断电源。

VB：Visual Basic，一种由微软开发的编程语言，用于开发 Windows 平台的应用程序。

VLAN：Virtual Local Area Network，虚拟局域网。

VRRP：Virtual Router Redundancy Protocol，虚拟路由器冗余协议。

WSUS：Windows Server Update Services，微软推出的网络化的补丁分发方案。